中职中专医学检验技术专业
四川省南充卫生学校工学结合/校本教材

供医学检验技术及其他相关医学类专业使用

生物化学检验技术

SHENGWU HUAXUE JIANYAN JISHU

主　编　张　琳

副主编　刘书宇　赵全能

编　者（按姓氏笔画排序）

王　英　四川省南充卫生学校
尹秀杉　南充市中心医院
邓　灿　南充市中心医院
朱凤丹　南充市中心医院
刘书宇　四川省南充卫生学校
牟代勇　南充市中心医院
李　琳　南充市中心医院
李永熙　四川省南充卫生学校
李秀华　南充市中心医院
李桨宇　南充市中心医院
张　悦　四川省南充卫生学校
张　琳　四川省南充卫生学校
张　棋　四川省南充卫生学校
赵全能　南充市中心医院
赵茂吉　南充市中心医院
高　岚　四川省南充卫生学校
唐　伟　南充市中心医院

華中科技大學出版社
http://www.hustp.com
中国·武汉

内容简介

本教材是四川省南充卫生学校中职中专医学检验技术专业的校本教材，供医学检验技术及其他相关医学类专业使用。

本教材共十七章，内容包括生物化学检验基本知识、半自动生化检验技术、全自动生化检验技术、检验方法的分析性能评价、室内质量控制、体液葡萄糖检验、体液蛋白质检验、诊断酶学、脂代谢紊乱检验、体液电解质检验、肝胆功能检验、肾脏功能检验、心脏生化标志物检验、血气分析与酸碱平衡等。

本教材根据该校学生基础水平，结合专业发展现状及用人单位对专业人才的要求，较系统地介绍了生物化学检验技术的基本理论、基本知识、基本技能。在专业编排上，某些章节前设置了知识目标、能力目标，章节中设置相关案例，章节末设置了小结、目标检测等对本章知识进行回顾。本教材还配备了生物化学检验技术的实训实验，更有利于学生对专业知识的学习、掌握、应用。

图书在版编目(CIP)数据

生物化学检验技术/张琳主编. —武汉：华中科技大学出版社，2020.12
ISBN 978-7-5680-6693-8

Ⅰ. ①生… Ⅱ. ①张… Ⅲ. ①生物化学-医学检验-中等专业学校-教材 Ⅳ. ①R446.1

中国版本图书馆 CIP 数据核字(2020)第 262188 号

生物化学检验技术 张 琳 主编
Shengwu Huaxue Jianyan Jishu

策划编辑：余 雯
责任编辑：李 佩
封面设计：原色设计
责任校对：刘 竣
责任监印：徐 露
出版发行：华中科技大学出版社(中国·武汉) 电话：(027)81321913
武汉市东湖新技术开发区华工科技园 邮编：430223
录 排：华中科技大学惠友文印中心
印 刷：广东虎彩云印刷有限公司
开 本：787mm×1092mm 1/16
印 张：19.5
字 数：512 千字
版 次：2020 年 12 月第 1 版第 1 次印刷
定 价：68.00 元

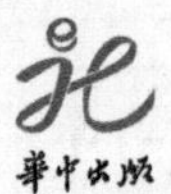

Introduction 总序

中职中专医学检验技术、药学或护理等专业贯彻执行国家教育、卫生工作方针，坚持以服务为宗旨、以就业为导向的原则，培养适应我国基层医疗卫生事业发展，具有良好职业道德，能熟练掌握临床检验、生化检验、微生物检验、免疫学检验等医学检验技术的高素质技能型人才。相应专业的毕业生主要在基层医院、社区卫生服务站、疾病控制中心、生物技术行业等从事检验技术工作，为乡镇及社区医疗卫生保健服务。

《教育部关于推进高等职业教育改革创新引领职业教育科学发展的若干意见》明确提出要推动体制机制创新，深化校企合作、工学结合，进一步促进中等职业学校办出特色，全面提高中等职业教育质量，发展内涵，提升其服务经济社会发展能力。

为了更好地适应中等卫生职业教育的教学发展需求，突出中职中专教育的特色，我校在认真、广泛调研的基础上，在教育厅相关医学类专业教学指导委员会专家的指导下，组织了全市多所设置医学检验技术等专业的学校的近20位老师编写了这套以工作岗位为导向的医学检验技术专业工学结合/校本教材。教材编写过程中，全体参编人员进行了认真的研讨和细致的分工，在教材编写案例和内容上均有所创新。

本套教材充分体现新教学计划的特色，强调以就业为导向、以岗位能力为本位、以岗位需求为标准的原则，按照培养技能型、服务型高素质劳动者的培养目标，坚持科学性、启发性、适用性，强调临床中的“三基”（基本理论、基本知识、基本技能），力求符合中职中专学生的认知水平和心理特点，符合社会对中职中专医学检验技术等专业人才的需求特点，适应岗位对相关专业人才知识、能力和素质的需要。本套教材的编写原则和主要特点如下。

(1) 具有鲜明的中职中专特色。

(2) 体现“工学结合”的人才培养模式和“基于工作过程”的课程模式。

(3) 符合中职中专医学检验技术专业的教学实际，注重针对性、适用性及实用性。

(4) 以“必需、够用、适用”为原则，简化基础理论，侧重临床实践与应用。

(5) 探索案例式教学方法，倡导主动学习、终身学习。

教材编写内容实用，符合教学实际，注重整体，突出重点，编排新颖，适合于中职中专医学检验技术等专业的学生使用。本套教材得到了各院校的大力支持和高度关注，它将为新时期中等卫生职业教育的发展做出贡献。我们衷心希望校本教材能在相关课程的教学中发挥积极的作用，并得到读者们的喜爱。这是四川省南充卫生学校首次编写检验类教材，难免会有疏漏和不完善的地方。在教材使用过程中，我们会根据反馈信息积极改正，以便再版时修订提高。

Preface 前言

中等职业教育是中等教育发展中的一个类型，教高[2006]16号文件确定的中等职业教育培养目标如下：培养面向生产、建设、服务和管理第一线需要的高技能人才。依据医学检验技术专业中等职业教育的培养目标，为满足用人单位的要求，本教材的编写思路如下：通过充分的岗位能力调研，结合检验资格考试内容与要求，按照"工学结合"培养模式，使学生既有较扎实的基本理论知识，又有较强的专业实践技能和一定的临床应对能力，以满足二级以下医院的用人要求。

本教材将近年来生物化学检验的发展与我国的临床实践紧密结合，努力吸取近年来国内各检验教材的精华，力求充分体现"三基"（基础理论、基本知识、基本技能）、"科学性、启发性、适用性、务实性（能够学以致用）"、新技术、新方法和兼容性（适量介绍本专业的发展前景，以开阔学生视野）的中等职业技术教育特色。本教材共十七章，内容包括生物化学检验基本知识、半自动生化检验技术、全自动生化检验技术、检验方法的分析性能评价、室内质量控制、体液葡萄糖检验、体液蛋白质检验、诊断酶学、脂代谢紊乱检验、体液电解质检验、肝胆功能检验、肾脏功能检验、心脏生化标志物检验、血气分析与酸碱平衡等。

来自医学检验专业及临床检验科的编写人员，将教学经验与临床实践紧密结合，经过几个月的通力协作，完成了本教材的编写任务。本教材编写人员及分工见下表。在此对全体编写人员的辛勤工作深表敬意，对在本教材编写过程中给予帮助的朋友们表示衷心感谢！

校本教材《生物化学检验技术》编写分工一览表

编写章节		参编人员
第一章	加样枪的维护、使用及校准	王英
第二章	移液管和离心机的维护、使用及校准	张琳
第三章	仪器的使用要求	高岚
第四章	半自动生化分析仪的维护、使用及校准	刘书宇
第五章	721型分光光度计的维护、使用及校准	刘书宇

续表

编写章节		参编人员
第六章	全自动生化分析仪的维护、使用和校准	李秀华
第七章	检验方法的分析性能评价	唐伟、李琳
第八章	室内质量控制	李桨宇、朱凤丹
第九章	体液葡萄糖检验	张悦
第十章	体液蛋白质检验	李永熙
第十一章	诊断酶学	赵茂吉
第十二章	脂代谢紊乱检验	刘书宇
第十三章	体液电解质检验	张棋
第十四章	肝胆功能检验	邓灿
第十五章	肾脏功能检验	张琳
第十六章	心脏生化标志物检验	牟代勇
第十七章	血气分析与酸碱平衡	尹秀杉、赵全能
附录	生物化学检验项目参考范围与临床意义	张琳

由于编写时间及编者学识水平有限，书中难免会有错误之处，真诚欢迎广大读者对本教材提出宝贵意见，我们将通过教学实践，进一步加以修改和完善。

编　者

目录

Contents

第一章 加样枪的维护、使用及校准

第二章 移液管和离心机的维护、使用及校准

第三章 仪器的使用要求

第四章 半自动生化分析仪的维护、使用及校准

第五章 721 型分光光度计的维护、使用及校准

第六章 全自动生化分析仪的维护、使用和校准

第七章 检验方法的分析性能评价

第八章 室内质量控制

第九章 体液葡萄糖检验

第十章 体液蛋白质检验

第十一章 诊断酶学

第十二章 脂代谢紊乱检验

第十三章 体液电解质检验

第十四章 肝胆功能检验

第十五章 肾脏功能检验

第十六章 心脏生化标志物检验

第十七章 血气分析与酸碱平衡

第一章　加样枪的维护、使用及校准

学习目标

1. 具备初级检验人员的职业道德和素质，遵守相关法律，具有良好的人文素养及爱岗敬业的职业素养。

2. 掌握：初级检验人员的生物化学检验的工作卫生、工作礼仪、沟通方法。

3. 熟悉：岗位职责、职业道德，相关法律法规文件以及基本仪器的操作。

任务一　加样枪的使用

【任务导入】

小王在一家实习医院的检验科实习，转入生化组的第一天，老师问他："我们现在要给一号患者做脑钠肽测定，采用卡氏法，需采取患者血浆 75 μL，该如何操作？"

【任务目标】

(1) 加样枪的使用。

(2) 加样枪的维护。

(3) 培养生物安全意识。

【任务分析】

加样枪是一种量出式仪器，用来测量所放出溶液的体积。选择适当量程的加样枪进行吸液，技术人员需掌握加样枪的使用方法，以及掌握选择适当量程加样枪的方法。另外加样枪吸入量的准确程度需要定时进行校准。

【任务实施】

1. 目的

提供实验诊断部加样枪的使用、校准、维护与管理方法，以达到规范使用、校准及统一管理的目的。

2. 范围

实验诊断所有的加样枪。

3. 职责

(1) 技术人员:在使用加样枪时应严格按照说明书的要求使用,并定期进行简单的保养,以提高加样枪的使用寿命。

(2) 校准人员:负责对责任范围内的加样枪进行校准及期间核查,填写相关记录。每月定期对加样枪及其有效期进行检查,以确保现行使用的加样枪均在有效期内使用。校准人员是指经实验室授权的培训合格人员。非授权人员即使是在授权人员的带教下,也不得进行加样枪的正式校准及期间核查,更不可出具正式校准或期间核查报告。

4. 使用方法

完整的移液循环包括吸头安装—容量设定—预洗吸头—吸液—放液—卸去吸头等六个步骤。每一个步骤都有需要遵循的操作规范。

(1) 吸头安装:正确的安装方法称为旋转安装法,具体的做法是,将加样枪顶端插入吸头(无论是散装吸头还是盒装吸头都一样),在轻轻用力下压的同时,把手中的移液器按逆时针方向旋转 180°。切记用力不能过猛,更不能采取剁吸头的方法来进行安装,否则会对手中的移液器造成不必要的损伤。

(2) 容量设定:正确的容量设定分为两个步骤。一是粗调,即通过排放按钮将容量值迅速调整至接近预想值;二是细调,当容量值接近预想值后,应将移液器横置,水平放至眼前,通过调节轮慢慢地将容量值调至预想值,从而避免视觉误差所造成的影响。

需注意的是,从大值调整到小值时,正常操作即可;但从小值调整到大值时,需要调超三分之一圈后再返回,这是因为计数器里面有一定的空隙,需要弥补。

(3) 预洗吸头:在安装新的吸头或增大容量值后,应该把需要转移的液体吸取、排放 2～3 次,使吸头内壁形成一道同质液膜,确保移液工作的精度和准度,使整个移液过程具有极高的重现性。其次,在吸取有机溶剂或高挥发性液体时,会在白套筒室内形成负压,从而出现漏液的情况,这时就需要我们预洗 4～6 次,让白套筒室内的气体达到饱和,负压就会自动消失。

(4) 吸液:先将移液器排放按钮按至第一停点,再将吸头垂直浸入液面,浸入的深度:P2、P10 小于或等于 1 mm,P20、P100、P200 小于或等于 2 mm,P1000 小于或等于 3 mm,P5ML、P10ML 小于或等于 4 mm(浸入过深的话,液压会对吸液的精确度产生一定的影响,当然,具体的浸入深度还应根据盛放液体的容器大小灵活掌握),平稳松开按钮,切记不能过快。

(5) 放液:放液时,吸头紧贴容器壁,先将排放按钮按至第一停点,略做停顿以后,再按至第二停点,确保吸头内无残留液体。如果还有残留液体,就应考虑更换吸头。

(6) 卸去吸头:卸掉的吸头一定不能和新吸头混放,以免产生交叉污染。

(7) 调整刻度:加样枪使用完毕,应将其刻度调整到最大量程。

5. 加样枪性能检查

这是对手中移液器进行快速检查的一种简单方法,通过检查判断手中的移液器是否处于一种正常的工作状态。

(1) 测漏:手中的移液器称为空气排代式移液器,如果出现漏气,取样结果肯定不准确,这将直接影响到实验的最终结果,后果是比较严重的。那么,如何判断移液器是否漏气?需要做一个简单的测试,首先,取一个透明的装水容器,将需要测试的移液器装上吸头并吸上水,如果是 P2、P10、P20、P100、P200 的移液器,请将吸头浸入液面以下 1～2 mm,静待 20 s,观察吸头内部液面是否下降，如果下降，说明移液器漏气；如果是 P1000、P5000、P10ML 的移液器，请将吸头朝下悬垂 20 s，观察是否有液体下滴，如果有，也说明移液器漏气。

(2) 查找故障原因：首先，检查吸头安装是否到位，换掉吸头再次测试，以排除因吸头而产生的漏气；接着，检查白套筒的端口部分（即白套筒与吸头接触的部分）是否有刮痕；然后，再检查白套筒与手柄之间的连接螺帽是否松动。如果这些情况都没有，说明密封圈或活塞组件有损坏。

(3) 检查外观：按动排放按钮，感觉是否顺畅，听是否有噪音，观察排放杆是否有弯曲；旋转调节按钮，观察计数器的读数是否有偏差。

6. 移液器的拆卸安装步骤

(1) 拔掉吸头弹射器放入盛放盘内。

(2) 将容量值调至最大，拧开白套筒与手柄之间的连接螺帽。

(3) 白套筒端口向下，轻轻提起手柄放入盛放盘内，按住活塞尾部，将白套筒端口向上，置于盛放盘上部，小心取出活塞组件，以免弄掉零件。

(4) 从活塞杆上或白套筒内取出密封圈，放入盛放盘内。

(5) 安装，其步骤与拆卸正好相反。需要注意的是，密封圈的黑色部分朝向白套筒，白色部分朝向手柄。

7. 维护保养

(1) 定期清洁移液器，用酒精棉即可，主要擦拭手柄、弹射器及白套筒外部，既可以保持美观，又降低了对样品产生污染的可能性。

(2) 在吸取高挥发性、高腐蚀性液体后，应将整支移液器拆开，用蒸馏水冲洗活塞杆及白套筒内壁，并在晾干后安装使用。以免挥发性气体长时间吸附于活塞杆表面，对活塞杆产生腐蚀，损坏移液器。

8. 实验安全

因实验所接触的标本、试剂对人体而言都属于危害品，所以实验过程中必须严格按照生物安全要求操作，以免感染。

【任务评价】

"加样枪的使用"任务学习自我检测单

姓名： 专业： 班级： 学号：	
职业定位	检验人员的职责：
	初级检验人员岗位定位：

续表

<table>
<tr><td colspan="2">姓名：　　　　专业：　　　　班级：　　　　学号：</td></tr>
<tr><td rowspan="2">加样枪的使用</td><td>加样前的准备：</td></tr>
<tr><td>加样的步骤：</td></tr>
<tr><td rowspan="2">加样枪的保养与维护</td><td>加样枪的保养：</td></tr>
<tr><td>加样枪的维护：</td></tr>
</table>

第二章　移液管和离心机的维护、使用及校准

学习目标

1. 具备初级检验人员的职业道德和素质，遵守相关法律，具有良好的人文素养及爱岗敬业的职业素养。

2. 掌握：初级检验人员的生物化学检验的工作卫生、工作礼仪、沟通方法。

3. 熟悉：岗位职责、职业道德，相关法律法规文件以及基本仪器的操作。

任务一　移液管的使用

【任务导入】

小张在一家实习医院的检验科进行实习，刚好转入生化组。老师告诉他，生化质控刚好用完，需要配制新的质控。老师让他用 10 mL 移液管吸取去离子水 5 mL 进行配制新的质控。

【任务目标】

(1) 移液管的正确使用。

(2) 移液管的校准。

【任务分析】

移液管是一种量出式仪器，用来测量所放出溶液的体积。选择适量的移液管进行吸液，技术人员需掌握移液管的使用方法，以及掌握选择适当规格与刻度的移液管的方法。移液管吸入量的准确程度需要进行校准(表 2-1)。

表 2-1　移液管校准记录表

<table>
<tr><td colspan="2">移液管编号：</td><td>校准地点：</td></tr>
<tr><td>型号：</td><td>规格：</td><td>生产厂家：</td></tr>
<tr><td>温度：</td><td>K(t)：</td><td>湿度：</td></tr>
</table>

续表

<table>
<tr><td rowspan="2">校准所用主要标准器具</td><td colspan="2">电子天平</td><td colspan="2">编号：</td><td colspan="2">证书号/有效期：</td></tr>
<tr><td colspan="2">标准温度计</td><td colspan="2">编号：</td><td colspan="2">证书号/有效期：</td></tr>
<tr><td colspan="4">校准类型：□新移液管校准</td><td colspan="3">□在用移液管校准</td></tr>
<tr><td colspan="7">移液管外观及功能检查：
1. 表面平整、光滑、无明显的缩痕、废边、裂纹、气泡和变形等现象　□是　□否
2. 金属表面镀层无脱落、锈蚀和起层　□是　□否
3. 按钮上下移动应灵活、分档界限明显，无卡住或液体上升缓慢现象　□是　□否
4. 容量调节动作时，转动灵活，数字指示清晰、完整　□是　□否
5. 内部零件清洁，活塞上均匀涂布专用润滑膏　□是　□否</td></tr>
<tr><td>标准值</td><td colspan="2">①单位：μL</td><td colspan="2">②单位：μL</td><td colspan="2">③单位：μL</td></tr>
<tr><td>可接受范围</td><td colspan="2">容量允许误差：
容量重复性：</td><td colspan="2">容量允许误差：
容量重复性：</td><td colspan="2">容量允许误差：
容量重复性：</td></tr>
<tr><td>称量次数</td><td>称量重量/mg</td><td>实际容量/μL</td><td>称量重量/mg</td><td>实际容量/μL</td><td>称量重量/mg</td><td>实际容量/μL</td></tr>
<tr><td>第一次</td><td></td><td></td><td></td><td></td><td></td><td></td></tr>
<tr><td>第二次</td><td></td><td></td><td></td><td></td><td></td><td></td></tr>
<tr><td>第三次</td><td></td><td></td><td></td><td></td><td></td><td></td></tr>
<tr><td>第四次</td><td></td><td></td><td></td><td></td><td></td><td></td></tr>
<tr><td>第五次</td><td></td><td></td><td></td><td></td><td></td><td></td></tr>
<tr><td>第六次</td><td></td><td></td><td></td><td></td><td></td><td></td></tr>
<tr><td>容量平均值/μL</td><td colspan="2"></td><td colspan="2"></td><td colspan="2"></td></tr>
<tr><td>容量标准差(Sd)</td><td colspan="2"></td><td colspan="2"></td><td colspan="2"></td></tr>
<tr><td>容量重复性(CV)</td><td colspan="2"></td><td colspan="2"></td><td colspan="2"></td></tr>
<tr><td>容量相对误差(E,%)</td><td colspan="2"></td><td colspan="2"></td><td colspan="2"></td></tr>
</table>

校准结论：　　　　□在允差范围内　　　　□在允差范围外

【任务实施】

1. 目的

提供实验诊断部移液管的使用、校准、维护与管理方法，以达到规范使用、校准及统一管理移液管的目的。

2. 范围

实验诊断所有的移液管。

3. 职责

(1) 技术人员：在使用移液管时应严格按照说明书的要求使用，并定期进行简单的保养，以提高移液管的使用寿命。

(2) 校准人员。

①负责对责任范围内的移液管进行校准及期间核查，填写相关记录。

②每月定期对移液管及有效期检查，以确保现行使用的移液管均在有效期内使用。

③校准人员是指经实验室授权的培训合格人员。非授权人员即使是在授权人员的带教下，也不得进行移液管的正式校准及期间核查，更不可出具正式校准或期间核查报告。

4. 使用方法

移液管是一根中间有一段膨大部分的细长玻璃管。其下端为尖嘴状，上端管颈处刻有一条标线，是所移取的准确体积的标志。常用的移液管有 5 mL、10 mL、25 mL 和 50 mL 等规格。通常又把具有刻度的直形玻璃管称为吸量管。常用的吸量管有 1 mL、2 mL、5 mL 和 10 mL等规格。移液管和吸量管所移取的体积通常可准确到 0.01 mL。

(1) 使用前：使用移液管，首先要检查移液管标记、准确度等级、刻度标线位置等。使用移液管前，应先用铬酸洗液润洗，以除去管内壁的油污。然后用自来水冲洗残留的洗液，再用蒸馏水洗净。洗净后的移液管内壁应不挂水珠。移取溶液前，应先用滤纸将移液管末端内外的水吸干，然后用欲移取的溶液润洗管壁 2～3 次，以确保所移取溶液的浓度不变。

(2) 吸液：用右手的拇指和中指捏住移液管的上端，将管的下口插入欲吸取的溶液中，插入不要太浅或太深，一般为 10～20 mm，太浅会产生吸空，将溶液吸到洗耳球内，太深又会使管外黏附溶液过多。左手拿洗耳球，先将球中空气压出，再将球的尖嘴接在移液管上口，慢慢松开压扁的洗耳球使溶液吸入管内，先吸入该管容量的 1/3 左右，用右手的食指按住管口，取出，横持，并转动管子使溶液接触到刻度以上部位，以置换内壁的水分，然后将溶液从管的下口放出并弃去，如此反复润洗 3 次后，即可吸取溶液至刻度以上，立即用右手的食指按住管口。

(3) 调节液面：将移液管向上提升离开液面，管的末端仍靠在盛溶液器皿的内壁上，管身保持直立，略为放松食指(有时可微微转动吸管)使管内溶液慢慢从下口流出，直至溶液的弯月面底部与标线相切为止，立即用食指压紧管口。将尖端的液滴靠壁去掉，移出移液管，插入承接溶液的器皿中。

(4) 放出溶液：承接溶液的器皿若是锥形瓶，应使锥形瓶倾斜 30°角，移液管直立，管下端紧靠锥形瓶内壁，稍松开食指，让溶液沿瓶壁慢慢流下，全部溶液流完后需等 15 s 再拿出移液管，以便使附着在管壁的部分溶液得以流出。如果移液管未标明“吹”字，则残留在管尖末端内的溶液不可吹出，因为移液管所标定的量出容积中并未包括这部分残留溶液。

5. 技术要求

(1) 移液管上应具有下列标记：产品名称、制造厂名称或商标、标称容量(μL 或 mL)、型号规格、出厂编号。

(2) 可调移液管容量允许误差和测量重复性不能超过规定的范围，检定点应根据所校移液管标称容量选择检定点，检定点选择依据表 2-1。

(3) 外壳塑料件表面应平整、光滑，不得有明显的缩痕、废边、裂纹、气泡和变形等现象。金属表面镀层应无脱落、锈蚀和起层。

(4) 按钮上下移动应灵活、分档界限明显、在正确使用情况下不得有卡住或液体上升缓慢现象。

(5) 可调移液管的容量调节指示部分在调节动作时，应转动灵活，数字指示要清晰、完整。

(6) 吸液嘴(尖)应采用聚丙烯材料制成，不得有明显的弯曲现象。内壁应光洁、平滑，排液后不得有残留液体存在。

(7) 不同规格型号的移液管应采用相配套的吸液嘴(尖)。

6. 校准条件

(1) 环境条件：移液管的校准应在天平室（暗室）内完成。校准时工作室温度为(20±5) ℃，且室温变化不得大于1 ℃/h。校准用水应符合《分析实验室用水规格和试验方法》要求的蒸馏水或去离子水，并提前24 h放入实验室内，使得水温与室温的温差不超过±2 ℃。湿度应控制在60%～80%之间。被校准移液管应在校准前4 h放入实验室内。

(2) 校准设备：主要设备必须经法定机构检定合格且在检定周期内。电子天平：分度值为0.01 mg。标准温度计：测量范围为0～30 ℃，分度值为0.1 ℃。干燥洁净的称量杯。

(3) 校准项目：外观：首次校准、期间核查以及后续校准均应检查；容量：首次校准、期间核查以及后续校准均应校准。

7. 校准方法

(1) 外观检查：用目测、触摸或放大镜观察被检移液管，外观应符合要求。

(2) 容量校准。

①校准前的准备：所选用的吸液嘴应与被校准移液管的吸引杆配套。在移液管的吸引杆下端，轻轻转动吸液嘴，以保证移液管的密封性；并在完成几次吸液、排液过程中没有挂水现象。多头型移液管的每只吸头均应在校准前确认安装是否牢固。检查天平是否水平放置（水平仪水珠在正中央）。

②校准步骤：按“ON/OFF”键，打开电源，待天平显示屏显示稳定后，按“CAL”键对天平进行校准。将称量杯放入电子天平中（注意手不要直接接触称量杯，可戴PE手套），待天平显示稳定后，按“Tare”键使天平复零。将移液管的容量调至被校准点。垂直握住移液管，将按钮揿到校准位置，此时将吸液嘴浸入装有蒸馏水的容器内，并保持在液面下2～3 mm处，缓慢放下按钮，等待1～2 s后离开液面，擦干吸液嘴外的液体（但不能碰到流液口，以免将吸液嘴内的液体带走）。从电子天平中取出称量杯，将吸液嘴流液口靠在称量杯内壁并与其成45°角左右，缓慢地将按钮揿到第一停止点，等待1～2 s，再将按钮完全揿下，然后吸液嘴沿着称量杯的内壁向上移开。将称量杯放在天平秤盘上，并记录此时天平显示的数值，同时测量并记录此时容器内蒸馏水的温度。重复6次执行上面五步，计算容量平均值(V)、容量相对误差(E)、容量重复性(CV)。

(3) 数据处理。

(4) 校准结果判断可接受标准：校准合格的移液管必须同时满足以下标准：每次测量误差不得超过表2-1容量允许误差范围；容量相对误差(E)在容量允许误差范围内；容量重复性(CV)在容量重复性允许范围内。

8. 校准周期

(1) 低于20 μL的移液管及电子移液管每年送至具有校准资质的单位进行校准，每6个月期间核查1次。

(2) 其他型号的移液管校准周期为1年，由被授权的人员完成，每6个月期间核查1次（由被授权的人员完成，具体操作及核查结果判断与校准相同，称量次数为3次）。

(3) 移液管掉在地上后，应对其进行校准。

(4) 移液管被拆卸重装维护后，应对其进行校准。

(5) 当怀疑移液管的准确度时，应对移液管进行校准。

(6) 当移液管用作对精密度和准确度要求不高的移液或加样目的时，应在移液管上标识“不用于精确定量”，以免误用作准确加样目的。

(7) 新的移液管必须经过校准后才能投入使用，校准结果必须有记录。

9. 保养与维护

(1) 移液管每次使用完后，用10%的次氯酸钠溶液或75%的乙醇进行清洁。

(2) 移液管在每次校准前，应对其进行拆卸(具体操作参见移液管说明书)，对内部零件进行清洁，根据需要在活塞上均匀涂布专用润滑膏。

(3) 在工作中发现移液管异常时，应暂停使用，并贴上停用标识，待校准验证合格后才可重新投入使用。

【任务评价】

"移液管的使用"任务学习自我检测单

姓名：　专业：　班级：　学号：	
职业定位	检验人员的职责：
	初级检验人员岗位定位：
移液管的使用	移液前的准备：
	移液的步骤：
移液管的保养与维护	移液管的保养：
	移液管的维护：

任务二　离心机的操作与维护

【任务导入】

小张去医院实习，实习老师给小张一个任务。接收标本后，分类标本然后离心。小张觉得很简单，给实习老师自信满满的回答道："老师这个很简单，您交给我就好了。"当小张接收标本分类后，面对绿色、黄色、红色、紫色、蓝色和灰色的血液标本时，一下蒙了。为什么血液标本要离心 30 min 分离血浆，红色的要血液凝固后再离心效果会好些。不然生化老师或免疫老师会说重新离心。小张心里直犯嘀咕，离心还有这么多的讲究。

【任务目标】

(1) 能识别各类标本不同的离心要求。

(2) 能安全运用各种离心机进行离心。

【任务分析】

1. 目的

规范离心机的操作和维护规程，正确使用离心机，保证检测工作顺利进行。保证操作人员人身安全和设备安全。

2. 范围

适用于实验室中血清分离和实验检测的所有离心机。

3. 仪器准备

(1) 接通电源。

(2) 离心机通电：按电源开关，机器通电，电源指示灯亮，离心机进入待机状态，不同离心机显示有所不同。

4. 操作

(1) 安装：打开离心机上盖，检查旋转盘、试管筒及隔架是否安装正确。对称放入已目测配平的样品，盖好机器上盖。

(2) 设置转速：根据需要旋转转速键或按加速键或减速键设置相应转速，速度显示窗显示转速。

(3) 设置定时：旋转时间键或按加时键或减时键设置定时时间。

(4) 启动：按启动键，机器开始运转，经较短时间自动平稳的达到预置转速，当运转过程中更改转速时，可按(2)操作即可。

(5) 停机。

①时间显示窗倒计时显示 0，自动停机。

②运转过程中停机：按停机键或开关键。

③当转速显示 0 时，方可开盖取出样品，关好上盖。

(6) 运行完毕。

①按下电源开关，机器断电。

②拔下电源插头。

③擦拭机器。

(7) 清洁：工作结束，清洁离心机并在实验室内务记录本及检查表上填写记录。

5. 安全

(1) 离心时一定要盖好盖再启动，关机后待离心机自动停止后，2～3 min 再开盖取出标本，严禁离心机还在运转时打开盖子并强行停止离心机。

(2) 在实验室工作时勿披散头发，工作服袖口应收紧，尤其在离心时注意：勿使头发或衣袖掉进离心机发生事故。

(3) 部分离心机有自动切断装置，盖子打开时离心机无法启动。

(4) 在离心机上，应粘贴警示标识，包括限速标识，使用时，不得超出限制转速。

6. 维护与保养

(1) 离心机应放置于坚固的平稳台面上，减少离心时带来的震动。

(2) 为了延长离心机的寿命，放置离心样品时一定要注意平衡。

(3) 若离心机发出不正常的声音，或发生不正常的震动或无法正常使用，应立即切断电源，请修理人员排除故障后再使用。应先交由中心的专业维修工判断故障和维修，如果无法修理则返回厂家维修。

(4) 每周应用清洁剂或消毒剂将机壳、离心腔、离心筒擦拭干净，并用干布擦干。若有试管破损，必须立即以消毒液清洁。所有玻璃和胶片必须小心处理，特别是承受试管的缓冲垫可能会有碎片镶进去，一定要清理掉，否则往后离心时仍会引起试管破损。

(5) 用于分离血清的普通离心机不需要进行转速和温度校准，但对于部分检测项目规定了转速和/或温度的离心机则需定期进行转速和/或温度校准(周期为一年)。转速校准参考数字式精度转速仪自检作业指导书。

【任务评价】

“离心机的操作与维护”任务学习自我检测单

姓名： 专业： 班级： 学号：	
安全防护基本规范	增强岗位职责，实施规范操作：
	加强学习，完善各种安全措施：

续表

<table>
<tr><td>姓名：</td><td>专业：　　　　班级：　　　　学号：</td></tr>
<tr><td rowspan="2">离心机的使用</td><td>离心前的准备：</td></tr>
<tr><td>离心的步骤：</td></tr>
<tr><td>离心机的维护与保养</td><td>离心机的维护与保养：</td></tr>
</table>

第三章　仪器的使用要求

学习目标

1. 具备初级检验人员的职业道德和素质，遵守相关法律，具有良好的人文素养及爱岗敬业的职业素养。

2. 掌握：初级检验人员的生物化学检验的工作卫生、工作礼仪、沟通方法。

3. 熟悉：岗位职责、职业道德，相关法律法规文件以及基本仪器的操作。

任务一　仪器的使用要求

【任务导入】

实习生小王去医院检验科生化组，老师问她三个问题：冬天与夏天检验科一定要开空调，让室温保持在22～25 ℃，这是为什么？为什么检验科不能直接用自来水，而要自行制水？全自动生化仪开机有什么注意事项？小王带着好奇心见习了一周，终于明白了其中的原因。

【任务目标】

(1) 仪器使用环境要求。

(2) 生化检验的水质要求。

(3) 生化仪器的开机注意事项。

【任务分析】

自动生化分析仪是由光学、精密机械以及计算机技术三者紧密结合而成的光谱仪器，是临床生化检验分析的重要工具，要获得准确、可靠的分析结果，延长仪器的使用寿命，减少维修次数，提高仪器的使用效率，必须建立仪器使用规范，加强仪器日常维护，定期检查仪器的性能指标。

【任务实施】

1. 目的

提供仪器使用的环境要求、水质要求以及安全使用仪器的标准操作方法，以达到规范使用及统一管理的目的。

2. 范围

自动生化分析仪。

3. 职责

(1) 生化实验室组长负责仪器配置、评估、申请、验收、维修、报废等管理工作。

(2) 仪器管理员负责建立仪器档案、编写仪器 SOP。

(3) 生化实验室检验人员负责仪器的使用、质量控制和保养工作。

一、仪器的使用环境要求

(1) 没有阳光直接照射、灰尘非常少、通风好的环境。

(2) 地面平坦,地面承重在该设备的重量之上。

(3) 室内温度保持在 18～32 ℃,工作时波动小于±2 ℃。

(4) 相对湿度保持在 40%～80%,并无冷凝。

(5) 不能有身体可觉察的震动。

(6) 系统应安装在距配电盘 10 m 以内。

(7) 电源电压:[200×(1±10%)] V。

(8) 连接地线,以防止电击和仪器故障(接地电阻小于 100 Ω)。

(9) 去离子水器及排水孔应安装在距仪器 10 m 内,水压:$(0.49\sim3.92)\times10^{5}$ Pa。

(10) 排水管距地不得高于 0.1 m。

(11) 在仪器安装的房间关闭手机及收发报机,勿将有不正常噪声的设备放在仪器附近。

二、仪器的水质要求

1. 原水预处理

原水是指进入实验室的自来水,预处理就是除去自来水中绝大部分的杂质。

(1) 方法:预处理一般使用预过滤组件包,通常包含以下内容。

①深层过滤滤芯:过滤原水中的泥沙等大的颗粒物。

②活性炭滤芯:通过吸附作用去除水中的大部分有机物,特别是自来水中的余氯。

③软化剂滤芯:减少水中的钙镁离子浓度,降低水的硬度。如果自来水的硬度较低,也可以不安装软化剂滤芯。

(2) 影响因素。

①自来水水质:自来水中杂质含量高时会导致预处理部件使用寿命缩短和处理后水质不达标,甚至会堵塞管道,一般要求自来水中固体溶解物含量(TDS)小于 0.1%。

②预处理部件使用寿命:深层过滤滤芯、活性炭滤芯、软化剂滤芯等都是有使用寿命的材料,它们对反渗透膜具有保护作用,如果它们失效,RO 膜负荷就会加重,寿命就会缩短,具体使用寿命应根据各地自来水水质合理设置。

2. 反渗透膜(RO)处理

(1) 原理:反渗透膜(RO)可大量去除水中的离子和其他杂质,去除率通常可大于 95%。

(2) 影响因素。

①进水压:一般纯水系统反渗透膜都需要用高压泵维持一定的进水压力才能维持正常工作,当泵压力不足时会导致产水量下降。

②纯水系统的维护：纯水系统一般都具有自动反冲洗功能，当其设置不合理或故障以及人工维护不当时，也会影响纯水机的正常工作，导致纯化效率及水质下降。

3. 去离子水的制备

一般经 RO 膜处理过的水只能达到三级纯水（电阻率＞0.2 MΩ·cm）的标准，三级纯水虽然已经去除了大部分杂质，但其中的离子等杂质浓度还较高，会影响生化分析仪的微量检测，因此必须将三级纯水进一步去离子以达到一级纯水（电阻率≥10 MΩ·cm）的标准才能用于生化检测。

（1）方法。

离子交换树脂法是纯水制备的常用方法，所用的部件是离子交换纯化柱（罐），包括阴离子交换柱、阳离子交换柱和混合柱等，试剂为阴、阳离子交换树脂。阴、阳离子交换树脂一般是由苯乙烯聚合后再通过二乙烯苯交联得到多孔网状骨架结构，然后在骨架上连接活性基团而形成的高分子聚合物。离子交换树脂所连接的活性基团可分为酸性基团和碱性基团两大类型。连接酸性基团的离子交换树脂称为阳离子交换树脂，连接碱性基团的树脂称为阴离子交换树脂。

（2）原理。

①阳离子交换柱原理即硬水软化原理：阳离子交换树脂中的酸性基团有磺酸基（$—HSO_3$）、羧基（—COOH）和苯酚基（$—C_6H_4OH$）等酸性基团，其中的氢离子能与溶液中的金属离子或其他阳离子进行交换。

②阴离子交换柱的原理：阴离子交换树脂中的碱性基团有季铵基［$—N(CH_3)_3OH$］、氨基（$—NH_2$）和亚氨基（═NH）等。它们在水中能生成 OH^-，可与各种阴离子交换。

③混合柱：当两者串联使用或混合使用时，产物就只有水。

（3）影响因素。

①离子交换树脂的质量：离子交换树脂是有使用寿命限制的，当离子交换达到一定量时就达到饱和，需要进行再生处理，因此质量越好，总量越大，其使用期限越长。

②阴阳离子交换树脂的连接方式。

复床式：若干个阳离子交换柱和若干个阴离子交换柱串联而成，阳离子交换柱在前，阴离子交换柱在后，其优点是再生方便，缺点是出水质量不高（单级复床式出水电阻率只有 0.5 MΩ·cm，双级复床式出水电阻率为 2 MΩ·cm）。

混床式：将阳离子树脂和阴离子树脂以体积比 1∶2 均匀混合装入同一个交换柱内而成，优点是出水纯度高（电阻率≥10 MΩ·cm），缺点是再生困难。联合式：将复床式和混床式串联起来即成，出水质量高（电阻率最高可达 18.3 MΩ·cm，即超纯水），使用寿命长。

③三级纯水的纯度：当三级纯水质量不合格，其中一些非离子杂质通过离子交换柱时，就会影响离子交换柱的使用寿命并造成出水质量的降低。有些开放性的纯水系统将生成的三级纯水储存于水箱中以备其他用途，使用时储存时间过长或其他原因导致的二次污染也会使水纯度下降。

三、仪器的安全使用要求

（1）自动化生化分析仪设备只能由设备厂家的员工安装；一切安装要求严格按照操作指南进行；系统故障或液体泄漏，必须首先关闭系统左侧的断路器；在确保本系统电源完全关闭后，再关闭连接本系统的供电电源设备。必须按照要求的安装环境和安装条件正确安装，防止仪器破损或燃烧。

(2) 不要移除有螺丝固定的盖子,如后挡板和侧板的螺丝,如有系统溢出或漏出液体,请立刻联系该设备的客户服务部;粗心处理系统周边液体可能会遭电击。

(3) 更换灯泡时,关闭电源 5 min 后再换。在灯泡冷却前请勿接触灯泡,以免烫伤。

(4) 在仪器操作过程中,不要触动仪器的动作部件,不要将手指或手插入敞开的地方。

(5) 仪器在开启状态时,请不要直接用眼睛看光源及激光条码读数器,光源和激光束可能导致眼睛损伤。

(6) 若手或衣服接触强酸性试剂、强碱性试剂或发生感染的样品,立即用肥皂和水清洗,若溅进眼中,立即用大量水冲洗至少 15 min,必要时应向医生咨询。

(7) 请勿裸手接触样品、混合物和废液,使用手套以防被污染。如有任何样品接触到皮肤,请立即用大量水冲洗,必要时应向医生咨询。

(8) 废液的处理应遵循有关法规,含有试剂的物质根据设施的排水基准进行必要的处理。

(9) 目视计算机屏幕 1 日内不要超过 6 h,并且连续工作 1 h 应休息 10 min。

(10) 注意下面列出的警示标签(表 3-1)。

表 3-1 几种警示标签及注意事项

标签	注意事项
	电击:表示存在电击风险,无论在任何情况下都不能触碰
	高温危险:表示在更换曝光计上面的灯时需注意勿烫伤
	生物危险:提醒留意有害生化物质。需要穿防护服并遵循当地或者全球规定的通用操作规范。(CLSI GP17-A2,ISO15190 或 29CFR1910.1030)
	激光辐射:提醒用户注意该部位有激光发射器。为避免眼睛受伤,不要从正面看激光束
	危险:表示如果不留意,可能会导致对操作者的人体伤害或财产损失 人员伤害:这个标签表示该部位会移动,可能会对人体造成伤害。系统运行时,手指或身体其他部位都不应放在这些地方

【任务评价】

"仪器的使用要求"任务学习自我检测单

<table>
<tr><td colspan="2">姓名：　　　　　专业：　　　　　班级：　　　　　学号：</td></tr>
<tr><td rowspan="2">安全防护基本规范</td><td>增强岗位职责，实施规范操作：</td></tr>
<tr><td>加强学习，完善各种安全措施：</td></tr>
<tr><td rowspan="3">仪器的使用要求</td><td>环境要求：</td></tr>
<tr><td>水质要求：</td></tr>
<tr><td>安全要求：</td></tr>
<tr><td>临床意义</td><td></td></tr>
</table>

第四章　半自动生化分析仪的维护、使用及校准

学习目标

1. 具备初级检验人员的职业道德和素质，遵守相关法律，具有良好的人文素养及爱岗敬业的职业素养。

2. 掌握：初级检验人员的生物化学检验的工作卫生、工作礼仪、沟通方法。

3. 熟悉：岗位职责、职业道德，相关法律法规文件以及基本仪器的操作。

任务一　半自动生化分析仪的结构

【任务导入】

小张在一家乡镇卫生院的检验科实习，刚好转入生化组。老师告诉他，目前科室使用的生化分析仪为半自动生化分析仪。

【任务目标】

(1) 半自动生化分析仪特点。

(2) 半自动生化分析仪的使用注意事项。

【任务分析】

半自动生化分析仪是指分析过程中的部分操作(如加样、保温、吸入比色等)需手工完成，部分操作则由仪器自动完成的生化分析仪。半自动生化分析仪是一种光线通过溶液样品，被光谱敏感元件吸收检测的智能仪器。它适合生物实验室、化验室对各种溶液样品进行浓度测定。

【任务实施】

1. 目的

认识半自动生化分析仪的基本结构。

2. 范围

实验诊断所有的半自动生化分析仪。

3. 职责

(1) 技术人员：使用半自动生化分析仪时应严格按照说明书的要求使用，并定期进行简单的保养，以提高半自动生化分析仪的使用寿命。

(2) 校准人员。

①负责对责任范围内的半自动生化分析仪进行校准及期间核查，填写相关记录。

②每月定期对半自动生化分析仪的有效期进行检查，以确保现行使用的半自动生化分析仪均在有效期内使用。

③校准人员是指经实验室授权的培训合格人员。非授权人员即使是在授权人员的带教下，也不得进行半自动生化分析仪的正式校准及期间核查，更不可出具正式校准或期间核查报告。

4. 操作

(1) 半自动生化分析仪的结构。

半自动生化分析仪结构见图 4-1、图 4-2。

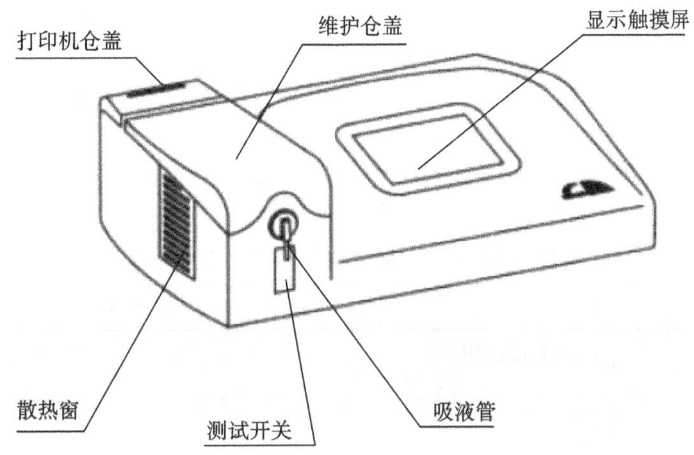

图 4-1　半自动生化分析仪正面示意图

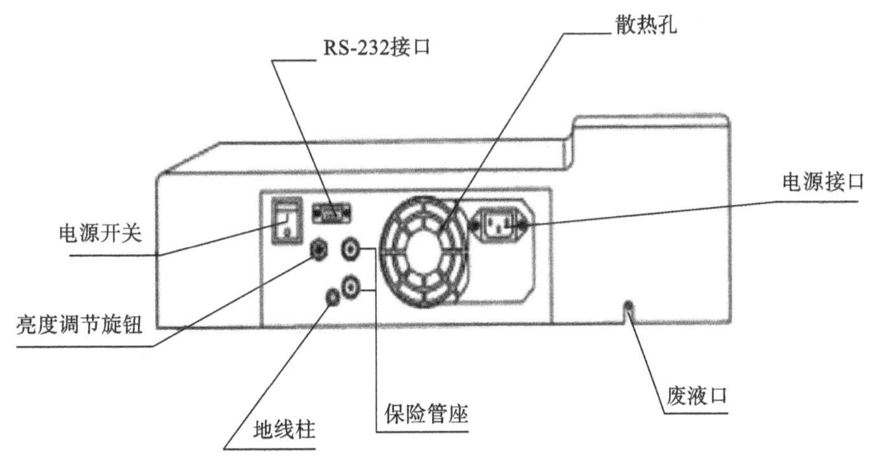

图 4-2　半自动生化分析仪背面示意图

(2) 半自动生化分析仪的特点。

这类仪器的特点是体积小、结构简单、灵活性大、价格便宜，适合基层医院、中小型临床实验室、急诊检验以及流动性临床检验使用。其缺点是部分操作需要手工完成，误差因素较多；运行速度慢，难以处理大批量标本。

通过人机对话的方式可编辑、修改、储存项目参数，各种不同的试剂包括自制试剂几乎都可在半自动生化分析仪上使用，多种检验方法如比色法、比浊法、连续监测法、两点法等都可在半自动生化分析仪上运用。

(3) 半自动生化分析仪在使用过程中应注意的事项。

①由于试剂和标本的用量很少，手工加样时要特别注意加样的准确性。

②如果反复出现非线性数据(>10%)，应考虑试剂是否变质及所编程序是否合适。

③用吸光度下降的速率法检测时，应在计算因子(F)前面加负号。用酶动力学法检测时，若开始吸光度(A)特别低，应考虑标本中酶的活性是否过高从而造成在进入线性期前底物已被耗尽或是试剂变质。若是前者，应稀释标本后再进行检测，检测结果乘以稀释倍数；若是后者，则应更换试剂。

④严禁吸入强酸性试剂，否则会对吸管的金属部件造成损坏。每次操作完毕，必须用蒸馏水冲洗比色池和管道，如果在反复多次冲洗后仍不能调零，应用质量分数为 10% 的次氯酸钠清洁液，在 37 ℃浸泡比色池 15 min 后再用蒸馏水冲洗。

⑤仪器长时间不用，每个月内应通电一次，否则仪器储存的程序会消失。

【任务评价】

“半自动生化分析仪的结构”任务学习自我检测单

姓名： 专业： 班级： 学号：	
职业定位	检验人员的职责：
	初级检验人员岗位定位：
半自动生化分析仪特点	半自动生化分析仪适用范围：
	半自动生化分析仪检测原理：

续表

姓名：	专业：　　　　班级：　　　　学号：
半自动生化分析仪使用注意事项	

任务二　半自动生化分析仪的参数设置与校准

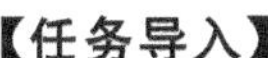

【任务导入】

小张去医院实习，实习老师给小张一个任务。接收标本后，使用半自动生化分析仪计算待测血清葡萄试剂的浓度。

【任务目标】

(1) 能正确使用半自动生化分析仪。

(2) 能完成半自动生化分析仪的校准。

【任务分析】

一、安全防护使用基本规范

1. 目的

规范半自动生化分析仪的操作和维护规程，正确使用半自动生化分析仪，保证检测工作顺利进行以及操作人员人身安全和设备安全。

2. 范围

适用于实验室血清分离和实验检测的所有半自动生化分析仪。

二、实验项目设置

1. 实验名称

实验名称也称通道名称，常以项目的英文缩写或数字来表示。

2. 分析方法

分析方法有终点法、两点速串法、连续监测法（亦称速率法）等，根据试剂盒说明书选择其中一种。

3. 温度设置

一般仪器都有 25 ℃、30 ℃和 37 ℃三个温度供选择，用户可根据试剂盒说明书对反应温度进行设置，目前多数检验项目设置为 37 ℃。

4. 波长

波长的正确选择有利于提高测定的灵敏度和准确度，分光光度法有单波长法和双波长法。

单波长法测定易受标本性状如溶血、脂血或黄疸等的影响；双波长法可减少或消除这些影响，提高结果的准确性。双波长法是指在测定时选择主波长和副波长，主波长用于待测物的测定，副波长用于消除可能产生的干扰。副波长的选择原则为干扰物质在主波长和副波长的光吸收基本接近，而待测物有最小的吸光度，两波长不能相隔太近，一般来说，副波长大于主波长。

5. 反应类型

反应类型有正向反应和负向反应两种，正向反应是吸光度增加的反应，负向反应是吸光度降低的反应。根据试剂盒的说明书要求设置。

6. 标本量、试剂量和稀释量

如果使用配套试剂，可直接按试剂盒说明书要求设置标本量、试剂量和稀释量。如果使用非配套试剂，应根据试剂厂家提供的说明书进行设置。通常为提高灵敏度，可同倍减少标本量或增大试剂量；为提高准确度，可同倍增大标本量或减少试剂量。有的分析仪需要设置标本的增量或减量，其目的在于当测定超过线性范围时，可自动或手动进行重新分析。

7. 校准品设置

对校准品的位置、浓度和数量等进行设置。

8. 质控设置

根据质控要求。设置质控物个数、质控规则、质控项目及相应质控参数等。

9. 其他设置

对数据传输方式、结果报告格式、复查方式及复查标准等设置。

三、常规使用操作程序

(1) 开机(预热、保养)。

(2) 设置开始条件(实验项目设置)根据需要，申请校准、质控和患者测定项目。

(3) 装载校准品、质控物和患者标本、装载试剂。

(4) 核对仪器起始状态(核对测定起始编号是否与样品号和申请号相符)。

(5) 定标和质控测定并检查定标和质控结果。

(6) 患者标本测定。

(7) 数据传递。

(8) 测定后保养维护。

四、基本测定方法

1. 终点法

分析时间应设定为待测物反应完成时进行测定，过早，反应还未完成，过迟，可能会因有其他物质参与反应而产生干扰。

2. 两点法

第一点分析时间应选择在标本和第一试剂混合后或第二试剂加入前；第二点分析时间应选择在加入第二试剂并完成反应之后。两点的吸光度之差可消除或降低标本空白及内源性物质的干扰。

3. 连续监测法

连续监测法又称速率法。即连续监测反应过程，根据所测定的产物生成或底物消耗的速度进行定量分析的方法。在反应时间进程曲线上为反应呈恒速区段(斜率保持不变)，常用于酶活性线性反应期测定。测定时间应选在零级反应期。

五、空白类型

1. 试剂空白

一般在方法类型和校准模式中，分为有试剂空白和无试剂空白两大类，主要为了消除试剂对样本检测的干扰。无试剂空白的方法，多直接以反应杯的水空白作为测定基准值。

2. 样品空白

样品空白主要为了消除样品本身混浊或色度的干扰。

六、半自动生化分析仪的校准

对生化分析仪校准是保证检测系统所测结果准确、可靠的关键环节，经过校准后的检测系统其检测结果才具有溯源性，才能实现实验室之间检验结果的可比性和一致性。除仪器生产厂商每年对仪器进行一次校准外，仪器在维修以后(特别是加样系统、比色分析系统或关键部位维修)，移动仪器位置、检测条件发生变化、室内质控出现异常等情况时，实验室应及时对仪器进行校准。即使检测系统运行完全正常，实验室至少每6个月要对仪器校准一次，校准方法主要有两类。

1. 用校准品进行校准

原装配套检测系统用仪器厂商提供的校准品校准。自建的检测系统可选择不同的校准品进行校准，但校准品必须具有溯源性。无论何种检测系统都不能用定值质控血清代表校准品校准。

2. 用实际 K 值进行校准

如果使用厂家配套的检测系统，厂家提供的 K 值即为检测系统的实际 K 值，实验室可直接使用。但必须注意，当检测系统发生改变时，如仪器进行维修、仪器的分析环境发生改变等，其实际 K 值可能会发生变化，因此应对 K 值进行实际检测。

目前实际 K 值的测定主要是针对 340 nm 波长的NAD(P)H和405 nm 波长的对硝基酚。以NAD(P)H为指示反映的实际 K 值测定多用葡萄糖己糖激酶法(HK法)进行校正，其原理是HK法测定可产生与葡萄糖等物质的量的NAD(P)H，根据吸光度的变化计算出实际 K 值。而以对硝类基酚为指示剂的实际 K 值可采用可靠的对硝基酚标准物质，将其作为标本，用ALP的检测系统进行ALP测定，根据标准物质的浓度和吸光度的变化，计算出实际 K 值。

【任务评价】

"半自动生化分析仪的参数设置与校准"任务学习自我检测单

姓名：	专业：　　　班级：　　　学号：
安全防护基本规范	增强岗位职责，实施规范操作：
	加强学习，完善各种安全措施：

续表

<table>
<tr><td>姓名：</td><td>专业：　　　　班级：　　　　学号：</td></tr>
<tr><td rowspan="2">半自动生化分析仪的使用</td><td>使用前的准备：</td></tr>
<tr><td>操作步骤：
1. 温控结束设置项目：
2. 自检完成后选择项目：
3. 编辑参数模板设置项目内容：
名称：
温度：
实验方法：
波长：
吸液量：
单位：
参考值：
线性范围：
延迟时间：
测试时间：
因数：
空白类型：
标准品浓度：
4. 测试项目模块：吸光度__________浓度__________
5. 计算校准曲线：</td></tr>
</table>

任务三　半自动生化分析仪的使用与维护

【任务导入】

小张去医院实习，实习老师给小张一个任务。接收标本后，使用半自动生化分析仪计算待测血清葡萄糖浓度。

【任务目标】

(1) 能正确使用半自动生化分析仪。

(2) 能完成半自动生化分析仪的维护。

【任务分析】

1. 目的

规范半自动生化分析仪的操作和维护规程，正确使用半自动生化分析仪，保证检测工作顺利进行以及操作人员人身安全和设备安全。

2. 范围

适用于实验室血清分离和实验检测的所有半自动生化分析仪。

3. 操作

1）仪器的基本设置

（1）开机（预热、保养），一般需预热 20 min。仪器可保持稳定。

（2）安装打印纸。必须将热敏打印纸的药膜面向前，否则无法打印出字符。

（3）设置开始条件（实验项目设置）：根据需要，申请校准、质控和患者测定项目。按照试剂说明书设置参数。

（4）装载校准品、质控物和患者标本、装载试剂。

（5）核对仪器起始状态（核对测定起始编号是否与样品号和申请号相符）。

（6）定标和质控测定并检查定标和质控结果。

（7）患者标本测定。

（8）数据传递。

（9）测定后保养维护。

2）保养维护

（1）确保电源插头和仪器间的连线正确可靠，当更改连接时，要先断开电源开关或拔下插头。不接地线或接地不良，将造成仪器工作不稳定。

（2）下班前请进行日常保养，清洁比色池后关闭电源，以便下次使用和节省光源寿命。长期不使用时，需进行周保养。

（3）注意玻璃部分防止破碎。

（4）有问题时不要继续使用，应拔下电源插头请专业人员处理。

（5）不要打开机壳，可能内有高压电，在使用仪器时不要同时做其他工作，以免分散精力。

（6）不要堵住仪器通风窗，温度过高可损坏仪器。

（7）不要随便改变安装标准，按厂家要求做。

【任务评价】

“半自动生化分析仪的使用与维护”任务学习自我检测单

姓名：　　　　　　　　专业：	班级：　　　　　　　　学号：
安全防护基本规范	增强岗位职责，实施规范操作：
	加强学习，完善各种安全措施：

续表

<table>
<tr><td colspan="2">姓名：　　　　　　　　专业：　　　　　　　　班级：　　　　　　　　学号：</td></tr>
<tr><td rowspan="2">半自动生化分析仪的使用</td><td>使用前的准备：</td></tr>
<tr><td>操作的步骤：
1. 温控结束设置项目：
2. 自检完成后选择项目：
3. 编辑参数模板设置项目内容：
名称：
温度：
实验方法：
波长：
吸液量：
参考值：
线性范围：
延迟时间：
测试时间：
因数：
空白类型：
标准品浓度：
4. 测试项目模块：吸光度________浓度________</td></tr>
<tr><td>半自动生化分析仪的维护</td><td></td></tr>
</table>

第五章　721 型分光光度计的维护、使用及校准

学习目标

1. 掌握:721 型分光光度计的使用方法。
2. 熟悉:721 型分光光度计的维护及校准。

任务一　721 型分光光度计的原理及使用方法

【任务导入】

小张在一家乡镇卫生院的检验科进行实习,刚好转入生化组。老师告诉他,可以通过 721 型分光光度计了解生化反应原理。

【任务目标】

(1) 721 型分光光度计的工作原理。

(2) 721 型分光光度计的使用方法。

【任务分析】

721 型分光光度计是对物质进行定量分析和定性鉴别的仪器,因为其具有取样量少、分析速度快、操作简便、分析结果准确、受外界干扰少、价格便宜等优点而被广泛应用于制药、冶金、污水处理、医院、学校和各种检验、检测机构。

【任务实施】

1. 目的

学会使用 721 型分光光度计。

2. 范围

实验诊断 721 型分光光度计。

3. 职责

(1) 技术人员:掌握 721 型分光光度计的工作原理。

(2) 在使用 721 型分光光度计时应严格按照说明书的要求使用,并定期进行简单的保养,

以提高721型分光光度计的使用寿命。

(3) 技术人员可处理常见仪器故障,并保证仪器的正常运行。

一、工作原理

721型分光光度计的工作原理和设计依据:①物质吸收单色光对波长(或频率)有选择性,当单色光通过溶液时,其能量就会被吸收而减小;②单色光通过被测物后总能量会减小,减小程度用吸光度 A 或透光率 T 描述。

$$A = -\lg(I/I_0) = -\lg T = klc$$

式中:A 为物质的吸光度;I_0 为入射的单色光强度;I 为通过被测物后透射的单色光强度;T 为物质的透射比;k 为物质的吸光系数;l 为被分析物质的光程;c 为被分析物质的浓度。

由以上公式可以看出,当入射光强度、吸光系数、物质的光程不变时,透射光强度与溶液的浓度成正比,从而可以对被测物进行定量分析。

二、基本结构

721型分光光度计主要由光源、单色器、样品室、信号处理和显示与存储系统组成(图5-1)。

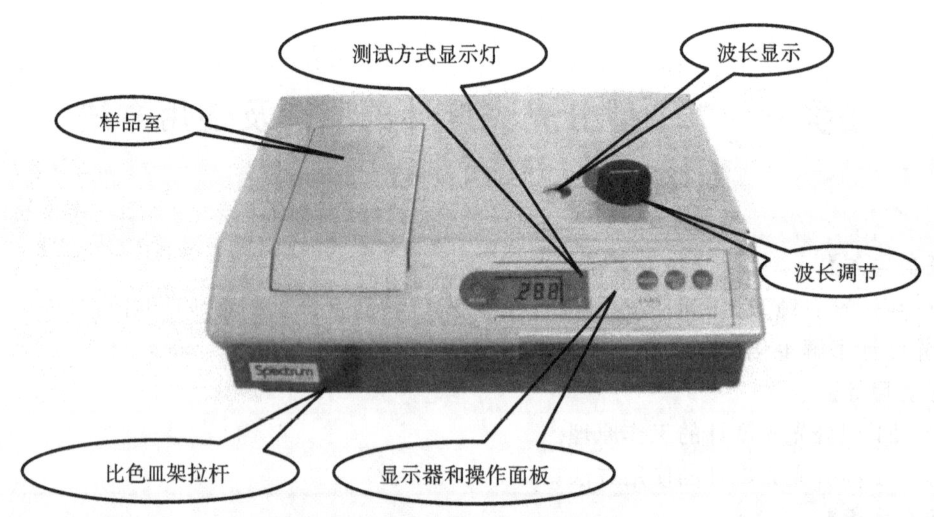

图5-1　721型分光光度计示意图

三、标准操作方法

(1) 打开仪器电源开关,开启比色皿暗箱盖,调节“0”电位器旋钮,使电表指针处于透光率(T)“0”位,预热约20 min。

(2) 调节波长(λ)调节旋钮,选择需用的单色光波长。

(3) 调节灵敏度开关,选择适当的灵敏度。再用调“0”旋钮复校电表透光率“0”位。

(4) 将比色皿暗箱盖合上,将参比溶液(空白)推入光路,顺时针旋转“100%”电位器调节旋钮使电表指针处于透光率“100%”处。

(5) 按上述方式连续几次调整透光率“0”及“100”,直至不变,即可进行测定工作。

(6) 将校准溶液推入光路,读取校准溶液吸光度(A)。

(7) 将待测溶液推入光路，读取待测溶液吸光度(A)。

(8) 根据校准溶液和待测溶液吸光度及校准溶液浓度计算待测物浓度。

【任务评价】

"721 型分光光度计的原理及使用方法"任务学习自我检测单

姓名： 专业： 班级： 学号：	
安全防护基本规范	增强岗位职责，实施规范操作：
	加强学习，完善各种安全措施：
仪器的使用	检测前的准备：
	操作步骤：
	注意事项：

任务二　721型分光光度计的校准与维护

【任务导入】

小张在一家乡镇卫生院的检验科进行实习，刚好转入生化组。老师要求他能够熟练使用721型分光光度计，并用于常见生化项目的检测。

【任务目标】

(1) 721型分光光度计的校准。

(2) 721型分光光度计的维护。

【任务分析】

规范721型分光光度计的操作和维护规程，保证检测工作顺利进行，并保证操作人员人身安全和设备安全。

【任务实施】

一、721型分光光度计的校准

1. 光路调整

检测光源：将仪器电源开启，把波长盘调至580 nm处，旋转光量调节钮，使光量较大，打开比色皿槽盖，在槽内光门侧放一白纸，此时应在白纸上看到一长方形黄色光斑，且长方形边缘清晰，无杂色光现象。

如果出现杂色光，调整光圈：打开仪器后盖板，松动光源灯座，移动光源灯位置，使灯丝与光源入射光长圆形孔平行，不要造成入射光长圆形孔与灯丝成十字交叉形，以免影响光通量。让光束通过透镜射向反射镜正中央，通过狭缝进入单色器，反复调整灯泡和灯座位置，使单色光呈现规则长方形，直至满意为止。

2. 波长误差的调校

只有在光路基本正常的条件下才能准确调校仪器波长。

(1) 用不同波长的干涉滤光片(如420 nm、550 nm、650 nm)对仪器进行测试。当测试结果出现恒正误差或恒负误差时，即在高低波长范围内的误差值恒为正或恒为负，且三点数值基本相等，我们暂称这种现象为线性误差，此情况下调校比较容易。打开仪器上盖板，松开波长刻度盘三个紧固螺钉，轻轻将波长盘向正或负转动误差值即可，再上好紧固螺钉，误差消除。

(2) 如用上述方法测试，在550 nm结果准确，而在低波长段420 nm处出现正误差，在高波长段650 nm处出现负误差。这种情况称为非线性误差，此时整个光谱谱带被压缩了，调校此种非线性波长误差方法是，松开波长盘三个螺钉，顺时针方向旋动波长盘是正负误差绝对值的1/4 nm后，旋紧波长盘三个螺钉，然后旋动波长校准螺丝，使550 nm处结果准确后，再测试420 nm或650 nm处，结果正负误差减小到规程要求值，仪器波长误差合格。

(3) 如用上述方法测试，在550 nm处结果准确，而在低波长段420 nm处出现负误差，在高波长段650 nm处出现正误差。这种现象原因是整个光谱带被拉伸了，调校此种非线性波长误差方法是，松开波长盘三个螺钉，逆时针方向旋动波长盘是正负波长误差绝对值的 1/4 nm 后，旋紧波长盘三个螺钉，然后旋动波长校准螺丝，使 550 nm 处结果准确后，再分别测试 420 nm 或 650 nm 处，结果正负误差减小到规程要求值内，仪器波长误差合格。

(4) 当光路调整好后，在低、中、高波长范围内都不准确，波长误差的绝对值也不相等，此时应首先调准确中波长段 550 nm 处。其方法是可以用旋动波长校准螺丝，或是松开波长盘三个螺钉旋动波长盘，使其 550 nm 处结果准确后，再测试 420 nm 和 650 nm 处，分析得出误差的现象，再遵循前述 1、2、3 点的方法调校，直至满意。

二、常见故障排除

1. 光源灯的常见故障及排除方法

光源灯的故障有多种情况，主要介绍几种常见的故障及排除方法。

(1) 接通电源后，光源灯不亮，可能是光源灯的灯丝已坏。

排除办法：打开仪器盖，检查光源灯的灯丝，如果确定灯丝断了，更换同规格的灯泡。

(2) 光源灯的输出光斑能量弱，可能原因是灯丝与出光孔未对准，或者灯泡使用过久发黑。

排除办法：打开仪器盖板，检查光源灯，如发现灯泡有问题，即可更换同规格的灯泡，如果灯泡没有问题，松动光源灯架的固定螺丝，上、下、左、右移动，重新调整光源的位置。

2. 单色器的常见故障及排除方法

(1) 波长调节器很紧，波长盘转不动，主要原因可能是轴与轴套卡死，波长盘卡死。

排除办法：应拆下轴上的卡圈，修去上面的毛刺，用细砂纸轻轻地磨光，使得轴与轴套配合良好。如果是波长盘卡死，拆下凸轮转轴，拆之前要标记好轴与轴套相对位置，拆下后将转轴加上润滑油使之润滑，再装上垫圈，按照原样装好即可。

(2) 转动波长调节器，波长盘已动，但是出射光没有变化，原因可能是橡皮摩擦轮打滑，也可能是波长盘上的紧固螺母松脱导致。

排除办法：检查橡皮摩擦轴，如果打滑，用松香粉研磨擦轮表面，增加摩擦力即可。如果是波长盘的紧固螺母松脱，先调节好波长盘的位置，然后将松动螺母拧紧。

(3) 还有一种情况是比较常见的，接通电源后，将波长调节至 580 nm 处，出射光不是黄光，这是因为波长不准造成的。

排除办法：调节准直镜的波长调节螺钉，按照波长校准实验进行校准调节，检查 580 nm 处的出射光为黄光，且光斑均匀清晰。如果光斑形状不清晰，有散射光，说明狭缝不平行，圆形保护玻璃可能有裂缝，拆下狭缝部件，查看保护玻璃，看是否有裂缝或损坏，如有即可更换保护玻璃，更换后，将狭缝部件装好，并调节狭缝，使狭缝宽度为 0.3 mm 左右，上下平行对称。

三、“0”位调节的常见故障及排除方法

(1) 变换灵敏度挡，电表“0”位相差较大，但随仪器稳定时间加长又有所好转，说明硅胶受潮。

排除办法：更换有吸湿性能的蓝色硅胶，或者将受潮硅胶加热处理至重新变蓝色后再放入。

(2) 仪器在使用过程中零点漂移大，主要有以下三个方面原因：一是电表轴尖摩擦变大，使得电表指示变化大，处理方法是研磨修理电表轴尖；二是调零电位器接触不良，更换 150 Ω

的调零电位器即可；三是光门漏光，并随周围物体的变动而变化，在遮光的条件下找出漏光处，排除即可。

四、“100%”调节的常见故障及排除方法

721型分光光度计的使用过程中在“100%”处的漂移较大，这可能是以下三个方面原因造成的。一是光源灯有故障，光源灯的故障主要表现在不稳定或光源灯位固定松动，检查灯稳压电源，如稳压电源有问题则进行修理，顺便检查一下光电管暗盒内硅胶是否受潮，如果受潮，更换硅胶。再检查光源灯是否松动，光源灯松动，也会造成光源不足，调整好光源灯位置后，紧固光源灯的固定螺丝。二是机械结构故障引起光门不能全部开启，光门不能全部开启，会造成出射光的能量减弱，这时要修理光门开启机构，直至光门能够全部开启。三是比色皿定位不精密，换比色皿时出现位置误差，这时要校正比色皿定位安装部件，保证比色皿能够准确定位。

【任务评价】

“721型分光光度计的校准与维护”任务学习自我检测单

姓名：　　　　专业：　　　　班级：　　　　学号：	
安全防护基本规范	增强岗位职责，实施规范操作：
	加强学习，完善各种安全措施：
721型分光光度计的校准	使用前的准备：
	操作步骤： 1. 光路调整： 2. 波长调整：

第六章　全自动生化分析仪的维护、使用和校准

知识目标

1. 掌握：全自动生化分析仪的使用。
2. 熟悉：全自动生化分析仪的维护及校准。

能力目标

1. 掌握：准确识记全自动生化分析仪的种类、特点。
2. 掌握：准确识记各种检测方法及应用。
3. 掌握：准确识记全自动生化分析仪的操作流程及注意事项。
4. 掌握：正确实施全自动生化分析检测项目。

能力目标

1. 掌握：正确使用自动生化分析仪。
2. 掌握：正确选择分析方法和校准方法。

生物化学全自动分析是利用全自动生化分析仪（automatic biochemical analyzer）将分析样品经过取样、加试剂、去干扰、混匀、保温反应、自动监测、可靠性判断、结果计算、显示和打印以及实验后清洗等步骤实现自动化的过程。

一、全自动生化分析仪的发展

1957 年 Technicon 公司（现 Bayer 公司）的 Skeggs 教授设计出世界上第一台用于临床生物化学单通道、连续流动式全自动生化分析仪；1964 年又报道了能同时测定多个项目的全自动生化分析仪出现；随后 Technicon 公司生产出连续多通道全自动生化分析仪系列。20 世纪 70 年代中期又研制出由电子计算机控制，每小时可检测上百个标本，每个标本可同时测定 20 个项目的连续流动式全自动生化分析仪。从 20 世纪 80 年代至今，各种各样的全自动生化分析仪竞相发展，各项技术指标日趋完善。全自动生化分析仪已具有快速、简便、灵敏、准确、标

准化、微量等特点，近年来已成为临床实验室分析最常用的检验仪器。

全自动生化分析仪根据不同分类标准，可分成不同的种类：按照反应装置结构的不同可以分为连续流动式或管道式、离心式、分立式和干化学式4类。按反应装置的结构分类是最常用的分类方法。目前国内外最常用的是分立式全自动生化分析仪，本节重点介绍分立式全自动生化分析仪和干化学式全自动生化分析仪。

二、分立式全自动生化分析仪

分立式全自动生化分析仪问世于20世纪60年代，是目前国内外实验室应用最多的一类全自动生化分析仪，一般可以任意选择测定项目，故又称为任选式全自动生化分析仪。

（一）工作原理

分立式全自动生化分析仪是按人工操作的方式编码程序，并以有序的机械操作代替人工操作，用加样探针将样品加入各自的反应杯中，试剂探针按一定时间自动定量加入试剂，经搅拌器充分混匀后在一定条件下反应，按程序依次完成各项操作的自动分析仪器。仪器操作过程中的各环节用传送带连接，按顺序依次操作，故称为顺序式分析（图6-1）。

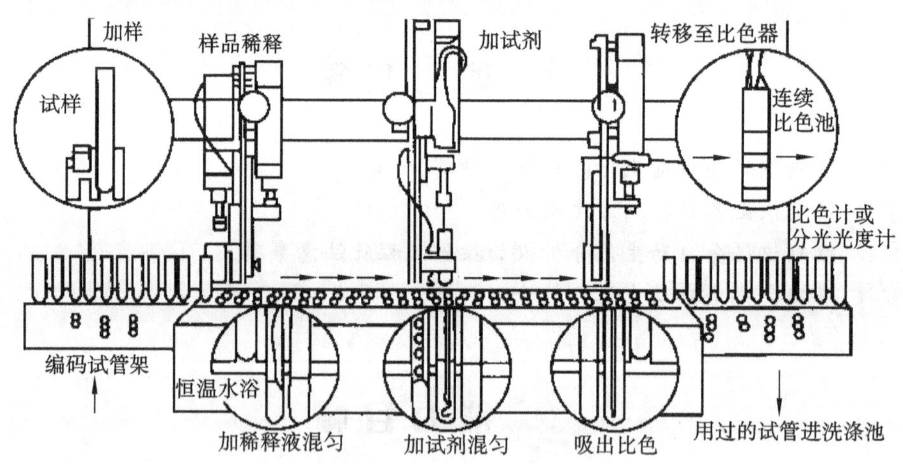

图6-1　顺序式分析原理图

（二）仪器的结构与功能

全自动生化分析仪由样品处理系统、检测系统和计算机系统组成（图6-2）。其样品处理系统包括样品架和试剂盘、加液器、搅拌器，其检测系统由光源、分光装置、比色杯、恒温装置及清洗装置等组成，其计算机系统与仪器结合在一起，是全自动生化分析仪的核心。

1. 样品处理系统

该系统的功能是通过模仿人工操作，识别样品和试剂，并把它们加入反应器中。

（1）样品架与试剂盘：样品架有圆盘状、传送条带状、轨道式及链式等类型，用以放置样品杯或原始样品管。试剂盘放于试剂仓内，用于放置实验项目所用的试剂，一般都设有冷藏装置（4～15 ℃），以提高在线试剂的稳定期，通常试剂仓可同时放置几十种试剂。

（2）加液器：加液器由机械臂控制，包括定量吸量器和加样针两部分，一般由特殊的硬质玻璃或塑料制成。机械臂根据计算机的指令携带样品针或试剂针移动至指定位置，由吸量器准确吸量，转移至反应杯中。目前的定量吸取技术采用脉冲数字步进电机定位，定位准确，故障率低。

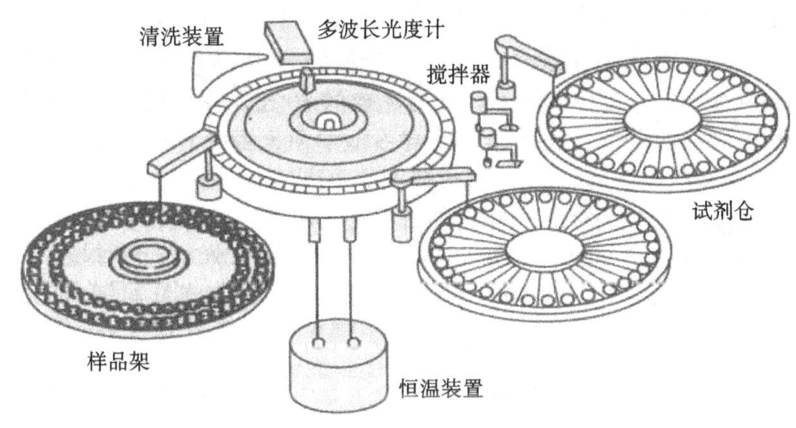

图 6-2　分立式全自动生化分析仪的基本结构

(3) 搅拌器：有机械式搅拌混匀和超声混匀两种方式，由电机和搅拌棒组成，电机运动带动搅拌棒高速转动，使反应液和样品充分混匀。搅拌棒的下端是一个金属杆，表面涂有一层不黏附的材料或特殊的防黏附清洗剂，可减少携带率，降低携带污染率。

2. 检测系统

(1) 光路系统：全自动生化分析仪的光源多采用卤素灯，工作波长为 325～800 nm。卤素灯的使用寿命较短，一般只有 1000～1500 h。光路由一组透镜、聚光镜、光径（比色杯）和分光元件等组成。根据光路设计方式不同可分为前分光和后分光两种。而目前大多数生化分析仪采用后分光测量技术。后分光测定是将一束白光（混合光）先照射样品杯，然后用光栅分光，再进行吸光度的检测，可以在同一体系中测定多种成分（图 6-3）。后分光的优点是不需移动仪器比色系统中的任何部件，可同时选用双波长或多波长进行测定，这样可降低比色的噪声，提高分析的精确度和降低故障率。

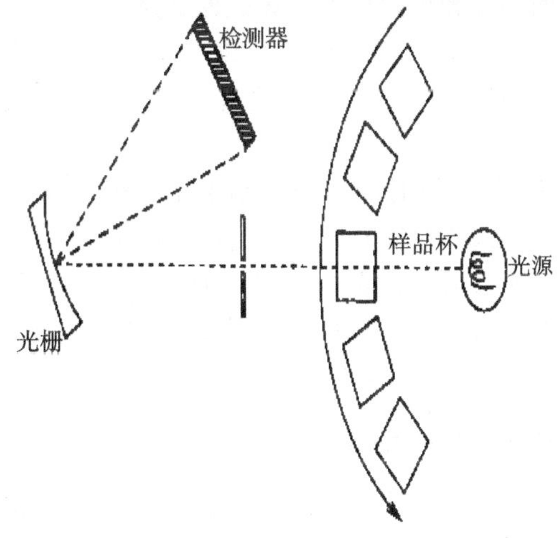

图 6-3　前分光光路

(2) 分光装置：有滤光片和单色器两类。常用的滤光片有吸收滤光片、干涉滤光片、复合滤光片等。现在的生化分析仪多采用光栅将复合光分解为单色光。光栅色散均匀，谱线清晰，工作波段宽，分光较干涉滤光片有明显优点，尤其采用 340 nm 波长的酶类测定结果更稳定可靠。

(3) 比色杯:全自动生化分析仪的比色杯是反应杯,也称为比色池、吸收池、比色槽等。比色杯的光径为 0.5～1 cm,多采用硬质石英玻璃、硬质玻璃、无紫外光吸收的丙烯酸塑料等,使用寿命不一。大多数生化分析仪有比色杯自动冲洗装置,在仪器完成比色分析后做自动反复冲洗、吸干的动作,并自动做空白检查,检测合格的比色杯可继续循环使用。如未通过自动检查,分析仪会自动报警或停止工作,提示更换比色杯。

(4) 信号检测器:光学系统产生的光信号由信号检测器接收,然后将光信号转换成电信号并加以放大,再把它们传送至数据处理单元。

(5) 恒温装置:全自动生化分析仪通过温度控制系统保持孵育温度的恒定,以保证反应的正常进行。温度调控由计算机控制,反应温度通常为 25 ℃、30 ℃、37 ℃,理想的孵育温度波动应小于±0.1 ℃。保持恒温的方式有以下 3 种。①干式恒温加热:在比色杯与加热器之间隔有空气。②水浴循环式直接加热:在比色杯周围充盈有水,加热器控制水的温度。③恒温液循环间接加热:其结构原理是在比色杯周围流动着一种特殊的恒温液(具有无味、无污染、惰性、不蒸发等特点),比色杯和恒温液之间有极小的空气狭缝,恒温液通过加热狭缝的空气达到恒温。

(6) 清洗装置:一般由吸液针、吐液针和擦拭刷组成。探针和搅拌棒采用激流式等方式自动冲洗。清洗工作流程为吸出反应液、注入清洗剂、吸干、注入纯水、吸干擦干等步骤。清洗液有碱性和酸性两种,不同分析仪根据需要选择。

3. 计算机系统

计算机是自动生化分析仪的核心,标本和试剂的识别、条形码的读取、混合恒温、冲洗控制、数据处理、结果打印、质控监控、仪器故障的报警等整个分析过程都由计算机控制完成。计算机与分析仪相结合,一般具有以下功能。

(1) 样品和试剂的识别:扫描贴在样品管及试剂瓶上的条形码以识别样品和试剂。

(2) 样品和试剂的自动吸加及混合恒温:加样过程由机械臂根据计算机指令完成。机械臂的一端装有吸液针,可通过注射器式、蠕动泵式及气动泵式进行加液。全自动生化分析仪恒定温度多采用 37 ℃,温度的调控和恒定均由计算机控制完成。

(3) 结果计算及打印:计算机通过将检测系统读取的吸光度转换成电信号计算出检测结果,并回输到主电脑,实现“数据的双向传送”,再由计算机指令打印机打印结果,核对后发送病房或给患者。

(4) 数据处理:随着计算机技术的进步,全自动生化分析仪数据处理功能日趋完善,如反应进程中吸光度、各种测定方法、各种校准方法室内质控结果的统计等,全自动生化分析仪都可进行处理。计算机还可以查看患者的数据、仪器的性能指标、仪器的运行状态等。全自动生化分析仪中的质控和患者结果还可通过仪器的计算机与实验室信息系统(laboratory information system,LIS)的对接进行联网管理。

三、干化学式全自动生化分析仪

干化学式全自动生化分析仪于 20 世纪 80 年代问世,它采用干化学法,将发生在液相中的反应转移到固相载体上,利用分光检测系统进行检测,是集光学、化学、酶工程学、化学计量学及计算机技术于一体的新型生化检测仪器。

(一) 工作原理

干化学式全自动生化分析仪是将待测液体样品直接加到已固化的特殊结构的试剂载体上,以样品中的水将固化于载体上的试剂溶解,再与样品中的待测成分发生化学反应。它多采用以 Kuvelka-Munk 理论或 Williams-Clapper 方程为基础的多层薄膜固相试剂技术，测定方法多为反射光度法和差示电位法。反射光度法的显色反应发生在固相载体，对透射光和反射光均有明显的散射作用，不遵从 Lambert-Beer 定律，并且固相反应膜的上下界面之间存在多重反射。差示电位法是基于传统湿化学分析的离子选择电极原理，用于测定无机离子，由于多层膜是一次性使用，既具有离子选择电极的优点，又避免了通常条件下电极易老化以及样品中蛋白质干扰的缺点。干化学式全自动生化分析仪完全脱离了传统的采用试管及吸管的分析方法，仪器操作简便，测定速度快，灵敏度和准确度与典型的分立式仪器相近。

（二）仪器类型与特点

根据反应原理的不同，干化学式全自动生化分析仪可分为反射光度法技术分析仪、胶片涂层技术分析仪和袋式分析仪，下面只介绍反射光度法技术分析仪。

反射光度法技术分析仪采用反射光度法原理，使用的试纸条由 3 个部分组成，即密码磁带区、血浆分离区和反应区（图 6-4）。①密码磁带区：位于试纸条背面，储存检测项目的全部检测程序及全部方法学资料，包括英文缩写符号、测试范围、血浆分离时间、波长选择、反应时间、换算因数和误差自检等。②血浆分离区：位于试纸条正面下部并标以红色，由玻璃纤维和纸层构成，用以阻截红细胞和白细胞等有形成分。③反应区：位于试纸条正面上部，血浆通过血浆分离区被转移介质运送到反应区底部，进行化学反应并检测。试剂条日常储存在密封盒内，每个试剂条的表面贴有一层锡箔，使用时揭去。

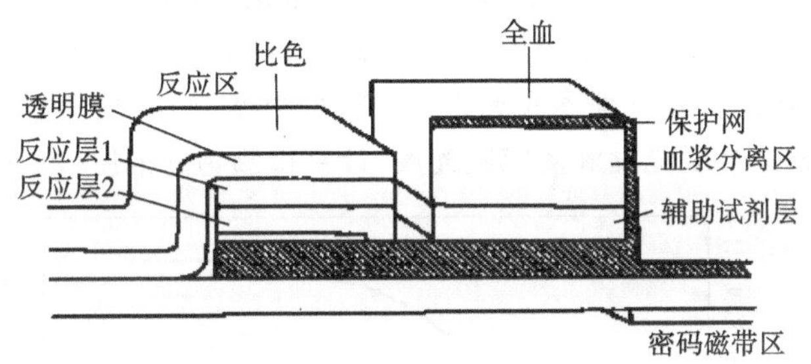

图 6-4　干片试剂结构

四、全自动生化分析仪常用的分析方法

全自动生化分析仪的分析方法有终点法、连续监测法和比浊法等，借助仪器的机械和电子装置做进一步扩展。常用的全自动生化分析仪分析方法如下。

（一）终点法(平衡法)

被测物经过一定反应时间后，当反应达到平衡（终点）时测定吸光度，根据终点吸光度求出物质浓度的方法，称为终点法。终点法是最常用的分析方法，包括一点终点法和两点终点法。

1. 一点终点法

在反应到达终点，即在时间-吸光度（t-A）曲线上，吸光度不再改变时，选择一个时间点测定吸光度，相应反应曲线如图 6-5 所示。其检测结果的计算公式：

$$待测物浓度\ c_U=(待测吸光度\ A_U-试剂空白吸光度\ A_B)\times K$$

式中：K 为校准系数。

2. 两点终点法

在第二试剂加入以前，选择某一点读取吸光度 A_1，它主要由样品本身或第一试剂与样品

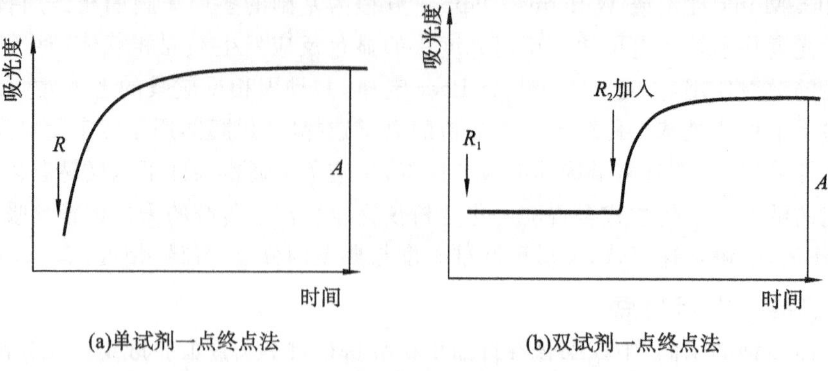

图 6-5　一点终点法曲线图

的非特异性反应引起，相当于样品空白；加入第二试剂后经过一定时间，反应到达终点（平衡）后选择第二个点读取吸光度 A_2，$\Delta A = A_2 - A_1$，据此计算待测物浓度，此称为两点终点法。需要注意的是，A_1 与 A_2 测定时反应体积不同，因此需采用体积校正因子 K_0 进行校正，$K_0 = (S_v + R_1)/(S_v + R_1 + R_2)$。两点终点法的优点是可以消除在测定波长处样品自身的吸光度，如溶血、黄疸和脂血，以及一些干扰物质对测定的干扰。

（二）固定时间法

固定时间法是指在时间-吸光度曲线上选择两个测光点，此两点既非反应初始吸光度，也非终点吸光度，这两点的吸光度差值用于结果计算。这种方法有助于解决某些反应的非特异性问题。即样品和试剂混合后分别读取延滞期后的吸光度 A_1 和反应一定时间的吸光度 A_2，$A = A_2 - A_1$，然后比较标准吸光度和测定吸光度，计算待测物的浓度（图 6-6）。

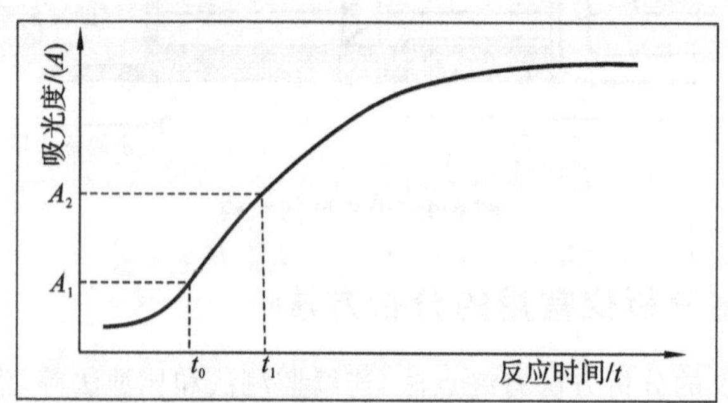

图 6-6　固定时间法反应曲线

（三）连续监测法

连续监测法是通过连续测定反应过程中某一反应产物或底物的吸光度，根据吸光度的变化速率（ΔA/min）（每 15 s～1 min 监测一次）来计算待测物浓度或活性的方法，又称速率法、动态分析法或动力学法（图 6-7）。其原理是在酶促反应的最适条件下，用物理、化学或酶促反应的分析方法，在反应速度恒定期（零级反应期）来连续观察和记录一定反应时间内底物或产物量的变化（图 6-8）。而酶活性是通过测定酶促反应过程中单位时间内底物的减少量或产物的生成量，即测定酶促反应的速率来获得的。这种方法的优点是可将多点的测定结果连接成线，来计算酶活性。较终点法具有简便、省时、干扰少、可测定低浓度物质、不需样品对照以及易于自动化等优点，成为全自动分析的主要方法。

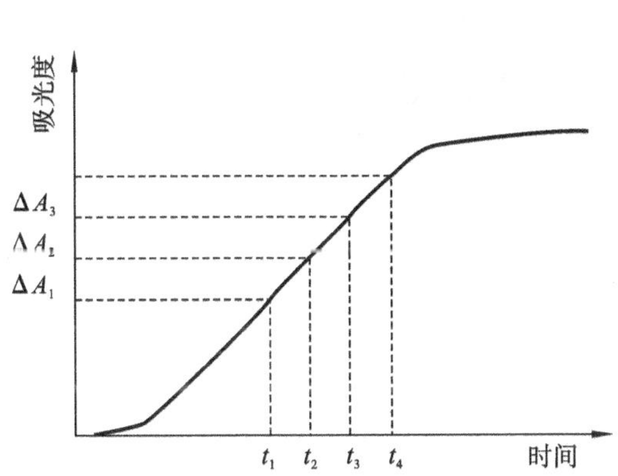

图 6-7　连续监测法的吸光度随测定时间变化的曲线

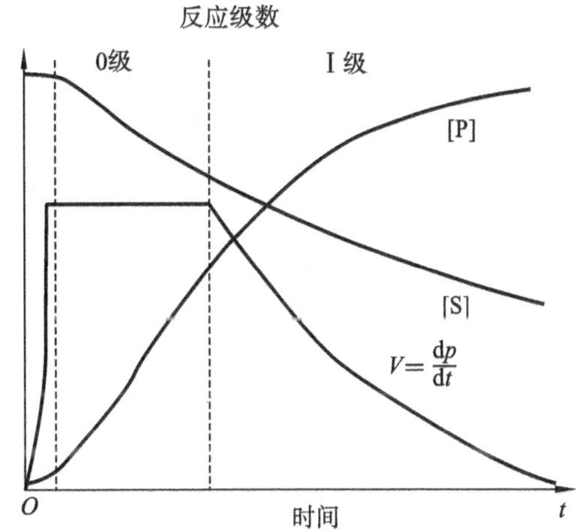

图 6-8　酶促反应中底物、产物和反应速率随时间的变化曲线

（四）比浊法

比浊法是一种通过检测物质对光的散射或透射强度来测定物质浓度的方法。比浊法可分为化学比浊法和免疫比浊法，免疫比浊法又可分为透射比浊法和散射比浊法。全自动生化分析仪一般只能做透射比浊分析。透射比浊法是在光源的光路方向测量透光强度，它常用终点法测定。目前全自动生化分析仪常用的比浊法是免疫透射比浊法，主要用于血清特种蛋白的检测，如载脂蛋白、免疫球蛋白、微量蛋白、急性时相反应蛋白，以及某些药物监测等。

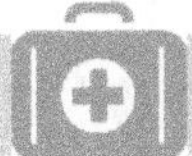

案例导入

有一次，某生化室新来的工作人员在工作中发现，全自动生化分析仪显示总蛋白检测试剂不足。于是，他从存放试剂的冰箱里取出总蛋白试剂直接替下试剂盘内原有的试剂，然后进行患者标本检测，结果当天检测结果普遍偏高。

问题：

1. 为什么会出现结果偏高的现象？
2. 更换试剂时应注意什么？

任务一　全自动生化分析仪的维护与保养（以日立 LABOSPECT 008AS 生化分析仪为例）

【任务导入】

小李在一家市中心医院的检验科实习，刚好转入生化组。老师给他讲解日立

LABOSPECT 008AS 生化分析仪(图 6-9)的日常维护和保养。

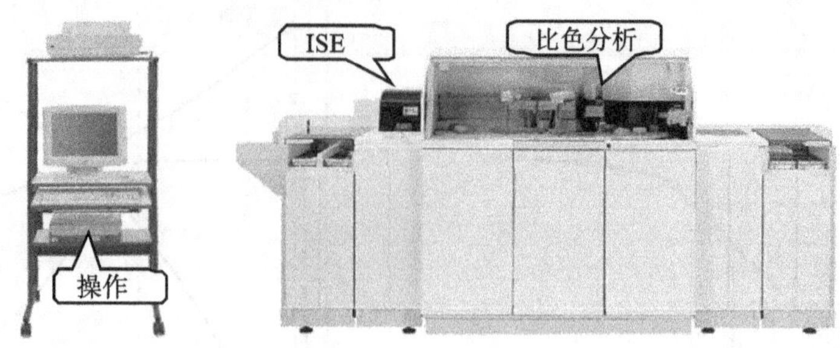

图 6-9　日立 LABOSPECT 008AS 生化分析仪外观组成

【任务目标】

(1) 熟悉全自动生化分析仪的工作原理。

(2) 全自动生化分析仪常见故障处理。

【任务分析】

全自动生化分析仪是把分析过程中的取样、加试剂、混匀、保温反应、检测、结果计算和显示以及清洗等步骤进行自动化的仪器。全自动生化分析仪涉及光学、精密机械、自动控制、电子电路、热工学、生物化学、分析化学等学科,且要求高精度、高准确度,是一个十分复杂的系统。国内购买最多的品牌:贝克曼库尔特(Beckman Coulter)、奥林巴斯(Olympus)、日立(Hitachi)等。

【任务实施】

1. 目的

认识全自动生化分析仪(以日立 LABOSPECT 008AS 生化分析仪为例)的基本结构。

日立 LABOSPECT 008AS 生化分析仪主要由操作部分、进样模块(图 6-10)、电解质模块(图 6-11)、比色分析模块(图 6-12)、出样模块组成。

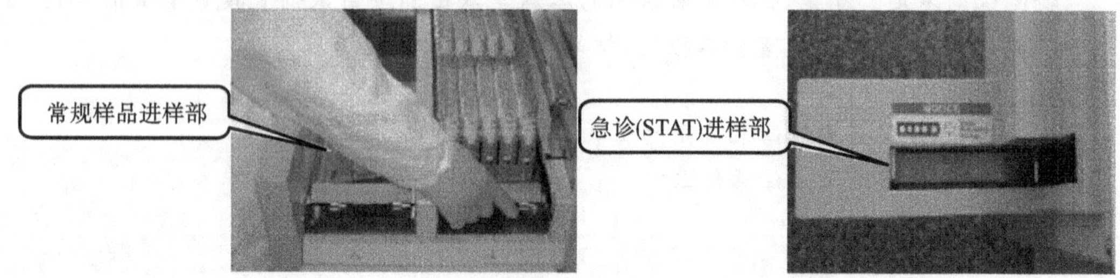

图 6-10　日立 LABOSPECT 008AS 生化分析仪的进样模块

①进样模块。

注:a. 灰色架子最好不要放在急诊位置;

b. 当指示灯变黑时不要移动样品转载盘;

c. 进样轨道和样品回收轨道的样品托盘必须在轨道内才能正常开机。

②电解质模块。

功能键区域:F1,维护保养时使用;F2、F3、F4(不使用)。

③比色分析模块。

注:a. 当系统处于 Stand By 时,打开试剂仓盖;

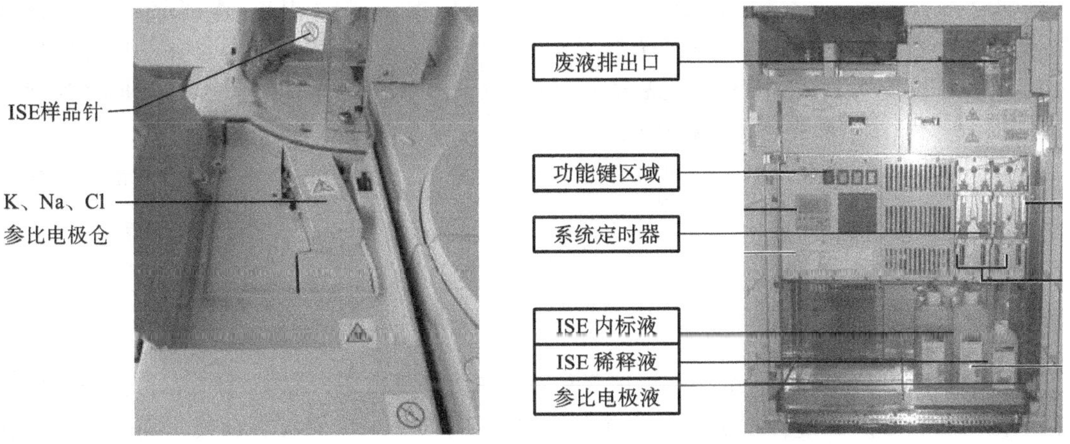

图 6-11　日立 LABOSPECT 008AS 生化分析仪的电解质模块

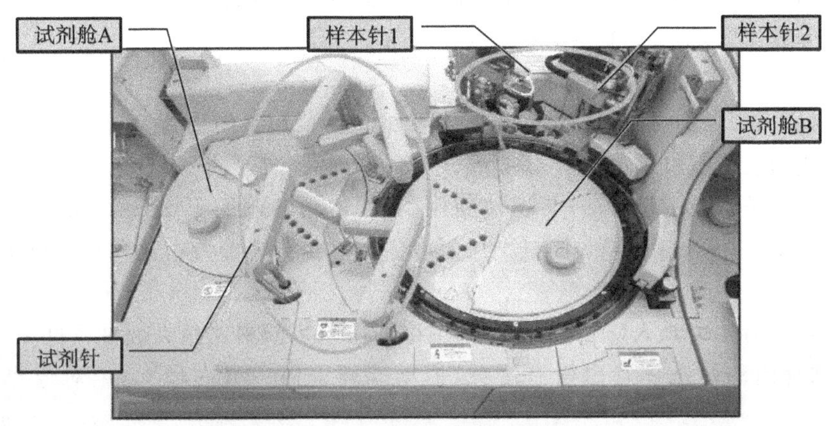

图 6-12　日立 LABOSPECT 008AS 生化分析仪的比色分析模块

b. 更换试剂时，请注意手工设置的试剂位置；

c. 在分析过程中不能打开试剂仓盖。

2. 范围

实验诊断的全自动生化分析仪。

3. 职责

(1) 技术人员：掌握全自动生化分析仪的工作原理。

(2) 在使用全自动生化分析仪时应严格按照说明书的要求使用，并定期进行每日维护保养，以保证检验结果的准确性。

(3) 技术人员可处理常见仪器故障，并保证仪器的正常运行。

一、工作原理

全自动生化分析仪属于光学式分析仪器，它基于物质对光的选择性吸收，即分光光度法，遵循 Beer-Bouguer 定律：$T=I_t/I_0=e^{-klbc}$。式中，c 为吸光物质的浓度(通常以 g/L 或 mg/L 为单位)。将上式取以 10 为底的对数后，得到线性表达式：

$$A=-\lg(I_t/I_0)=\lg(1/T)=K\cdot l\cdot c$$

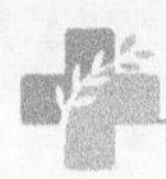

式中：A 为吸光度；I_0 为入射光的强度；I_t 为透射光的强度；T 为透射比，或称透光度；K 为系数，是摩尔吸光系数或摩尔消光系数；l 为吸收介质的厚度，一般以 cm 为单位；c 为吸光物质的浓度，单位可以是 g/L 或 mol/L。它表明：当特定波长的单色光通过溶液时，样品的吸光度与溶液中吸光物质浓度和光通过的距离成正比。

在定量分析中，通常并不用已知物质的摩尔消光系数，而是用一个或多个已知浓度的待测物绘制一条校准或工作曲线。

二、常见故障排除

1. 杯空白报警

所谓的杯空白有两个：一个是维护保养菜单中执行杯空白的命令得到的值，称为静态杯空白，该值作为参考值存在于软盘内；另一个是在做标本时，每一个反应杯在使用前做四次杯空白并取平均值，这个值称为动态杯空白。在每个反应杯使用前，如果静态杯空白减去动态杯空白的绝对值超过 1000，或动态空白值超过 19000，仪器就会报警，此报警在日立系列生化分析中最常见。问题原因：清洗机构＞比色杯＞水浴槽＞光源。

(1) 杯子本身问题。

①比色杯老化、划伤，擦拭块的划痕，擦拭块的位置前后方向最为关键，一定要调整到合适位置。擦拭块磨损严重就要更换。

②不良的清洗液或清洗方法；清洗液使用不当；使用自制的 1 mol/L NaOH 溶液代替日立专用 HIALKALI-D 碱液，NaOH 试剂中混有的氢氧化钙会覆盖在比色杯内壁上，使比色杯透光性变差。

③24 h 的尿标本需加入防腐剂甲苯，高浓度的甲苯将塑料比色杯腐蚀且间隔一周未做杯空白，存在软盘内的静态杯空白没有变化，但动态杯空白一直在增加，绝对值也增加，造成报警。

解决方法：每周必须在维护保养菜单中做一次杯空白。

(2) 清洗机构注入清洗液的量和抽吸废液的问题。

①清洗机构 1 和清洗机构 2 注入反应杯的水量不足。

堵塞解决：一般不自行解决，与厂家工程师联系解决。

②仪器台面或试剂盘中的 1D1 和 1D2 清洗液或 HIALKALI-D 碱液不足。

解决办法：加足量 1D1 和 1D2 清洗液和 HIALKALI-D 碱液。在维护画面上按 CellDetergentPrime 做清洗处理并做杯空白测定，检查清洗机构的各针弹性复位情况。

(3) 水浴槽和水质问题。

①若水槽脏，水中有颗粒杂质或絮状物，TDS 表用来定期检测水质，在 1 MΩ 以上；水槽中有气泡，检查供水过滤网堵塞，使相应反应槽水量不足。

解决办法：停机后清洗过滤网。

②水浴光窗不良：水浴槽光窗损坏，水在光窗部形成涡流造成报警。漏水时也会报警，并且刚开机最明显，并且杯空白梯度增高。

解决办法：与厂家工程师联系更换光窗或拆卸手工修理。

③连续做两次杯空白检测，中间不要间隔，340 nm 处的吸光度如果大于 20，重点考虑水质问题，光学系统(黑匣子)光窗被尘埃附着，导致透光度下降。

解决办法：将黑匣子的光窗用浸有蒸馏水的脱脂棉清洁。经处理后，photomc-to check 和

CELLBIAN 吸光度有很大程度的下降，一般由厂家工程师解决。

(4) 光源灯问题(首先要确定新灯本身的质量)。

光源灯的损坏有两种情况，一种是烧断，另一种是灯丝损耗较大而变得不稳定。光源灯是否稳定主要通过零点漂移检查，每 10 min 做一次光度计检测，340 nm 处的吸光度差值在 20 以内说明良好。卤素灯属于连续发光的热光源，容易老化，光度计检查大于 19000 时应更换。结果重复性差，特别是在速率法 340 nm 检测项目中，如酶学项目，由于噪声加大而测定结果出现负值时，考虑光源灯老化或连接灯的接线柱和下方的焊接导线接触不良。

光密度超过 16000 或较前一天明显下降，老化时并不都是升高，发光突然变强也只是有时不稳定。频繁有报警时，光度计检测值反而下降，发光不稳定。

解决办法:更换光源灯。

2. 仪器下方漏液

故障描述:仪器无任何报警，亦无任何数据错误，但仪器下方地面出现积水。

解决办法:怀疑仪器内部某处漏水，开盖后发现搅拌棒冲洗站的排水管汇集处堵塞，水沿其外壁流至地面，将其拆下清理，堵塞物是一直径约为 1 cm 的黑色胶冻状物质，清理后仪器恢复正常。

3. 通信故障

故障描述:开机后整机无动作，显示器黑屏，主机电脑无法启动，无任何提示报警。

解决办法:①分析供电电源是否正常。②分析判断主机电脑主板故障，联系厂家工程师解决。

4. ISE 部分故障

(1) 整机的因素:离子模块为整机的一部分，是精密的电化学分析装置，对周围的工作环境要求较高，尤其对电磁干扰极为敏感。

解决办法:应检查周围环境有无强的电磁场，屏蔽装置是否完好，地线是否合格，连接是否良好。

(2) 离子部分的因素。

①如果测定钾、钠、氯 3 个项目，对比重复测试结果，如果有个别项目重复性不好，考虑电极、参比电极老化。

解决办法:更换相应的电极。

②如果 3 个项目的变化是一致的，表现为同时升高或同时降低。

解决办法:很可能是标本的稀释混匀有问题，更换样本稀释液。

③如果钠、钾升高而氯降低或相反，表现为钠、钾和氯测定的分离，很可能为电干扰，因为二者形成的电位是相反的。

解决办法:找到电干扰的原因，去除电磁干扰。

(3) 稀释杯污染也会导致混匀不均，稀释杯用过一段时间后会有蛋白质附壁，应定期清洁稀释杯。

5. 测定结果不稳定

(1) 试剂杯内的试剂若没用完就加入新的试剂，时间长了会产生絮状物，造成加样不准确，影响检测结果。

解决办法:取出试剂杯，倒出剩余液体，用细毛刷刷掉黏附物质，用蒸馏水冲洗擦干即可。

(2) 在取样针与探针之间有纤维蛋白丝、泡沫或其他丝状物相连，造成探针进入样品前与取样针两极相通。

解决办法：可用纱布擦去。同时，还要检查样品中是否有纤维丝、气泡等不溶物。除此之外，在每天工作结束关机前，一定要用清洗液清洗探头及管道。

(3) 反应杯之间交叉污染。

解决办法：反应杯在循环使用过程中未得到有效清洗，引起交叉污染。此时，要检查吸嘴是否堵塞，搅拌棒是否有脏污，针的内腔与针的外表是否清洁，如有问题要进行彻底的清理疏通或重新更换。

(4) 加样不准确，致使测定结果忽高忽低。

解决办法：应检查加样器是否漏液，可通过加样器移动的方向、路线，观察是否有气泡产生或漏液来判断。

三、维护保养

1. 每日维护保养

(1) 检查/清洗样品针、试剂针、清洗机构和搅拌棒。

(2) 仪器台面清洁、消毒。

(3) 执行关机程序，使用绿色清洗架子，清洗 ISE 部分以及比色分析部分。

2. 每周维护保养

(1) 清洗样品针、试剂针、清洗机构和搅拌棒。

(2) 清洗比色杯并做杯空白(星期四开机仪器自动操作)。

(3) 进行仪器清洁。

3. 每月维护保养(由工程师或仪器负责人完成)

(1) 清洗样品针、试剂针、清洗机构和搅拌棒。

(2) 清洗反应槽。

(3) 清洗散热器过滤网。

(4) 清洗样品针、试剂针冲洗槽。

【任务评价】

"全自动生化分析仪的维护与保养"任务学习自我检测单

姓名：	专业：　　　班级：　　　学号：
职业定位	检验人员的职责：
	初级检验人员岗位定位：

续表

姓名：	专业：　　　班级：　　　学号：
全自动生化分析仪的特点	全自动生化分析仪的主要组成结构：
	全自动生化分析仪的检测原理：
全自动生化分析仪的故障处理	杯空白的报警：
	仪器下方漏液故障：
	通信故障：
	ISE 故障：
	测定结果不稳定：

任务二　全自动生化分析仪的使用（以日立 LABOSPECT 008AS 生化分析仪为例）

【任务导入】

小李在一家市中心医院的检验科实习，刚好转入生化组。老师要求他能够熟练使用日立 LABOSPECT 008AS 生化分析仪，并用于常见生化项目的检测。

【任务目标】

全自动生化分析仪的使用。

【任务分析】

规范全自动生化分析仪的操作和维护规程，保证检测工作顺利进行，并保证操作人员人身安全和设备安全。

【任务实施】

1. 目的

规范全自动生化分析仪的操作和维护规程，保证检测工作顺利进行，并保证操作人员人身安全和设备安全。

2. 操作者职责

(1) 负责仪器日常维护、保养和台面清洁消毒。

(2) 试剂添加、更换。

(3) 室内质量控制的实施和记录。

(4) 失控的后续处理和定标（见临床生化实验室室内质量控制程序）。

(5) 样本核对。三查三对（科室、姓名、床号）。

(6) 样本检测。

(7) 危急值结果的报告。见临床生化实验室危急值报告操作程序。

(8) 不合格样本的处理。见临床生化标本管理程序。

3. 仪器的操作步骤

1) 开机操作

(1) 开机：为保证试剂冷藏舱的冷藏作用，位于仪器右侧下方的总电源开关可长期处于(ON)状态。按下位于样品投入部左侧的电源开关(ON)按钮（绿色）；仪器执行初始化和设定的维护保养动作，之后进入待机状态。仪器右侧下方主电源始终处于常开状态，使试剂仓温度保持在 5～15 ℃，因此每天只需按仪器左侧面的绿色按钮，仪器自动进行启动→初始化，自动执行开机组合约 30 min。

(2) 输入操作人员名字和密码。接通电源后如有报警，请参照《日立 LABOSPECT 008AS 生化分析仪使用说明书》。

(3) 上述工作完成后仪器自动进入待机状态，仪器即可随时进行工作。至待机状态后，打开计算机。等待水温升至(37±0.1) ℃，方可进行下一步操作。

(4) 开机后检查。

注意:开机后维护可以放入开机维护保养程序,由仪器自动执行,操作人员需确认各项检查结果。

①光度计结果:340 nm 处光密度<14000(每日)。观察光度计检查结果,340 nm 输出值,S 模块>14000、P 模块>19000 时,需要考虑更换光源灯。

②杯空白在-800~800 范围内(每周)。

③有无报警。

④清除前一日分析结果:点击"Workplace"→"Data Review"→"Delete All"。

2) 试剂准备及更换

(1) 利用试剂条形码进行自动登记的方法。

试剂的放置:仪器待机状态下,打开 S 模块或 P 模块试剂仓,确认试剂瓶中没有气泡或薄膜,S 模块导流管正确安装,将试剂瓶放置在一定位置,关闭试剂仓。

试剂的登记执行操作:试剂信息→设定→试剂登记→选择分析模块→执行。

注意:试剂登记后,核对试剂类型、各项目有效测试数、批号、有效期的正确性;若出现条形码阅读错误,请手工登记试剂。

检测者应于开机后检查仪器所用试剂是否充足,及时添加相应试剂,并做好相关记录。如果打开试剂仓后,不进行试剂体积登记就开始测量,只要一按(启动)按钮,生化分析仪即自动登记剩余试剂体积,然后进行测量。

(2) 手工进行试剂登记的方法:试剂信息→设定→对象模块(在列表中选择空位置)→手动登记(输入试剂条形码)→确认。

注:使用试剂条形码时,在"试剂条形码"处输入试剂条形码标签上的字符(S:28 位。P:18 位);不使用试剂条形码时,选择项目,分别选择项目名称、试剂类型、试剂瓶码。

3) 标本准备

(1) 随机采取患者静脉血、胸腹腔积液、尿液或其他体液标本。见临床生化标本采集程序。

(2) 样品核收,离心分离血清(血浆)由检验科前处理小组负责完成。

(3) 放置样品:样品按预先登记的顺序,放置在样品托盘上样品架的相应位置,将样品托盘正确放入投入部;使用 ID 号方式时,可以不按顺序放置样品。

(4) 样品采集量:真空采血 2.0~3.0 mL。

(5) 不合格样品的处理:见临床生化标本管理程序。

4) 标本检测

(1) 常规标本检测。

①样品编程:将样品托盘正确放入投入部;条形码朝向外侧,点击"Workplace 开始"→"Test Selection"→输入标本号→选择项目或组合键→"Save"→自动增号,重复操作。

②进样分析:从样品架的右端开始,把样品按从小到大顺序放在样品架上(中间如有间断,要空位),再放入仪器样品架槽中,执行"Start"→输入本批开始的样品号→点击"Start",仪器自动开始进架检测。

(2) 急诊样品操作。

①选择项目:常规操作→项目选择→急查,输入以下相应内容。

a. 选择样品类型(血清或尿液等)。

b. 输入样品位置号。

c. 患者病案号。

d. 选择样品杯类型(标准/微量)。

e. 样品量(常量/稀释)。

f. 选择样品属性(可设定采血日期、性别/年龄、样品信息等)→选择项目键或组合键(选择要做的项目或组合)单个样品输入→保存(架号和位置号自动递增为下一号,重复以上操作)。

批量样品输入:批登记→(输入此查批最后一份样品的架号和位置号)→保存。

②放置急查样品:将急查样品放置在相应红色急查样品架上,放入急查进样处。运行状态下,急查样品自动优先执行。加样停/停机/待机状态下,需要重新点击开始键。

5) 分析结果的显示与输出

(1) 检测结果查看:常规操作→数据回顾→检索→(输入样品号和其他搜索条件)→(回车)。

(2) 结果审核:常规操作→数据回顾→(选中左侧方框内样品号,右侧方框显示该样品所有项目的结果,检查测量结果)。

(3) 反应曲线观察:反应过程监视→(选中样品和项目,为便于观察,可调整标尺刻度)。

(4) 结果传送:结果向计算机传输(在数据不能自动传输的情况下,执行以下操作)。

选择传输样品范围,传输数据类型、状态、项目→点击传送→选择需要传输的数据→结果传送到 LIS。

(5) 结果备份(需要时执行):常规操作→数据回顾→主机通信→选择需要备份的数据→选择要备份的数据类型输入文件名。

(6) 分析结果将在 LIS 检验结果中显示,其中蓝色数字表示测定值低于参考值范围,报告中以"↓"显示;红色数字表示测定值高于参考值范围,报告中以"↑"显示。

(7) 分析结果的输出方式:住院患者的检查结果由检验科打印后送回科室;门诊患者的检查结果在窗口打印报告。

6) 关机

(1) 在每天分析结束后,需执行关机程序,待仪器自动冲洗完毕,仪器自动关机。

(2) 操作:绿色架子一号位置放碱液,二号位置放 ISE-N,置于样品进样部。执行实用工作→维护保养→执行→仪器自动关机。

4. 室内质量控制

具体见临床生化实验室室内质量控制程序。

(1) 质控物:伯乐公司的质控液(分高、低水平)、日立电解质质控物(H 水平、L 水平)和自制 M-TP 质控物。

(2) 将质控物从冰箱取出,室温放置 30 min,轻轻颠倒混匀。

(3) 将质控物放入白色质控架,分别放在质控架的 1、2、4、5 号位置,再将质控架放入仪器样本槽中,按开始键,仪器自动进行测量。

(4) 将测量值传送到 LIS 质量控制系统,对所得值进行处理。

(5) 质控规则。

①在控:质控项目检测值均小于 3S,符合质控规则。

②失控:质控项目检测值不符合质控规则。a. 大于或等于 $\pm 3S$;b. 连续 7 次在均值一侧;c. 相连的 2 点之差大于 4S;d. 2 个连续的测定值同时超过 $\pm 2S$。

（6）失控后处理。

质控项目失控后，应根据失控处理程序，及时查找原因并采取相应纠正措施，并做好相关登记。失控纠正后，方可开始临床样品检测；若某一项目失控无法纠正时，则暂停该项目测定，待纠正后方可再次测定该项目。

【任务评价】

“全自动生化分析仪的使用”任务学习自我检测单

姓名：　　　　专业：　　　　班级：　　　　学号：	
安全防护基本规范	增强岗位职责，实施规范操作：
	加强学习，完善各种安全措施：
全自动生化分析仪的使用	正常开机后检查：
	操作步骤： 1. 常规样品的上机： 2. 急诊样品的上机：

任务三　全自动生化分析仪检测项目的校准（以日立 LABOSPECT 008AS 生化分析仪为例）

【任务导入】

小李在一家市中心医院的检验科实习，刚好转入生化组。老师要求他能够熟练使用日立 LABOSPECT 008AS 生化分析仪，并用于常见生化项目的检测。

【任务目标】

全自动生化分析仪检测项目的校准。

【任务分析】

规范全自动生化分析仪的操作和维护规程，保证检测工作顺利进行，并保证操作人员人身安全和设备安全。

【任务实施】

1. 目的

规范生化组仪器设备检定/校准程序，全面评定仪器设备的计量特性及技术要求是否在国家相关标准规定的误差范围内，确保仪器设备的正常使用和检测结果的准确性。

2. 范围

适用于生化组全自动生化分析仪。

3. 职责

(1) 技术负责人负责制订设备检定周期和检定时间。

(2) 生化组组长负责编写仪器设备检定/校准程序和制订仪器的校准计划。

(3) 仪器厂家工程师负责对仪器进行周期性检定，实验室工作人员按计划对仪器进行周期性校准。

(4) 生化组设备管理员负责设备检定的现场监督和验收，以及原始检定数据和检定证书的保存。

(5) 设备科装备部计量管理人员负责联系法定计量机构对计量器具进行校准。

4. 定义和术语

(1) 吸光度：透射光强度与入射光强度的比值为透射率，透射率倒数的常用对数值称为吸光度。

(2) 携带污染：由测量系统将一个检测样品反应携带到另一个检测样品反应的分析物不连续量，由此错误地影响另一个检测样品的表现量。

(3) 杂散光：测定波长以外的，偏离正常光路而到达检测器的光。

(4) 发光免疫分析：将发光系统与免疫反应相结合，以检测抗原或抗体的方法。

5. 工作程序

1) 检验项目的校准

(1) 相关负责人负责编写仪器设备校准程序和制订校准计划。

(2) 校准条件：有下列情况之一，必须进行校准。

①仪器设备安装调试完毕，投入使用前。

②当室内质控结果提示需要校准时，如出现异常的趋势性变化、偏移或者失控。

③更换试剂品牌。

④仪器进行大范围的预防性维护、更换重要部件、进行光路保养或仪器故障修复后。

⑤按试剂说明书声明的校准周期或实验室自己设定的校准周期进行校准。

⑥修改检验项目的检测参数。

(3) 实验室工作人员必须严格按照校准条件对检验项目进行校准，并填写校准品使用记录和校准记录。

(4) 校准品选择。

①选择与仪器、试剂配套的校准品，如有可能，校准品应能溯源到参考方法和/或参考物。

②选择与试剂配套的校准品，校准品也应能溯源到参考方法和/或参考物。

③校准品最好以人血清为基质，可以减少基质效应造成的误差。

④校准品的选择应包括校准品的数量、类型和浓度。

⑤一定不能将定值质控品当作校准品来校准仪器。

⑥由设备科装备部计量管理人员与江门市技术监督局联系，统一组织计量设备的校准，由生化组设备管理员送检，并索取计量合格证存档。

2）仪器检定

（1）仪器检定要求。

①生化组的仪器每年至少检定1次。当设备重要部件更换或进行大范围的维护保养后，可追加检定。

②技术负责人向检验科主任和医院设备装备部上报生化组仪器检定计划，计划获批后，向相应设备厂商申请仪器检定，并订购仪器检定所需材料。

③生化组仪器由仪器厂商的工程师按国家相关标准进行检定，并出具仪器检定证书。

④生化组设备管理员负责仪器检定的现场监督和验收，并记录原始检定数据，保存仪器检定证书。

⑤检定时的环境条件，电源电压：(220±22) V，(50±1) Hz。环境温度：15～30 ℃。相对湿度：40%～85%。大气压力：86.0～106.0 kPa。

3）全自动生化分析仪检定项目、检定方法及要求

由厂家工程师完成。

4）全自动生化分析仪检验项目的校准

（1）校准前准备。

①校准条件：当更换试剂批号时；当室内质控出现偏移时；当检测项目失控时。

②校准品：ALT、AST、ALP、GGT、CHE、TP、Alb、Ca、Mg、P、CK、Glu、α-HBDH、LDH、TG、TC、UA、Crea、UREA、TBIL、DBIL、AMY、FE使用复合校准品GC001。Na、K、Cl使用日立电解质配套的校准品；HDL-C、LDL-C使用试剂盒中配套的校准品。

③准确复溶，按规定保存。

④确认仪器及试剂状态正常。

（2）实施校准。

①校准项目的选择：根据情况选择校准项目→状况→选择项目，点击相应的校准类型→保存。

②校准品的放置：校准→查看校准品位置，使用“S”开头的黑色架子。

（3）校准的实施：放入对应的样品架，执行→输入本批开始的样品号。

（4）校准结果检查：分析校准结果有无异常并记录。

（5）不良项目处理：确认并记录校准失败的原因；排除异常情况；再校准。

【任务评价】

“全自动生化分析仪检测项目的校准”任务学习自我检测单

姓名：　　　　　　专业：　　　　　　班级：　　　　　　学号：	
安全防护基本规范	增强岗位职责，实施规范操作：

续表

<table>
<tr><td>姓名：</td><td>专业：　　　班级：　　　学号：</td></tr>
<tr><td>安全防护基本规范</td><td>加强学习，完善各种安全措施：</td></tr>
<tr><td rowspan="2">全自动生化分析仪的校准</td><td>全自动生化分析仪检验项目的校准条件：</td></tr>
<tr><td>全自动生化分析仪检验项目的校准操作的步骤：

校准品：

校准实施：</td></tr>
</table>

任务四　综合训练

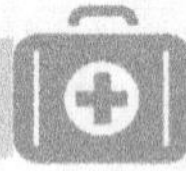

案例导入

王某，男，63岁，患慢性乙肝多年，最近纳差，视物模糊，肝区疼痛加剧，来院就诊，门诊抽血监测 ALT 4557 U/L，AST 3121 U/L，特嘱入院治疗。

问题：请使用日立 LABOSPECT 008AS 生化分析仪对 ALT、AST 做减量测定并做简单分析。

“综合训练”任务学习自我检测单

<table>
<tr><td colspan="2">姓名：　　　　　　　专业：　　　　　　　班级：　　　　　　　学号：</td></tr>
<tr><td rowspan="2">安全防护基本规范</td><td>增强岗位职责，实施规范操作：</td></tr>
<tr><td>加强学习，完善各种安全措施：</td></tr>
<tr><td rowspan="3">仪器的使用</td><td>检测前的准备：</td></tr>
<tr><td>操作步骤：</td></tr>
<tr><td>注意事项：</td></tr>
<tr><td>临床意义</td><td></td></tr>
</table>

本章小结

全自动生化分析仪均采用程序控制的自动分析。分析程序一经确定，工作时只要简单地输入测定项目或编码，仪器即可按编制程序自动完成测定、计算和报告。具体的控制程序因仪器而异，一般分为固定程序和自编程序两种。固定程序是仪器厂家预先设定，常与指定试剂配套，它与配套试剂一同使用时，既方便工作，质量也比较可靠，但成本较高。自编程序灵活实用，便于开发新项目，强调程序的灵活性。

全自动生化分析仪是传统临床生物化学检验最常用的设备，目前以分立式使用最为普遍。大规模集成电路与计算机技术、点光源技术和光纤信号传递等技术相结合，再加上制造工艺的发展，现代全自动生化分析仪已能达到很高的精度。既可采用比色杯作为反应和检测的载体，又可采用干片试剂进行检测。随着抗体技术及标记技术的发展，也可采用透射比浊法测定更加微量的标志物。两点终点法结合双波长测定等方法能有效消除样品溶血、黄疸和脂浊等造成的光吸收干扰。连续监测法以时间-吸光度曲线中线性反应期的单位时间内吸光度变化值(ΔA/min)乘以 K 值来计算结果，采用校准 K 值常优于理论 K 值和实际 K 值。各分析仪设置的基本参数包括实验名称、分析方法、主波长、次波长、样品量、R_1 量、R_2 量(含加入时间)、稀释液量、读数时间、线性范围、校准参数和质控参数等。测定样品前需进行检查和(或)校准，每分析批次应测定质控品并确保结果在控。分析仪还需进行定期与非定期的保养和维护。其性能的检定主要是针对系统硬件的技术性能指标进行测定，通常包括杂散光、吸光度稳定性与准确度及线性范围、温度准确度与波动度、样品和试剂加样的准确度与重复性、样品携带污染率、临床项目的批内精密度等。注重生化检测系统的完整性和有效性，使其测定结果具有量值溯源性是获得准确、可靠的临床检测结果的保证。

目标检测

一、A 型题

1. 世界上第一台自动生化分析仪产于(　　)。

A. 20 世纪 40 年代　B. 20 世纪 50 年代　C. 20 世纪 60 年代
D. 20 世纪 70 年代　E. 20 世纪 80 年代

2. 干化学全自动生化分析仪所用的光学系统为(　　)。

A. 分光光度计　B. 原子吸光仪　C. 反射比色计
D. 固定闪烁计数器　E. 比浊计

3. 全自动生化分析仪比色杯的材料多采用(　　)。

A. 普通玻璃　B. 隔热玻璃　C. 石英玻璃
D. 防爆玻璃　E. 不吸收紫外光的优质塑料

4. 全自动生化分析仪自动清洗样品探针是为了(　　)。

A. 提高分析精度　B. 防止试剂干扰　C. 防止交叉污染
D. 提高反应速度　E. 提高加样速度

5. 临床生化实验室一般采用 NCCLS 规定的二级纯水，其微生物菌落(CFU/mL)应低于(　　)。

A. 1　B. 10　C. 100　D. 1000　E. 10000

6. 干化学式全自动生化分析仪的化学干片中接受样品的结构是(　　)。

A. 塑胶层　B. 聚酯片基　C. 中介层　D. 分布层　E. 指示剂层

7. 大多数全自动生化分析仪的光径是(　　)。

A. 0.5 cm　B. 1 cm　C. 1.5 cm　D. 2 cm　E. 4 cm

8. 美国临床实验室标准化委员会规定的一级纯水标准中没有明确规定的特性指标是(　　)。

A. 微生物含量　B. 电阻率　C. pH　D. 微粒　E. 有机物质

9. 全自动生化分析仪的光源能量降低对单色光影响最大的波长是(　　)。

A. 340 nm　B. 405 nm　C. 450 nm　D. 500 nm　E. 300 nm

10. 全自动生化分析仪中所指的交叉污染主要来自(　　)。

A. 样品之间　B. 仪器之间　C. 试剂与样品之间

D. 试剂之间　E. 比色杯之间

11. 全自动生化分析仪常用的检测器是(　　)。

A. 硒光电池　B. 光电倍增管　C. 光电管

D. 蓄电池　E. 固体闪烁计数仪

12. 可消除检测体系或样品混浊的方法是(　　)。

A. 单试剂双波长法　B. 单波长双试剂法　C. 双波长法

D. 双试剂法　E. 双波长双试剂法

13. 卤素灯能够提供光源的波长范围是(　　)。

A. 200～400 nm　B. 300～400 nm　C. 400～600 nm

D. 340～800 nm　E. ＞800 nm

(14～16 题共用题干)

某实验室全自动生化分析仪近两天部分结果明显不稳定，仪器自检正常，测定过程没有错误报警。

14. 如只有 ALT、AST 或 CK 等项目出现结果不稳定，最有可能的原因是(　　)。

A. 试剂变质　B. 光源灯衰老　C. 比色波长漂移

D. 加样针堵塞　E. 冲洗管路不通畅

15. 如果是交叉污染，则首先应考虑(　　)。

A. 清洗剂的类型是否正确　B. 冲洗用水是否符合要求

C. 冲洗管路是否堵塞　D. 反应杯是否需更新

E. 用校准品对仪器进行重新校正

16. 个别项目出现系统误差，首先应考虑的因素为(　　)。

A. 分析参数是否更改　B. 校准品是否变质　C. 比色灯是否需更换

D. 电源是否稳定　E. 试剂冷藏温度是否偏高

二、B 型题

(1～3 题共用备选答案)

A. 在一定的时间范围内连续读取各吸光度

B. 反应尚未开始和反应终点时读取各吸光度

C. 在终点附近读两个检测点吸光度取均值

D. 在终点附近读取两点吸光度，计算两点吸光度的差值

E. 每经过比色窗口一次即读取一个吸光度

1. 全自动生化分析仪中连续检测法的读数方式为(　　)。

2. 全自动生化分析仪两点终点法的读数方式为(　　)。

3. 全自动生化分析仪一点终点法的读数方式为(　　)。

(4～8 题共用备选答案)

A. 一点终点法　B. 两点终点法　C. 定时两点法　D. 连续检测法　E. 透射比浊法

4. 全自动生化分析仪测定血清肌酸激酶时采用(　　)。

5. 全自动生化分析仪酶法测定血清胆固醇时采用(　　)。

6. 全自动生化分析仪用苦味酸法测定血清肌酐时采用(　　)。

7. 全自动生化分析仪测定血清载脂蛋白 A、B 时采用(　　)。

8. 全自动生化分析仪 BCG 法测定血清清蛋白时采用(　　)。

三、X 型题

1. 属于 NCCLS 规定的纯水等级标准的特性指标是(　　)。

A. 微生物含量　B. 电阻率　C. 钙离子　D. 镁离子　E. 硅

2. 临床生化室常用的水有(　　)。

A. 去离子水　B. 双蒸水　C. 逆渗水　D. 纯净水　E. 普通水

3. 全自动生化分析仪常用的分析方法主要有(　　)。

A. 终点分析法　B. 连续监测法　C. 比浊测定法

D. 离子选择电极法　E. 电泳法

4. 全自动生化分析仪保持恒温的方式有(　　)。

A. 微波恒温加热　B. 水浴式循环直接加热　C. 恒温液循环间接加热

D. 干式恒温加热　E. 光照加热

5. 双试剂方式分析的优点有(　　)。

A. 能消除来自标本的色泽干扰　B. 能设置两点终点法

C. 可提高试剂的稳定性　D. 能消除某些非特异性反应的干扰

E. 有利于提高检测速度

6. 全自动生化分析仪开机前操作者应检查的内容有(　　)。

A. 检查清洗剂是否足够　B. 检查待测样品是否准备就绪

C. 进行光度计自检　D. 检查冲洗用水是否足够

E. 检查仪器光源

参考答案

一、A 型题

1. B　2. C　3. E　4. C　5. D　6. D　7. B　8. C　9. A　10. A

11. B　12. A　13. D　14. B　15. C　16. B

二、B 型题

1. A　2. B　3. C　4. D　5. B　6. C　7. E　8. A

三、X 型题

1. ABE　2. ABC　3. ABCD　4. BCD　5. ABCD　6. ADE

第七章　检验方法的分析性能评价

临床实验室利用各种技术和方法来研究人体组织、血液的成分和含量，给临床医生准确、可靠的测量结果。随着医学检验技术的不断创新、发展和完善。新的检验方法和检验项目不断应用于临床。根据临床需求，选择实验方法，对其进行严格、系统的性能评价，并按照一定的标准判断各性能是否能够接受，是保证获取准确、可靠的临床常规实验方法的重要步骤。

任务一　实验方法与参考物的分级

临床检验工作人员应该根据临床需求，结合实际情况，选择临床检验项目的实验方法。不同的分析目的对方法性能的要求不同，对参考物级别的要求也不同。

一、实验方法的分级

根据实验方法的准确度与精密度的不同，国际临床化学和检验医学联合会（IFCC）将实验方法分为三级（表 7-1）。

表 7-1　生化检验项目的决定性方法、参考方法、常规方法（部分）

项　　目	决定性方法	参 考 方 法	常 规 方 法
钾	ID-MS、中子活化法	火焰光度法	火焰光度法、离子选择电极法
钠	中子活化法、重量法	火焰光度法	火焰光度法、离子选择电极法
氯	ID-MS、中子活化法	库仑滴定法	硫氰酸汞法、离子选择电极法
清蛋白	—	免疫化学法	溴甲酚绿法
总蛋白	—	凯氏定氮法	双缩脲法
肌酐	ID-MS	离子交换层析法	苦味酸比色法
尿素	ID-MS	尿素酶法	二乙酰一肟法、脲酶波氏法
尿酸	ID-MS	尿酸氧化酶法（紫外）	磷钨酸比色法
胆红素	—	重氮反应法	J-G 法
葡萄糖	ID-MS	己糖激酶法	葡萄糖氧化酶法

续表

项目	决定性方法	参考方法	常规方法
胆固醇	ID-MS	Abell 法	L-B 反应直接法、酶法
TG	ID-MS	Van Handel 法	酶法
CK	—	NAD^+ 偶联法	比色法

ID-MS：放射性核素稀释质量分光光度法。

1. 决定性方法

其准确度最高，系统误差最小。用该法测得的结果与“真值”最为接近。

2. 参考方法

参考方法是指准确度与精密度已被充分证实，并且经公认的权威机构颁布的方法。

3. 常规方法

常规方法是指具有足够的精密度、准确度和特异性，且有适当的分析范围、经济实用以及性能指标符合临床检测的方法。根据准确度的确定与否又可分为偏差已知的常规方法、偏离未知的常规方法两种。

二、参考物的分级

具有一种或几种已经充分确定的理化性质，用以校准仪器、评价测量方法或给材料赋值的一种材料或物质，称为参考物(RM)。

参考物根据校准性质一般可分为三级(图 7-1)。

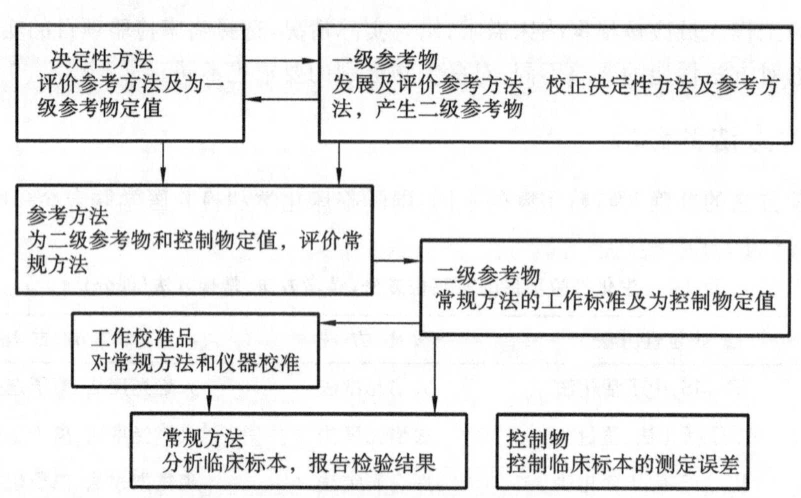

图 7-1　各级分析方法与标准品的相互关系

1. 一级参考物

一级参考物又称为一级校准品、原级参考物、一级标准品，是一种高度稳定而均一的物质，由决定性方法和其他高度准确的方法确定，一级参考物均有证书。

2. 二级参考物

二级参考物又称为二级校准品、次级参考物、二级标准品。由二级参考测量程序定值，可以是与实际临床样品基质相似的物质。其用途是为校准试剂盒厂家选定测量程序。

3. 工作校准品

工作校准品由厂家选定测量程序，用于对常规方法和仪器的校准。

4. 控制物

控制物具有与检测过程相适应的特性，用于常规质量控制，及控制临床标本的测量误差。控制物不能用于标定仪器或方法。

三、量值溯源

（一）量值溯源的概念

临床实验室通过校准为其检测系统确定标准值。通过一条具有规定不确定度的不间断的传递链，使测定结果或标准值能够与规定的参考标准联系起来，使测定结果的准确度得到技术保证和验证，即为量值溯源。

溯源顺序通常采用溯源等级图来描述（图 7-2）。要求校正常规方法的参考物必须溯源到国家或国际规定的参考方法上，最好溯源到 SI（国际单位制）。

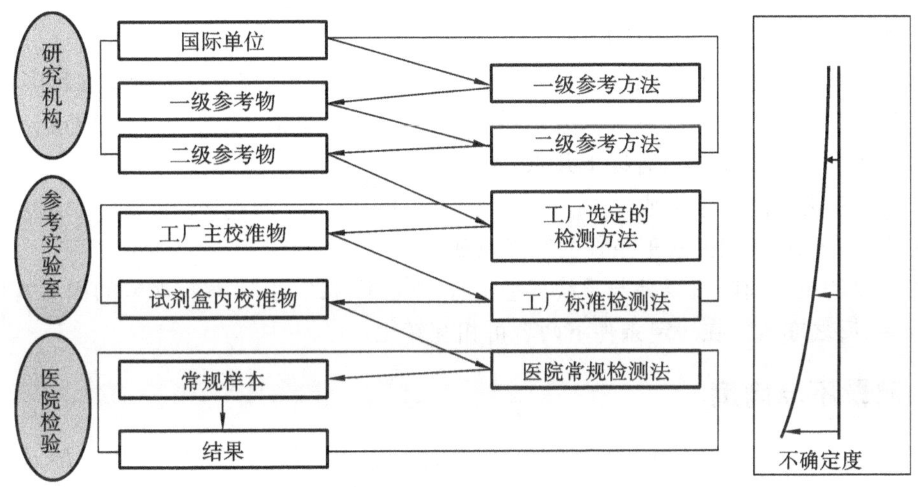

图 7-2　量值溯源等级图

（二）量值溯源的意义

临床医生通常将实验室检验结果与参考范围和医学决定水平进行比较，结合患者其他医学信息做出临床判断。但如果实验室间的检验结果一致性不好，使参考范围和医学决定水平有差异，将影响临床医生的医学判断并可能导致错误的医学决策。特别对于由科学家或专业协会建议和提倡运用共同判断标准对治疗进行干预时，例如，在高胆固醇血症和糖尿病的治疗指南中，临床诊断值、干预值和目标值等就是根据检验结果提出的。实验室间的检验结果一致性不好，可能导致对检验结果的错误解释和对疾病的错误干预。

量值溯源作为保证和提高检验结果准确度的重要手段，已逐渐被广泛接受，检验结果的溯源性将成为检验试剂生产和临床实验室检验中的重要质量指标。

四、误差

首先所有测量均存在一些误差，即使是最简单的测量设备。测试误差即为测试结果与被测量真值（或约定真值）之差，测试误差的大小决定了检测结果的准确度。

根据变化性质不同，误差可以分为系统误差和随机误差两大类。

1. 系统误差(systematic error，SE)

系统误差是指测定值相比真值存在的同一倾向的偏差，或总是偏高，或总是偏低，即具有单向性。增加测定次数也不能消除。系统误差按变化规律又分为两种类型。

恒定系统误差(constant systematic error，CE)：测定值与真值之间存在恒定的误差，其大小与干扰物浓度相关，与被测物浓度无关。

比例系统误差(proportional systematic error，PE)：测定值与真值之间存在的误差与被测物浓度成正比。

造成系统误差的主要原因有以下几点。

(1) 方法误差：这是生化检验中最严重而又最难避免的误差。主要是由于方法分析性能存在固有缺陷所致，如方法特异性不高、样本中存在非测定成分的干扰物等。

(2) 仪器和试剂误差：主要见于仪器波长未经校正、量器不准、试剂质量不好等。

(3) 试剂质量差、实验用水不合格、参考物不纯。

(4) 操作不规范，如反应的保温时间不足、加样不准确引起的操作误差。

2. 随机误差(random error，RE)

多次重复测定某一物质时出现的误差，误差无一定的大小和方向。分析步骤越多，造成这种误差的机会就越多。但增加测定次数，其算术均值接近于真值，数据呈正态分布。

造成随机误差的主要原因有以下几点。

(1) 技术人员的操作不规范。

(2) 仪器、试剂、环境因素等条件的突然改变。

值得注意的是引起随机误差与系统误差的原因是相对的，引起系统误差的因素有时可引起随机误差，反之亦然。在一定条件下两者可相互转化。

五、测量不准确度

测量领域一直使用“误差”概念描述测量结果的可靠性，理论上误差是不可知的，因真值不可得，无限次测量也无法实现。通过实验得到的结果均值的标准差及偏倚，经常被称为“随机误差”和“系统误差”，但按误差定义，它们不是随机误差和系统误差，而是由随机效应和修正系统效应不完善引起的测量结果的变异性或不确定性。不准确度概念的提出与此有关(表7-2)。

表7-2 测量不准确度与误差的区别

区　别	不准确度	误　差
评定目的	表明被测量值的分散性	表明测量结果偏离真值的程度
评定结果	用标准差或标准差的倍数或置信区间的半宽表示，可以通过A、B类评定方法定量确定	误差为有正号或负号的量值，其值为测量结果减去被测量的真值，误差往往不能准确得到，只可得到其估计值
影响因素	当测量条件、方法、程序改变时测量的不准确度必定改变，而不论测量结果如何，分析时应充分考虑各种影响因素并对不准确度的评定加以验证	误差是客观存在的，不受外界因素的影响，不以人的认识程度而改变，只要测量结果不变，误差就不变

续表

区　别	不准确度	误　差
性质区分	测量不准确度分量评定时，一般不必区分其性质，其分量本身无本质区别，而只是按评定的方法可分为A类和B类	误差可分为随机误差和系统误差两类
结果修正	不准确度本身隐含为一种可估计的值，它不是指具体确切的误差值，虽可估计，但不能用以修正测量结果	系统误差的估计值如果已知，则可以对测量结果进行修正，一个量值经过修正后，可能会更靠近真值

一般认为，测量不准确度是经典误差理论发展的产物。测量不准确度的概念于20世纪60年代就已提出，但直到20世纪90年代才就测量不准确度评定和其表示方法形成较一致的意见。1993年ISO与7个其他有关国际机构（包括IFCC）合作出版《测量不准确度表示指南》，对测量不确定度评定与其表示方法的一般规则做出规定和说明。

测量不准确度在世界各国的计量领域得到广泛应用。测量不准确度出现在临床检验领域也和近年该领域的计量学溯源活动和实验室认可活动有关。测量不准确度与溯源性关系密切。溯源性定义指出，溯源链中的每一步比较都要有给定的不准确度。在某种意义上不准确度代表溯源性的好坏，溯源性的建立必然伴随不准确度的评定。

任务二　实验方法的选择与评价

实验方法是否适用于临床，必须进行严格的选择与评价。选择实验方法的目的在于选择一个既符合实验室条件，又有较好的性能特点的方法。方法学评价（evaluation of methodology）是指通过一系列的评价实验，对各项实验所得的结果进行统计学处理和分析，得出该方法能够达到的精密度、准确度、线性范围以及其他性能指标，作为该方法能否被接受的依据。

一、实验方法选择的原则

(1) 实用性是指所选的方法简便、快速、价廉、安全等。

(2) 可靠性是指所选的方法相对精密、准确、特异、稳定、灵敏且有较宽的测量范围，能够保证检测结果的准确度符合方法的允许误差。

条件好的实验室可建立或选择参考方法，一般实验室可选择国内外推荐的常规分析方法或使用方便的参考方法，以便于方法的规范和质量控制。

实验方法评价的基本内容就是通过一系列评价实验，检测能表示其精密度和准确度的相应误差类型及大小，与规定的性能指标相比较，决定候选方法能否被接受（表7-3）。

表 7-3　评价实验与实验误差类型的关系

分析误差类型	评价实验	
	初步评价实验	最后评价实验
随机误差(RE)	重复性实验	总精密度实验
比例系统误差(PE)	回收实验	方法比较实验
恒定系统误差(CE)	干扰实验	

注:线性范围实验为初步实验,用于评价系统误差,包括其中的复杂系统误差。

二、实验方法选择与评价的步骤

1. 查阅文献

广泛、仔细查阅国内外已发表的相关纸质版和电子版文献,根据方法选择的原则对各种方法进行比较,充分认识各种方法的科学依据与使用价值,进行初步筛查。

2. 确定候选方法

根据本实验室的仪器设备、技术人员素质以及工作量等具体情况,选择适合本实验室的方法作为候选方法。一旦候选方法确定以后,应当明确该方法的原理、所用仪器、试剂来源和纯度、具体操作规程、计算、参考范围、样本收集要求、注意事项及参考文献等。

3. 初步评价实验

初步评价实验也称预试性实验,该阶段可在较短的时间内完成。其包括线性范围实验、重复性实验、回收实验和干扰实验。

4. 最后评价实验

最后评价实验在初步评价实验合格以后进行。其包括总精密度实验以及方法比较实验,并对该方法性能进行总体的可接受性判断。

5. 评价后实验

评价后实验是在方法性能可接受以后,再进行相关的临床研究,包括确定参考范围以及特殊患者样本的检测方式等。

6. 方法应用

候选方法一旦完全被确定以后,即可纳入常规工作,制订测量程序,建立质量控制系统,培训操作者等。

三、准确度评价

准确度(accuracy)是指测定结果与真值接近的程度,一般用偏差(bias)和偏差系数(coefficient of bias)表示,即反映不准确度。方法比较实验、回收实验和干扰实验是评价方法准确度的常用实验。

(一) 方法比较实验

方法比较实验(comparison of methods experiment)是将实验方法(待评价或待验证的方法)与比较方法(参考方法或准确度已知的方法)进行比较,用于评价实验方法的恒定和比例系统误差。

方法比较实验的应用要点如下。

1. 样品要求

用于方法比较实验的样品，应无明显已知的干扰因素，并应充分考虑待测物的稳定性，尽量避免使用储存的样品。进行方法比较实验所使用的样品总数至少为 40 例，增加样品数量可提高比较结果的可信性。全部样品的检验结果（浓度或活性）应在医学决定水平或临床有意义的范围内均匀分布，应尽可能保证检测结果在实验室参考范围以外的样品数量不少于标本总数的 50%。

2. 对比方法

根据实验室进行方法比较实验的需求，比较方法可采用实验室常规方法或公认的参考方法，前者的实验结果注重对方法间偏差的评估，后者的实验结果则更偏重于实验室结果准确度或正确度的评估。

3. 样本测定

最好让每个样品在不同的分析批次测定 2 次，这样比单次测定更有助于发现样品错误，决定是否剔除某些极端值。通常每一份样品要在 2 h 内完成实验和比较方法的测定；若样品稳定性差，完成测定的时间应该缩短。必须避免由于样品处理不当而引起测定结果间的差异。

4. 实验间隔

每天在不同的分析批次测定 8 个样品，连续测定 5 天；也可延长实验间隔为 20 天，每天测定 2～3 个样品。采取不同时间、不同批次测定的方法可减小单批测定所引起的系统误差。

5. 结果分析

剔除离群值后，根据两法所测得的数据建立回归方程：$y=a+bx$，求得相关系数 r。a 为回归线性截距，反映恒定系统误差的大小。$a=0$ 时，表示无恒定系统误差；b 为回归线斜率，反映比例系统误差的大小，$b=1$ 时，表示无比例系统误差。通过回归方程可计算某医学决定水平 X 下相应的 Y 值，从而得到此医学决定水平的系统误差(SE)。计算公式：$Y=a+bX$，$\mathrm{SE}=Y-X$。

一般情况下，若 $r\geqslant 0.975$ 或 $r^2\geqslant 0.95$，则认为 X 的取值范围合适，数据满足要求。但 $r<0.975$ 或 $r^2<0.95$ 时，就必须增加测定样品数，以扩大有效数据范围。

6. 性能判断

任何常规分析方法都存在不同程度的系统误差(SE)和随机误差(RE)，其总误差(TE)可计算如下：

$$\mathrm{TE}=\mathrm{SE}+\mathrm{RE}$$

当计算总误差(TE)小于总允许误差(TEa)时，该实验方法可接受。TE<1/4TEa 或更小，表明方法性能更好。总允许误差可参考美国临床实验室修正案(CLIA88)规定的能力验证(PT)可接受标准（表 7-4）。

表 7-4　美国 CLIA88 临床化学室间质量评估指标（部分）

项　　目	医学决定水平 x	总分析误差范围 CLIA	精密度要求 x×CLIA/4
丙氨酸氨基转移酶(ALT)	50 U/L	±20%	2.5 U/L
天冬氨酸氨基转移酶(AST)	30 U/L	±20%	1.5 U/L
淀粉酶(AMY)	100 U/L	±30%	7.5 U/L
乳酸脱氢酶(LDH)	300 U/L	±20%	15 U/L
肌酸激酶(CK)	200 U/L	±30%	15 U/L

续表

项　目	医学决定水平 x	总分析误差范围 CLIA	精密度要求 x×CLIA/4
总蛋白(TP)	70 g/L	±10%	1.75 g/L
清蛋白(Alb)	35 g/L	±10%	0.9 g/L
胆固醇(TC)	5.2 mmol/L	±10%	1.3 mmol/L
	2.8 mmol/L	±0.036 mmol/L	0.084 mmol/L
葡萄糖(GLU)	7.0 mmol/L	±10%	0.1764 mmol/L
	11.2 mmol/L	±10%	0.28 mmol/L
甘油三酯(TG)	1.75 mmol/L	±25%	0.11 mmol/L
尿素(UREA)	9.639 mmol/L	±9%	0.217 mmol/L
尿酸(UA)	357 μmol/L	±17%	15.17 μmol/L

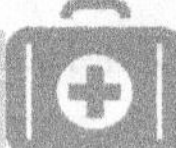

案例导入

某实验室想要引进一种新的胆固醇分析方法，对其进行了方法比较实验，得到数据如表 7-5 所示。

表 7-5　胆固醇方法比较实验数据

样品号	比较方法测定均值 X	测试方法测定均值 Y
1	217	203
2	224	213
3	298	279
4	172	160
5	198	189
6	274	262
7	253	238
8	197	275
9	226	211
10	151	149
11	166	151
12	163	151
13	215	205
14	151	133
15	263	252
16	226	212

续表

样品号	比较方法测定均值 X	测试方法测定均值 Y
17	239	226
18	162	147
19	253	235
20	159	157
21	261	250
22	247	231
23	261	238
24	184	179
25	295	284
26	250	232
27	201	196
28	209	212
29	286	275
30	158	142
31	288	281
32	161	145
33	183	171
34	252	239
35	285	277
36	194	190
37	240	230
38	180	177
39	297	275
40	210	188

问题：

1. 绘制该方法与比较方法的散点图。
2. 计算回归统计量和相关系数 r。

任务三　实验的临床诊断性能评价

一、参考范围

临床得到某项检测结果后，判断其是否正常时需要一个参考标准，该标准被称为正常值和正常值范围，但是该名称在使用过程中容易使人产生误解。参考值、参考限、参考范围等先后被提出，目前参考范围已经得到医学界广泛认可。其定义如下。

参考值(reference value)是对参考个体的某一特定被测量进行观测或检测而得到的值，从参考样本组可以得到一组参考值。

参考限(reference limit)是从参考分布得到的界限值，用于描述部分参考值的位置，如小于或等于上限、大于或等于下限。

参考范围(reference interval)是在上下两个参考限之间的范围。习惯上有时又称为正常值、期望值或参考区间(reference range)。如血清葡萄糖的参考范围为 3.6～6.1 mmol/L。

(一) 参考范围的建立

参考范围的建立应包括参考个体、参考总体、参考抽样组(参考样本组)、参考值、参考分布、参考限和参考区间等。它们各自的意义及相互关系如图 7-3 所示。

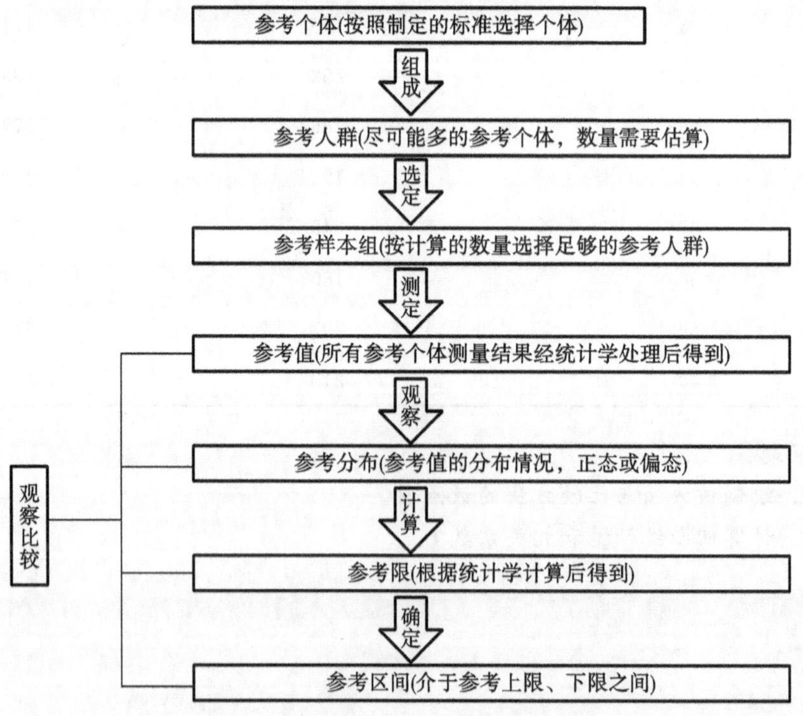

图 7-3　参考范围体系的意义及相互关系

（二）在建立参考范围时的注意事项

（1）正确选择参考个体，确保样本的代表性。

（2）制订合理的参考人群条件，可根据年龄、民族、性别和职业等进行分组。

（3）保证参考样本的数量足够，具体数字可以进行统计学计算确定，一般为 100 例以上，数据呈偏态分布时需要增至 120 例以上，特殊情况下至少 30 例。

（4）测定方法要标准化，保证结果的可靠性和可比性。

（5）统计学处理时要严格按照相应的规定进行。

二、医学决定水平

根据参考范围对某一诊断实验的结果进行解释时，有结果正常与异常之分，但它不能说明或排除受检者是否有病，同时受检者处于疾病的不同时期，其检测结果也不相同。因此临床上需要一个确定病情、判断疗效和预后的临界值。1968 年 Beknett 首先提出了医学决定水平（MDL，DL）的概念：临床上按照不同病情给予不同处理的指标阈值 DL（或用 X_C 表示），可以用来排除或确定某一临床情况或预告将会出现的某一生理变化现象。

从健康与疾病两组人群的理论分布可以看出医学决定水平与参考范围之间的关系（图 7-4）。A 组为健康状态良好的人群，两箭头之间表示其所得出的参考范围，B 组则为患有某种疾病的患者。DL_1、DL_2 分别为低值、高值医学决定水平，DL_1 左侧的数值可排除 B 组疾病；DL_2 右侧的数值可确定患者存在 B 组疾病；DL_1 与 DL_2 之间则表明健康与疾病存在交叉。

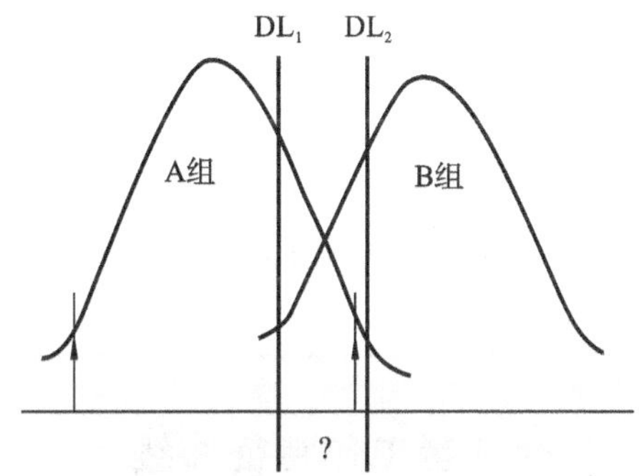

图 7-4 健康与疾病的理论分布

不同指标的医学决定水平的数量、数值不同（表 7-6）。如血清清蛋白（Alb）有三个 DL，分别是 20 g/L、35 g/L、52 g/L。其中低于 20 g/L 表示肝病患者的预后严重；35 g/L 为检查低清蛋白血症的界值；52 g/L 则稍高于参考范围上限，可排除许多假阳性。血清钙有三个 DL，分别是 1.75 mmol/L、2.75 mmol/L、3.38 mmol/L。1.75 mmol/L 作为低血钙抽搐的第一个决定性水平值，等于或低于 1.75 mmol/L 时，应加做其他检查以明确患者发生抽搐的可能性，并采取预防措施；2.75 mmol/L 作为观察副甲状腺功能是否亢进的血清钙低限值，等于或高于该值时，应加做其他检查以确诊或排除原发性甲状腺功能亢进的诊断；若大于 3.38 mmol/L 则考虑为高血钙昏迷，应及时做出诊断，不得延误。

表 7-6 常见生物化学项目的医学决定水平

血清指标	参考范围	水平 1	水平 2	水平 3
K^+/(mmol/L)	3.7～5.3	3.0	5.8	7.5
Na^+/(mmol/L)	138～146	115	135	150
Cl^-/(mmol/L)	98～109	90	112	—
总 Ca/(mmol/L)	2.25～2.65	1.75	2.75	3.38
Urea/(mmol/L)	2.9～9.3	2	10	18

续表

血清指标	参考范围	水平 1	水平 2	水平 3
Cr/(μmol/L)	62～133	50	140	530
UA/(mmol/L)	0.15～0.41	0.12	0.47	0.63
TC/(mmol/L)	3.90～6.50	2.4	6.50	10.4
TG/(mmol/L)	0.22～1.98	0.22	2.0	4.4
Glu/(mmol/L)	3.30～5.23	2.48	6.6	10.0
Bil/(μmol/L)	1.7～20.5	25	40	350
Alb/(g/L)	35～50	20	35	52
TP/(g/L)	60～80	45	60	80
ALP/(U/L)				
成人	25～90	—	—	—
儿童	50～350	50	135	400
ALT/(U/L)	5～30	20	60	300
AST/(U/L)	8～30	20	60	300
CK/(U/L)	10～120	60	200	1500
LDH/(U/L)	100～320	200	450	800
AMY/(U/L)	110～330	90	225	370
GGT/(U/L)	5～30	15	45	150

三、受试者工作特征曲线

以真阳性率为纵坐标、假阳性率为横坐标，将相对应的各点连接起来的折线图称为受试者工作特征曲线(receiver operating characteristic curve，简称 ROC 曲线)，又称相对工作特征曲线(relative operating characteristic curve)(图 7-5)。

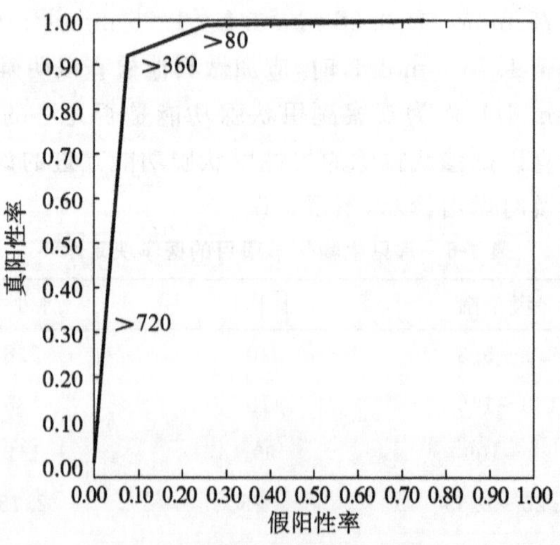

图 7-5　受试者工作特征曲线

ROC 曲线的主要作用：①选择合适的诊断阈值。以血清肌酸激酶(CK)诊断急性心肌梗死为例，其 ROC 曲线中左上角(仅为理论值)代表一个完美的诊断实验(图 7-5)，此时真阳性率为 1.00(即所有的患者均显阳性)，假阳性率为 0(正常人均为阴性)。在实际的诊断实验 ROC 曲线中最靠近左上角的点是错误最少的阈值，其假阳性和假阴性的总数最少。如若选定 CK 为 360 U/L 水平时的阈值，则产生的假阳性和假阴性最少。②比较两种不同诊断实验对同种疾病诊断的可靠性。越靠近左上角的 ROC 曲线所代表的实验准确性就越高；ROC 曲线围成的面积越大，说明该诊断实验性能越好。

任务四　方法比较实验

一、方法比较实验的原理

方法比较实验(comparison of methods experiment)是将实验方法(待评价或待验证的方法)与比较方法(参考方法或准确度已知的方法)进行比较，用于评价实验方法的恒定和比例系统误差。

二、操作步骤

(1) 从临床患者中选择浓度水平不同的 40 份血清样本。

(2) 室内质控合格后，每天测定 8 份样本，按编号 1～8 测定一次，再按编号 8～1 测定一次，记录相应结果。连续测定 5 天。

三、数据处理

1. 绘制散点图

以对比方法的测定结果为 X 轴，候选方法的测定结果为 Y 轴，绘制散点图(图 7-6、图 7-7)。散点图可以提供二者相关性的初步印象，能够观察到有无明显离群值等。

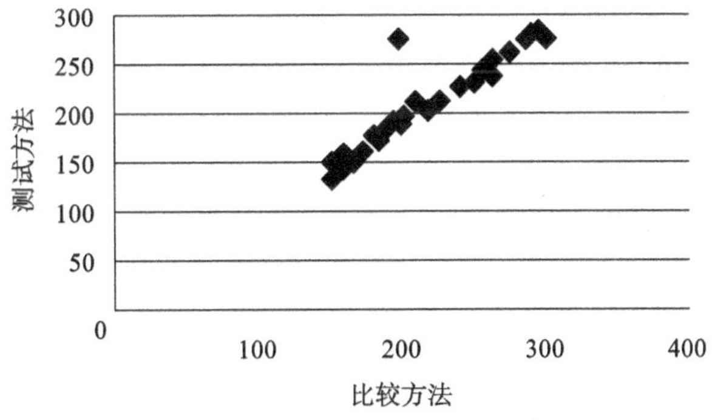

图 7-6　胆固醇方法比较实验散点图

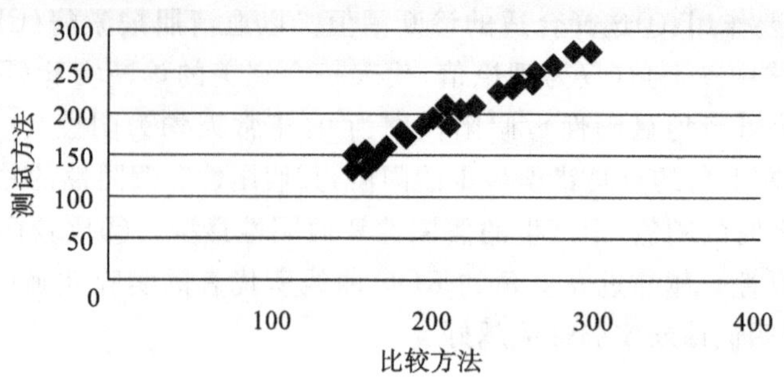

图 7-7　胆固醇方法比较实验散点图($Y=0.9672X-4.701$)

初始样本散点图分析明显可见有离群点时，该组数据应从数据中剔除，重新分析剩余的39组数据。

2. 统计分析

回归直线方程 $Y=a+bX$，a 为回归直线在 Y 轴上的截距，表示恒定系统误差大小；b 为回归系数，即直线的斜率，表示比例系统误差的大小，$b=1$ 时表示无比例系统误差。n 为样本例数。

$$a=\frac{\sum Y}{n}-b\frac{\sum X}{n}=\overline{Y}-b\overline{X}$$

$$b=\frac{\sum XY-(\sum X)(\sum Y)/n}{\sum X^2(\sum X^2)/n}$$

评价候选方法时，最理想的情况是回归直线通过零点且成45°角分布，即 $a=0$，$b=1$，表明既无比例系统误差也无恒定系统误差。$a\neq 0$，$b\neq 1$，则说明两方法之间存在比例系统误差和恒定系统误差。相关系数 r 可帮助判断测定的浓度范围对于斜率和截距的评估是否合适。$R\geqslant 0.975$，应用回归方程计算可得到斜率和截距的合理评估，若 $r<0.975$，应扩大样本的浓度范围后再评估。r 值计算公式如下：

$$r=\frac{\sum XY-(\sum X)(\sum Y)/n}{\sqrt{[\sum X^2-(\sum X^2)/n][\sum Y^2-(\sum Y^2)/n]}}$$

但对于某些分析物质浓度窄的项目，如血钠、血钙，若 $r<0.975$，最好用配对 t 检验进行统计学分析处理，两方法均值之差反映了方法间的偏差。t 值公式如下：

$$t=(\overline{d}/S_{\mathrm{diff}})n^{\frac{1}{2}}$$

偏差 $\overline{d}$ 来自系统误差，S_{diff} 来自随机误差。t 值不仅受到系统误差的影响，还受到随机误差和样本数量的影响。判断差值能否被接受，还应该与可允许误差比较。

3. 性能判断

任何常规分析方法都存在不同程度的系统误差和随机误差，当计算总误差(TE)小于总允许误差(TEa)时，该实验方法可接受。TE<1/4TEa 或更小，表明方法性能更好。

在本次实验中，回归统计斜率 $b=0.9672$，截距 $a=-4.701$，相关系数 $r=0.992$。

在决定水平为 200 mg/dL 处，用回归方程计算系统误差，即 $Y=a+bX$，其中 X 为 200，a 为 -4.701，b 为 0.9672。计算得到 Y 值为 188.7，说明该系统误差为 11.3 mg/dL 或5.65%～10%。

【任务评价】

“方法比较实验”任务学习自我检测单

姓名：	专业：　　　班级：　　　学号：
基础知识	方法比较实验的定义：
	方法比较实验的基本步骤：
回归方程和相关系数	回归方程各个量的含义：
	相关系数的含义：
临床意义	回归方程和相关系数的意义：

任务五　回收实验

回收实验用于评估实验方法正确测定在常规样本中加入的被测物量(质量、浓度、活性)的能力，通过测定比例系统误差，对实验方法的准确度进行评价。进行回收实验应满足以下基本要求。

(1) 使用常规样本基质，如血清或血浆；如果加入的被测物为液体，应尽可能减少其在样本中的体积比，一般应控制在 10%以内。

(2) 保证样品基质的一致性，原始样本中应加入不含被测物的相同溶液，作为基础样本。

(3) 加入的物质能够实现准确定量，如称量、使用标准物质或标准液。

(4) 应选择有临床意义的浓度加入基础样品，一般加入的浓度应有 3 个或以上不同的浓度水平，并保证对实验样本最终的测定结果在检测方法的线性范围内。

一、实验原理

回收率实测值与理想值之差即为比例系统误差的估量。

回收实验一般用回收率表示，计算方法如下(以加入的被测物为标准液为例)。

$$\text{回收浓度}=\text{样本最终测定浓度}-\text{基础样本浓度}$$

$$\text{加入浓度}=\text{标准液浓度}\times\frac{\text{标准液体积}}{\text{基础样本体积}+\text{标准液体积}}$$

$$\text{回收率}\%=\frac{\text{回收浓度}}{\text{加入浓度}}\times 100\%$$

$$\text{比例系统误差}=\text{回收率实际值}-\text{理想值}(100\%)$$

对加入不同浓度水平的样品在完成回收实验后，计算平均回收率。理想状态时的回收率为 100%，误差大的方法回收率低，准确度较差。

二、实验步骤

(1) 基础样本：6 个不同的患者样本(1～6 号)。每个样本 0.9 mL。

(2) 回收空白样本：对照样本使用 0.1 mL 生理盐水＋0.9 mL 患者样本制成。

(3) 回收检测样本：回收样本用 0.9 mL 患者样本＋0.1 mL 500 mg/dL 胆固醇标准液混合而成。

(4) 重复测定：每个测试样本分析 4 次。

(5) 计算比例系统误差：比例系统误差＝100%－平均回收率。

三、应用要点

(1) 加标体积：加入的标准液体积要尽可能少，使回收样本的基质成分与原始样本体积在总体积的 10%以内。

(2) 吸量准确：因加入分析物的浓度是根据加入标准液体积及原始样本的体积计算而得出的，吸量是否准确直接影响回收结果的准确性，应选择经校正的吸样器并按规范要求操作。

(3) 加入待测物的浓度：保证总浓度在方法分析测量范围内的基础上，最好使加标后的样本中被测物浓度达到医学决定水平。

(4) 标准液浓度：因加标体积占比在总体积的 10%以内，即标准液将被稀释约 10 倍，配制的标准液浓度应为回收浓度的 10 倍。

(5) 重复测定：为了减少随机误差的干扰，每一个样本通常重复测定 2～3 次；一般需做高、中、低不同浓度的回收实验，分别计算各浓度的平均回收率。

(6) 计算比例系统误差：比例系统误差＝100%－平均回收率。

可接受性判断：将比例系统误差的大小与 CLIA 规定的 TEa 进行比较，若小于 TEa 即可接受。

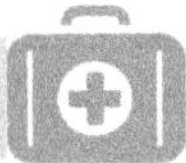

案例导入

实验室准备对正在使用的胆固醇测定方法进行回收实验，准备了6个不同的患者样本(1～6号)。每个患者样本制成两个测试样本(对照，回收)。每个测试样本分析4次。对照样本使用0.1 mL生理盐水＋0.9 mL患者样本制成。回收样本：0.9 mL患者样本＋0.1 mL 500 mg/dL胆固醇标准液。测定数据如表7-7所示。

表7-7　回收实验测定结果

序号	对照样本				回收样本			
	0.9 mL样本＋0.1 mL生理盐水				0.9 mL样本＋0.1 mL胆固醇标准液			
	结果1	结果2	结果3	结果4	结果1	结果2	结果3	结果4
1	149	151	153	146	204	196	208	194
2	180	186	178	187	224	222	228	240
3	201	204	196	206	255	243	257	258
4	180	204	184	188	235	246	233	248
5	160	157	166	159	206	207	210	208
6	187	182	191	201	235	242	246	246

问题：

1. 计算加入回收检测样品的胆固醇的含量。
2. 计算每个样品的回收量。
3. 计算6个样品的平均回收率。

【任务评价】

"回收实验"任务学习自我检测单

姓名：	专业：	班级：	学号：
基础知识	回收实验的定义：		
	回收实验的基本步骤：		

续表

姓名：	专业： 班级： 学号：
回收实验相关公式	回收率计算公式：
	计算比例系统误差的估量值：
临床意义	比例系统误差的定义：

任务六 干扰实验

一、实验原理

干扰实验是通过定量检测样本中的物质所引起实验方法的系统误差，以评价方法的准确度。由干扰物质引起的误差通常是恒定系统误差，与分析物的浓度无关。

二、基本步骤

(1) 制备样本：在常规分析样本中分别加入一定量的可疑干扰物质和等量的无疑干扰物质以制作干扰样本和基础样本。

(2) 用实验方法测定两份样本中待测物的浓度。

(3) 计算干扰值。

干扰实验计算公式：

$$干扰值=干扰分析样本测定值-基础样本测定值$$

$$干扰物加入值=\frac{干扰物容量值}{常规样本量+干扰物溶液量+生理盐水量}\times 干扰物溶液浓度$$

$$干扰率=\frac{干扰值}{基础值}\times 100\%$$

三、应用要点

(1) 实验样本：标准液或患者样本均可作为干扰实验的样本，由于患者样本来源方便、基质成分同实际样本，常选择患者样本作为实验样本。

(2) 加入干扰物的体积：加入干扰物的体积要尽可能小，以减少稀释。

(3) 吸量精确：吸量的精密度要尽可能高，以保证干扰样本和基础样本的体积一致。

(4) 干扰物的浓度：加入干扰物的浓度须达到有价值的水平，尽可能达到病理样本的最高浓度值。如：氧化酶法测定血糖受维生素 C 的干扰，血液中 0.85 mmol/L 的维生素 C 是其最高浓度值，因此，加入维生素 C 的浓度应为 0.85 mmol/L。在确定某物质对分析方法有干扰后，进一步测定在何种水平上产生的误差在临床上无意义，即确定不影响临床应用价值的最高可疑物浓度值。

(5) 可疑干扰物的选择：可根据方法的反应原理、干扰物数据库、厂家建议和文献提示选择可能的干扰物。一般考虑的干扰因素包括胆红素、溶血脂血防腐剂、抗凝剂、某些药物和食物成分等。加入胆红素标准液制备胆红素血样本、机械溶血制备溶血样本、加入脂肪标准液制备脂血样本或对高脂样本超速离心前后对比等进行干扰实验。

(6) 重复次数：每个样本通常重复测定不少于 2 次。

(7) 计算干扰值：干扰值＝干扰样本测得值－基础样本测得值。

可接受性判断：将干扰引起的系统误差的大小与 CLIA 规定的 TEa 进行比较，若小于 TEa 即可接受。

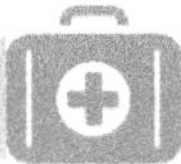

案例导入

实验室准备对某胆固醇检测方法进行干扰实验。用 6 个不同的患者标本，为每个标本准备 2 个检测样品(干扰空白样品、干扰检测样品)，对每个检测样品重复检测 3 次。用 0.1 mL 生理盐水稀释 0.9 mL 患者样本得到干扰空白，用 0.1 mL 100 mg/dL 胆红素标准液加入 0.9 mL 患者样本得到干扰检测样品。测定结果如表 7-8 所示。

表 7-8　干扰实验测定结果

序号	干扰空白样本 0.9 mL 样本＋0.1 mL 生理盐水				干扰检测样本 0.9 mL 样本＋0.1 mL 胆红素标准液			
	结果 1	结果 2	结果 3	结果 4	结果 1	结果 2	结果 3	结果 4
1	206	213	223	215	221	222	230	229
2	220	228	223	210	233	241	228	237
3	299	287	297	297	306	304	302	296
4	169	171	167	178	186	184	181	183
5	250	248	257	252	242	265	271	262
6	227	221	224	230	236	229	237	242

问题：

1. 计算每个样本的干扰大小(偏移)。

2. 计算全部样品的平均偏移。

【任务评价】

"干扰实验"任务学习自我检测单

姓名：	专业： 班级： 学号：
基础知识	干扰实验的定义： 干扰实验的基本步骤：
干扰实验相关公式	干扰率计算公式：
临床意义	恒定系统误差的定义：

任务七　重复性实验

一、实验原理

评价精密度最常用的方法是重复性实验，其方法是将同一材料（如标准品、质控品、标本等）分成数份实验样本进行多次分析测量，得到一系列结果后计算均值标准差和变异系数。

二、精密度

测量方法的精密度（precision）反映测量程序在相同测量条件下，对同一被测量进行连续多次测量所得结果之间的一致性，又称重复性（repeatability）。精密度评价的目的是评价检测方法、程序或设备的总不精密度，即测量系统在一定时间内的变异性。在临床实际工作中常用标准差或变异系数来表示不精密度，从而表示精密度的大小。即标准差或变异系数越大，精密度越差，反之则精密度越好。用于描述与时间相关的不精密度的内容包括批内不精密度、批间不精密度、日内不精密度、日间不精密度和总不精密度。其中，批内不精密度和总不精密度最为重要。

三、应用要点

1. 熟悉测量系统与评价方案

在开始评价实验前，实验操作者应能熟练掌握检测系统的性能，设备的操作、维护和校准，可用 5 天左右的时间进行培训。实验者还应熟悉评价实验方案的全部内容，要建立有效的质量控制程序。

2. 试剂与校准品

为减少对评价结果的影响因素，在精密度评价的全部实验过程中应使用同一批号的试剂和校准品。

3. 实验样品

用于精密度评价的样品需要有较好的稳定性，可采用稳定化、蛋白基质、可模拟临床样品特性的产品，选择样品浓度时应考虑医学决定水平，推荐使用 2 个或 2 个以上浓度的样品。

4. 评价实验过程

精密度评价实验应在操作者完全熟悉实验过程和评价方案以后（通常需要 5 天时间）进行。每天可分 2 批测定精密度样品，各批实验至少间隔 2 h，如有一批实验结果因质控或操作原因必须舍弃时，可增加 1 批测定。每批测定 2 个浓度的样品，并应同时测定质控样品；每个样品重复测定 2 次，为模拟实际情况，每批测定过程中至少应加入 10 份患者样品。

四、常用表达方式及其计算公式

(1) 均值(average)：表示一组数据集中趋势的量数，是指在一组数据中所有数据之和除以这组数据的个数。均值的表达式：

$$\overline{X}=\frac{\sum X_i}{n}$$

(2) 标准差：标准偏差(S)的简称。它是方差(S^2)的平方根值。其单位与原始数据单位相同，测定次数一般要求 20 次($n=20$)以上。

(3) 变异系数(CV)：样本标准差与样本均值的百分比，它主要用于比较各组数据间的离散度，没有单位。CV 值越大，反映各组数据间的变异性越大，精密度越差。

$$CV=\frac{\overline{X}}{S}\times100\%$$

【任务评价】

"重复性实验(精密度实验)"任务学习自我检测单

姓名：	专业：　　　班级：　　　学号：
基础知识	精密度实验的定义：

续表

姓名：	专业： 班级： 学号：
基础知识	精密度实验的基本步骤：
精密度实验相关公式	精密度计算公式：
临床意义	随机误差的概念：

任务八　线性范围实验

一、定量分析方法的线性评价分析

(1) 线性(linearity)是分析方法的一个特征，是描述分析方法的浓度或活性反应曲线接近直线的程度的量，不同于准确度和精密度，其反映分析方法(在给定范围内)得到的结果与样品中被测物浓度成比例关系的能力。

(2) 线性范围(linear range)是指系统最终的输出值(浓度或活性)与被测物的浓度或活性成比例，并在允许的非线性误差以内的范围。线性评价即测定被测物浓度或活性的反应曲线接近直线的程度。线性评价实验可为在临床实验室中采用定量分析方法的用户提供一个评价仪器或方法能否满足其线性指标的方法(验证线性实验)。

二、应用要点

(1) 标本要求：线性范围实验可使用的样品包括混合患者血清(理想的样品基质)，高浓度实验标本可以通过向患者血清里添加分析物的标准品的方法获得，低浓度实验标本则可以使用透析、层析、稀释等方法获得。商品质控物、校准品或水溶液由于与实际样本的基质不同，得到的线性结果可能与真实情况有差异。

(2) 实验样品的准备：验证线性范围的实验应使用 5～7 个浓度水平的样品，每个样品重复测定 2 次。而建立线性范围的实验应使用 7～11 个浓度水平的样品，每个样品测定 2～4 次。使用高浓度及低浓度样本进行实际的线性检查的理想情况是该方法的分析测量范围的最高浓度上限应能使 95%的临床样本不经稀释就可得到正确的测量结果。一般组合见表 7-9。

表 7-9　线性范围实验标本混合方案

样本 1：低浓度患者样本库。
样本 2：三份低浓度样本与一份高浓度样本混匀。
样本 3：两份低浓度样本与两份高浓度样本混匀。
样本 4：一份低浓度样本与三份高浓度样本混匀。
样本 5：高浓度患者样本库。

(3) 样本的测定：全部测定实验在一个工作日内完成，应随机排列分析；每个样本重复测定 2～4 次。记录结果。然后以预期值为横坐标，以实测值为纵坐标，进行线性回归计算。

三、结果分析

$$样本浓度 = \frac{X_1 \times V_1 + X_5 \times V_5}{V_1 + V_5}(X—— 样本浓度，V—— 样本体积)$$

检查离群点后以分析物浓度为 x 轴，反应值或仪器输出值为 y 轴，绘制 x-y 线性图($y=ax+b$)。目测线性和进行统计学分析，判断是否符合要求。

对线性结果的分析，应当注意统计学标准和临床可接受限不同。线性范围从 0 开始，因为每个检测系统都有其极限条件(limiting condition)，包括被测量的高、低极限值。可被检测系统检测出的被测量最低浓度称为检测限(limit of detection，LoD)，有时也称检测低限或最小检出浓度。

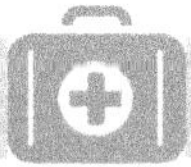

案例导入

实验室准备对丙氨酸氨基转移酶(ALT)进行线性范围测定，收集厂家说明书给定的可报告范围的上、下限患者血清标本，作为低浓度(L)5.0 U/L 和高浓度(H)1087.0 U/L 样本，配制成等间距浓度的样本，如表 7-10 所示。

表 7-10　线性范围实验样本混合方案

管号	1	2	3	4	5	6
配制比例	5 L	4 L+1 H	3 L+2 H	2 L+3 H	1 L+4 H	5 H
预期值	5.0	221.4	437.8	654.2	870.6	1087.0

问题：

1. 以预期值为横坐标，测定值为纵坐标，绘制反应曲线。
2. ALT 的线性范围为多少？

【任务评价】

"线性范围实验"任务学习自我检测单

姓名： 专业： 班级： 学号：	
基础知识	线性的定义：
	线性范围的定义：
线性范围实验	线性范围实验的步骤：
临床意义	线性范围实验的意义：

任务九　定性实验(重复性、方法比对实验)评价

一、定性实验方法学评价

定性实验(qualitative test)是指只提供两种反应结果的检测方法(即阳性/阴性或者是/否)。定性实验是临床实验室较为常用的方法之一，广泛用于各种疾病的筛查、诊断、确证及监测。定性实验包括如下几种实验。

二、筛查实验

临床上，筛查方法通常用于检测整个人群(或者人群中的特定的一部分)中特定待测物或待测因子的有无情况，如粪便隐血检测或性病研究实验室（VDRL）梅毒血清学实验。用于筛查的定性实验应具有高敏感性以确保真正罹患某种疾病的患者被检出。与诊断实验或确认实验相比，筛查实验会产生更多的假阳性结果，筛查实验的低特异性可通过特异性较好的确认实验加以弥补。

三、诊断实验

定性实验也用于临床怀疑某种特定疾病或状况是否存在的诊断，如各种微生物培养就是用于检查感染情况的诊断实验。临床上要求对患者疾病进行及时、合理的处理，因此，诊断实验需具有良好的敏感性和特异性。诊断实验后如需进行确认实验，对诊断实验的特异性要求可以稍微降低。

四、确认实验

确认实验用于验证筛查实验或者诊断实验结果。如果确认实验证实了之前的检测结果，临床医生即可根据其做出诊断。可通过设计使确认实验具有较高的特异性（有时甚至以牺牲敏感性为代价）以及高阳性预测值。例如，梅毒螺旋体抗体荧光吸收实验（FTA-ABS）就是一种用于 VDRL、快速血浆反应素环状卡片实验（rapid plasma reagin test，RPR）、甲苯胺红不加热血清实验（toluidine red unheated serum test，TRUST）等梅毒血清学筛查实验之后的确认实验。

五、定性实验常用定义

（1）临界值（cutoff）：在定性实验中，临界值是指检测反应的某一点，低于此检测反应点的定性检测结果被判定为阴性，而高于此点则被判定为阳性。

（2）临床敏感度（clinical sensitivity）：在指定的患者群中，阳性结果病例的比例。

（3）临床特异性（clinical specificity）：在非指定患者群中，阴性结果病例的比例。

六、临床界值的95%区间

在样品浓度高于临界值且重复实验产生 95%阳性结果和浓度低于临界值并产生 95%阴性结果之间的样品浓度范围。

定性实验的评价方法包括重复性评价实验和方法比较实验。

1. 重复性评价实验

重复性评价实验可以与方法比较实验同期进行。定性实验方法的重复性评价目的是确立被评价方法的临界值，进一步确立临界值±20%的样本浓度范围是否在该方法临界值 95%区间内。

（1）参考试剂的说明书或直接稀释阳性标本，直到重复实验给出的阳性和阴性结果各占50%，此时即为临界值。在临界值基础上准备浓度低于临界值 20%浓度的样品和浓度高于临界值 20%浓度的样品。

（2）对以上低、高浓度样品分别测定 20 次，记录阴性及阳性结果数。

（3）当实验结果表明“临界值”样品的阴性结果和阳性结果不是各占 50%时，原因可能是被评估的临界值浓度不准确，或结果数据不充足，或方法学剂量反应曲线在临界值处是非线性的。

(4) 当实验结果表明浓度高于临界值20%浓度的样品产生的阳性结果数≥95%,且浓度低于临界值20%浓度的样品产生阴性结果数占比≥95%时,说明高于或低于临界值20%浓度范围等于或超出临界值的95%区间,对于被测物浓度在高于或低于临界值20%浓度范围以外的样品,实验方法将给出稳定的结果。当阳性和(或)阴性结果数占比<95%时,应另外准备不同浓度的实验样品,重新进行评价。

2. 方法比较实验

一般情况下,方法比较实验采用同一组样品,经2种或2种以上方法同时测定,并对测定结果进行比较。用于对比的方法可以是另一种定性方法(如用户正在使用的方法)、"金标准"方法、定量方法或临床诊断。

七、实验步骤

(1) 进行方法学评价的样品最好使用常规患者的新鲜标本,样品量应保证重复性评价实验和方法比较实验的需要。作为最低要求,用对比方法测定的阴性和阳性样品,应分别在50例以上。为保证正确评价阳性样品中可能出现的假阴性问题,必须保证有足够的样品量。

(2) 实验过程使用临床样品进行方法学对比研究应在10～20天内完成,一方面能保证足够的样品量,另一方面也确保对实验方法的评价在常规实验条件下进行。

八、数据分析

(1) 诊断明确时对候选方法进行评价,候选方法的检测性能可以用诊断准确度来描述,即待评价方法的检测结果与诊断准确度评判标准的一致性程度,即包括敏感性和特异性的评估,见表7-11。

表7-11 诊断明确时对候选方法进行评价

比较方法	参考方法		
	阳性	阴性	总数
阳性	A	B	$A+B$
阴性	C	D	$C+D$
总数	$A+C$	$B+D$	$N=A+B+C+D$

$$敏感性(\%)=[A/(A+C)]\times 100\%$$

$$特异性(\%)=[B/(B+D)]\times 100\%$$

$$阳性预测值(\%)=[A/(A+B)]\times 100\%$$

$$阴性预测值(\%)=[D/(C+D)]\times 100\%$$

$$检验效能(\%)=[(A+D)/N]\times 100\%$$

检验效能是估计检测结果与明确诊断总一致程度的指标,它是所有检测结果中真正的阳性结果与真正的阴性结果所占的百分比。

(2) 在临床检验过程中很多检测都不是诊断明确的,因此很难估计敏感性及特异性,但是可以验证候选方法与比较方法的诊断等效性,即计算候选方法与比较方法的一致性,见表7-12。

表 7-12　候选方法与比较方法一致性评价

候选方法	比较方法		总数
	阳性	阴性	
阳性	a	b	$a+b$
阴性	c	d	$c+d$
总数	$a+c$	$b+d$	$n=a+b+c+d$

$$阳性符合率(\%)=[a/(a+c)]\times 100\%$$
$$阴性符合率(\%)=[d/(b+d)]\times 100\%$$
$$总符合率(\%)=[(a+d)/n]\times 100\%$$

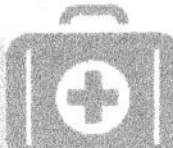

案例导入

实验室准备对一种测定梅毒螺旋体的定性检测方法进行评价，得到的数据如表 7-13 所示。

表 7-13　比较方法与诊断准确度标准的统计表
（诊断准确度标准：幽门螺杆菌感染）

比较方法	阳性	阴性	合计
阳性	57(A)	2(B)	59($A+B$)
阴性	4(C)	39(D)	43($C+D$)
合计	61($A+C$)	41($B+D$)	102

问题：

1. 该方法的敏感性、特异性、阳性预测值和阴性预测值各为多少？
2. 该方法的检验效能如何？

【任务评价】

“定性实验（重复性、方法比较实验）评价”任务学习自我检测单

姓名：	专业：　　　　班级：　　　　学号：
基础知识	定性实验的定义：
	定性实验中临界值、临床敏感性、临床特异性的定义：

续表

姓名： 专业： 班级： 学号：	
定性实验评价	定性实验评价包含什么实验：
临床意义	定性实验评价检验效能代表的意义：

本章小结

根据实验方法的准确度与精密度的不同，将实验方法分为决定性方法、参考方法和常规方法三级。决定性方法是指经过详细研究未发现结果不准确或不精密的方法。参考方法是指准确度与精密度已经被充分证实，且经公认的权威机构（如国家主管部门、相关学术团体和国际性组织等）颁布的方法。常规方法是指具有足够的精密度、准确度和特异性，分析范围适当且经济实用，性能指标符合临床或其他目的的需要的方法。参考物（标准品）是指一种或几种物理性质或化学性质已经充分确定，可用以校准仪器和某种测定方法的物质。在临床化学中将参考物分为三级：一级参考物（一级标准品、原级参考物）、二级参考物（二级标准品、次级参考物）和控制物。实验方法的选择要从实际出发，遵循实用性和可靠性等原则。

实验方法的选择程序主要包括以下几点：①提出要求；②获取资料；③选定候选方法；④候选方法的初步评价实验等步骤。实验方法评价的过程就是对实验误差的测定。

实验方法评价的参数指标包括精密度、准确度、线性范围等。其中，精密度是表示测定结果中随机误差大小的指标。它表示同一标本在一定条件下多次重复测定所得到的一系列单次测定值的符合程度，常用标准差或变异系数表示。准确度是指测定结果与真实值接近的程度，一般用偏差和偏差系数表示。回收是指候选方法准备测定加入常规分析标本的纯分析物的能力，其能力大小可用回收率表示。

评价某项实验方法的好坏，必须与临床诊断相结合，建立参考值，采用临床评价指标，做进一步评价。

目标检测

一、A 型题

1. 用于评价常规方法和试剂盒的分析方法是（　　）。

A. 决定性方法　B. 参考方法　C. 常规方法　D. 经典方法　E. 文献方法

2. 用于评价及校正参考方法的是(　　)。

A. 质控标准品　B. 基准品　C. 校准品　D. 一级标准品　E. 二级标准品

3. 根据方法评价方案,某候选方法得出可接受的结论,那么接着就要进行(　　)。

A. 分析后补充　B. 建立质控系统　C. 方法应用测试

D. 试剂盒的选择与评价　E. 评价后实验

4. 某方法经反复测定得出的结果很接近真值,说明该方法(　　)。

A. 准确度高　B. 线性范围宽　C. 灵敏度高　D. 精密度高　E. 重复性好

5. 方法比较实验时的样本数至少为(　　)。

A. 20 个　B. 30 个　C. 40 个　D. 50 个　E. 100 个

6. 用于发展及评价参考方法和一级标准品的是(　　)。

A. 决定性方法　B. 参考方法　C. 常规方法　D. 经典方法　E. 推荐方法

7. 性能指标符合临床或其他目的的需要,有足够的精密度、特异性和适当的分析范围,而且经济实用的是(　　)。

A. 决定性方法　B. 参考方法　C. 常规方法　D. 经典方法　E. 文献方法

8. 评价实验的过程就是评价测定方法的(　　)。

A. 精密度　B. 准确度　C. 不精密度　D. 不准确度　E. 误差

9. 反映整个分析体系可重复程度的是(　　)。

A. 总 CB　B. 批内 CV　C. 批间 CV　D. 日间 CV　E. 总 CV

10. 方法学评价方案不包括(　　)。

A. 精密度评价　B. 准确度评价　C. 变异指数测定

D. 干扰实验　E. 线性评价

二、名词解释

1. 准确度
2. 回收实验
3. 干扰实验
4. 方法比较实验
5. 重复性实验
6. 线性范围
7. 临界值
8. 参考范围

参考答案

A 型题

1. B　2. D　3. E　4. A　5. C　6. A　7. C　8. E　9. E　10. C

第八章　室内质量控制

知识目标

1. 掌握：全面质量控制的要素。
2. 掌握：质控图的靶值与控制限的确定方法。
3. 掌握：常规质控规则的含义。
4. 掌握：室内质量控制失控后的原因分析及纠正措施。
5. 掌握：检验结果数据的确认和审核内容。

能力目标

1. 掌握：正确接收处理标本。
2. 掌握：正确处理质控品并完成校准。
3. 掌握：正确使用 Westgard 多规则质控法。

实验室内部质量控制(internal quality control,IQC)又称室内质量控制，简称室内质控，是全面质量管理体系中一个重要的环节，也是最基础的质量管理工作。室内质量控制是各实验室工作人员采用一系列统计学方法，连续地评价本实验室测定工作的可靠程度，判断检验报告是否可发出，以及排除质量环节中导致不满意的因素的过程。通过长期有效的室内质量控制能够体现检测系统的稳定性并控制检测系统的精密度，也是保障检验结果准确度的基础。良好的室内质量控制是工作人员、工作环境、操作流程、仪器性能、实验方法等因素的综合体现。

任务一　标本检验程序

临床生物化学检验的流程从医生填写检验申请单开始至患者拿到检验报告单，一般包括检验项目申请、患者准备、标本采集、标本传送与收检、标本处理、标本检测、检验结果审核、报告单发放、标本储存与处理、质量信息反馈等程序。标本送至实验室前的阶段为分析前阶段，一般由临床医护人员完成；标本送至实验室到报告发出前的阶段为分析中阶段，由检验人员完成；报告单发放及发放后的工作为分析后阶段，也由检验人员完成。以上三个阶段的质量控制称为全面质量控制(total quality control，TQC)。

一、分析前的质量控制

分析前的质量控制是全面质量控制的前提。其基本步骤包括检验项目的申请、患者准备、标本采集、标本运送与收检。任何步骤发生差错都有可能导致检验结果的错误，如采错标本对象、标本送至实验室时间过长等。因此所有相关人员(包括实验室检验人员、医生、护士)都必须接受分析前质量控制的培训。

(一) 检验项目的申请

检验项目的申请主要由临床医生决定，检验申请单是重要的医疗文书之一，其信息的规范性与完整性影响后续检验流程。

(1) 医生要准确无误地填写申请单。患者的姓名、年龄、性别、住院号或门诊号，申请科室、临床诊断、检验项目、标本类型、申请时间、申请医生签名等都要完整清晰地填写。如果这些内容被漏填、忽视、错填或者填写不清，都可能使检验人员在检验操作过程中不能全面获取患者信息，以至于对检验结果做出错误的判断，出现错报、漏报等情况。

(2) 保证申请检验项目的针对性与经济性。根据不同的诊疗目的有针对性地选择检验项目，并在保证向临床医生提供有效检验信息的前提下，避免不必要的检查，以减轻患者的经济负担。

(3) 保证申请检验项目的有效性。根据不同的诊疗需要选择不同的检验项目。如筛查某种疾病时，要应用敏感性较高的实验，避免漏诊；确诊某种疾病时，要应用特异性较高的实验，避免误诊。

(4) 保证检验的时效性。临床医生应根据患者的病情缓急来选择“常规检验”或“急诊检验”，紧急情况下还可对相同检验项目进行不同的方法学选择。

(二) 患者准备

采集患者标本时应尽可能地规避以下情况，但在特殊情况下必须检验而又存在以下情况时，则应备注说明，从而方便检验人员客观地解释检验结果。

(1) 饮食及生活方式的影响。如高蛋白质饮食可引起 UA、GLU 等升高；饮酒早期(酒后 2～4 h)可引起 GLU 等降低，长期饮酒者 AST、ALT、γ-GT 等升高。但是过度饥饿也可使血糖、蛋白质等降低而胆红素等升高。

(2) 患者体位的影响。患者由立位到卧位会使有些血液成分存在差异，如由立位到卧位，血钾、血钙等浓度降低。为减轻这种影响，采集血液标本时患者的体位应相对固定。一般采用坐位取血，而且取血前应让患者有 10 min 的时间稳定自己的体位，病重患者可取卧位。

(3) 患者运动的影响。轻度运动可使 GLU、CK、AST 等不同程度地升高。剧烈运动后血钾、血钠、血钙等检测结果异常，ALT、AST、CK、LDH 等升高。因此，必须嘱咐患者在正常活动下取血。

(4) 采集时间的影响。血液中许多测定物的浓度会随时间变化而变化，如血清铁和胆红素浓度在清晨最高，血钙浓度中午最低。

(5) 生理差别的影响。不同性别、年龄组及妊娠期、月经期等血液成分都有一定的生理差异，应注意与病理情况区别。如血尿酸在婴儿出生后1～6天持续降低；儿童碱性磷酸酶水平高于健康成人3倍左右，18岁后降至成人水平；妊娠期总蛋白、清蛋白水平降低等。

(6) 药物的影响。药物对检验的影响非常复杂，主要通过以下途径影响检测结果：①影响检验方法。如大剂量服用维生素C，可影响氧化还原法实验的结果。②影响被测物浓度。如先锋霉素类药物可影响肌酐的测定结果。③药物毒副作用的影响。如有些药物会对肝、肾功能造成损害从而引起相关指标的变化。④输液的影响。在输液端采血会严重影响血液成分的测定，如向体内输入葡萄糖时，在输液端采血会导致血糖浓度异常升高，使血钾、血磷、胆红素等浓度降低。

(三) 标本的采集、传送与收检

(1) 标本采集是质量管理要素中的重要环节。应注意以下事项：①核对检验申请单内容与标签是否一致。②采血前应先与患者建立互信，消除患者的紧张情绪。③压脉带压迫时间不宜过长且勿用力拍打穿刺部位，采血者应在进针回血后立即松开压脉带。④应根据实验要求选择合适的采血管。⑤尽量避免血液标本的溶血与容器的污染。

(2) 标本传送即标本采集后到送达实验室的过程。标本传送人员必须接受相关专业培训，具备相应的知识后方能保证标本送达实验室的及时性与安全性。标本在传送过程中应采取密闭、防震、防漏、防污染的措施以保证生物安全，并避免标本质量受影响。

(3) 标本收检人员也应接受相关专业培训，认真检查标本容器是否正确、有无破损、唯一性标签是否清晰等，并与标本传送人员履行签字交接手续。对于不合格标本应拒收，如：①标本无标签、标签不清楚。②标本量不符合实验要求，量少而导致无法满足检测要求。③标本容器使用错误，容器破损。④抗凝标本出现凝集现象等。对不合格的标本应及时与相应申请科室反应，建议其进行核实或重采样本，对于特殊情况或采样困难的可与申请医生进行协商。

二、分析中、后的质量控制

分析中、后质量控制的内容主要包括以下几点：①标本的前处理。②项目类标准操作规程的建立。③实验仪器的质量保证。④室内质控和结果分析。⑤检验结果的审核和报告。⑥分析后标本的储存与处理。⑦质量信息反馈。

(1) 标本的前处理。血液标本接收后应尽快分离血清或血浆，并观察标本是否有溶血、脂血、黄疸的情况。严重溶血的标本应重新采集；脂血和黄疸标本应在检验报告单中备注说明；重度乳糜血标本应建议患者健康饮食后推迟几天重新采集标本。未测标本尽可能及时检测，室温放置一般不应超过2 h，不能及时测定时可分离血清或血浆后暂放冰箱保存。

(2) 项目类标准操作规程的建立。所有检验项目都应具有标准操作程序，此操作程序应具备可操作性、规范性及有效性。

(3) 实验仪器的质量保证。目前临床生化检验中，不论是全自动检测还是半自动检测，几乎所有检验结果都由检验仪器测定，因此选择有质量保证和良好售后服务的产品，是做好质量控制的基础。对新购入的仪器一定要组织人员进行仪器的性能验证，并认真按规定做好日保养、周保养、月保养等，才能使仪器终始处于良好的工作状态。

(4) 室内质控和结果分析。必须在健全实验室规章制度的前提下开展室内质控。室内质控可监测实验室工作的精密度和准确度，并判断当天的检验报告单能否发出。应选择合适的室内质控方法，一旦出现质控失控的情况能及时采取相应的处理措施，并有相关失控记录及改正措施。

（5）检验结果的审核和报告。检验结果的正确和及时发出是分析后质量控制的核心。应在建立异常检验结果的复查制度及危急值紧急报告制度的情况下，由检验者对检验结果进行初审后再由中级职称及以上人员进行复审，在确认检验结果准确的情况下发出报告。住院患者的所有检验报告单都应在规定的时间内由专人负责统一送达，门诊患者根据相应凭证领取报告单，应注意保护患者隐私权。

（6）分析后标本的储存与处理。标本的储存主要是为了必要时的复查、出现差错时的核对以及出现医患纠纷时实验室证据保全的需要。标本保存时要按日期分别保存，一般情况下要求在 2～8 ℃保存 7 天。保存到期的标本要严格按照标本处理操作规程进行处理，严禁生物污染并做好记录。

（7）质量信息反馈。建立完整的质量信息反馈体系既能促进实验室与临床沟通，也能提高检验质量。检验人员应掌握检验项目的方法学及临床应用等知识，才能更好地提供临床咨询，学会主动征求临床医生及患者的意见与建议，才能不断改进服务态度、提高质量水平。

【任务评价】

“标本检验程序”任务学习自我检测单

姓名：　　　　　　　专业：　　　　　　　班级：　　　　　　　学号：	
分析前的质量控制	其基本内容有哪些，并写下采血注意事项（在自己的理解基础上填写）：
	哪些因素会影响检验结果，并对常见因素举例说明：
分析中、后的质量控制	其基本内容有哪些，并对你已掌握的内容写出自己的见解：

任务二　室内质量控制程序

室内质控的目的是监测过程，以评价检验结果是否可靠，以及排除质量环节中所有导致结果不满意的原因。

一、开展室内质控前的准备工作

（一）建立和健全规章制度

任何质量控制手段都代替不了规范的实验室管理，而任何一项质量控制措施都需要有管理手段来保证其切实执行并落实。因此开展室内质量控制前，必须健全岗位责任制；制定标准操作规程（SOP 文件）；检验结果的审核制度；检测仪器的使用和维护规范；试剂的申购、验收、使用制度等。

（二）建立质量管理小组和普及质量控制知识

临床实验室负责人应为质量管理负责人，各专业组设质控员，明确各自职责，定期举行会议，检查各项检验的质量，发现存在的问题，提出改进措施。要求每一位工作人员对质量控制的重要性有充分认识；对质控方法要充分了解。并对自己所从事的检测项目的原理、操作步骤、影响要素、注意事项等充分了解，能熟练地进行所从事的检测操作。

（三）实验仪器的质量保证

选择有质量保证和良好售后服务的产品，是做好质量控制的基础。要保证仪器稳定运行，将仪器放到厂家要求的恒温、恒湿以及稳定的电压环境，使仪器处于最佳工作状态。仪器要定期进行计量检定。对测定临床样本的仪器要按一定要求进行校准，校准时要选择合适的（配套的）校准品；如有可能，校准品应能溯源到参考方法和/或参考物；对不同的分析项目要根据其特性确立各自的校准频度。

（四）检测方法与试剂的选择

根据仪器支持的检测方法选择试剂，多数实验室采用常规分析方法，有条件的可选用参考方法。所选方法是否正确有效，可进行常规方法和参考方法的比对，或常规方法和常规方法的比对。对试剂、校准品要选购质量可靠的、稳定性好的、瓶间差小的样品。

二、室内质控的测定

（一）质控品

为质量控制的目的而制备的标本称为质控品。为了做好过程控制，必须选择合适的质控品。表明质控品性能的指标包括稳定性、瓶间差、定值和非定值、分析物水平、预处理的要求等。

（1）基质：制备质控品所用的基础材料一般为来自人或动物的血清或其他体液，经过处理，又添加了其他的材料，如无机或有机化学品、来自生物体的提取物、基因制品、防腐剂等。对某一分析物进行检测时，除该分析物外的其他成分就是该分析物的基质，这些成分的存在对分析物检测时的影响称为基质效应。理想状态下，质控品应和检验的患者标本具有相同的基质状态，这样，质控品将和患者标本具有相同的基质效应。

（2）稳定性：稳定性是质控品的重要指标。但是质控品出现变化、不稳定是很难避免的。不变化、稳定只是相对的。好的质控品可以在规定的保存条件下稳定 1～2 年。

（3）瓶间差：开展室内质控的主要目的是控制检验结果的重复性。在日常室内质控中，质控品检验结果的变异系数是检测不精密度和不同瓶质控品间差异的综合。只有将瓶间差控制到最小，才能使检测结果间的变异系数真正反映日常检验操作的不精密度。我们选择质控品要选择瓶间差小，冻干复溶后稳定，即 2～8 ℃时不少于 24 h，－20 ℃不少于 20 天，以及某些不稳定成分（如胆红素、ALP）在复溶后前 4 h 的变异系数应小于 2%的质控品。

（4）定值和非定值质控品：质控品分为定值和非定值两种。正规的定值质控品应在说明书中说明被定值各分析物（检验项目）在不同检测系统下的均值和预期范围，用户从中选择和自己一样的检测系统的定表，作为工作的参考。必须注意的是，公司的定值是公司为保护自己利益的保险范围，它标示的预期范围只是告诉用户，只要你的测定值在预期范围内，说明它的质控品是好的，千万不能将预期范围认为是质控的允许范围。即使用户的均值和公司提供的均值相似，也不能说明用户检测结果准确；不相似也不能说明准确度有问题。

非定值质控品的质量和定值质控品是一样的，只是这类质控品没有定值。从实用性来说，非定值质控品较定值质控品便宜。不论定值还是非定值的质控品，用户在使用时，必须用自己的检测系统确定自己的均值和标准差，用于日常工作的过程控制。

分析物水平（浓度）：临床最关心各项目（分析物）在医学决定水平的检验结果的质量，实验更关心检测系统（方法）性能在临界值处的质量。如果只做 1 个水平的质控品检测，反映的质量是整个报告范围中 1 点的表现，只说明在该控制值附近的患者样本的检验结果符合要求，难以反映具较高或低水平分析物的患者样本检验结果是否也符合要求。因此，若能同时做 2 个或更多水平的质控品检测，反映质量是一个范围的表现，质量控制的效果更好。因此在选择质控品时，应该有几个浓度分布较宽的、最好是医学决定水平的、有可报告范围的上下限值的质控品。

（二）质控品的正确使用和保存

①严格按质控品说明书操作。②冻干质控品的复溶要确保所用溶剂的质量。③冻干质控品复溶时所加的量要准确，并尽量保持每次加入量的一致。④冻干质控品复溶时应轻轻摇匀，使内溶物完全溶解，切忌剧烈振摇。⑤质控品应严格按使用说明书规定的方法保存，不使用超过保质期的质控品。⑥质控品要在与患者标本同样测定条件下进行测定。

（三）质控图靶值、控制限的确定

1. 设定靶值

（1）稳定性较长的质控品：在开始室内质控时，应先建立质控图的中心线（靶值），对新批号的质控品的各个测定项目自行确定靶值。实验室应对新批号质控品的各个测定项目自行确定靶值，靶值必须由实验室使用其现行的测定方法进行确定，定值质控品的标定值只能作为确定靶值的参考。

①暂定靶值的设定：为了确定靶值，新批号的质控品应当与当前的质控品一起进行测定，根据 20 次或更多独立批次获得至少 20 次质控测定的结果，计算均值，作为暂定靶值。

以此暂定值作为下一个月室内质控图的靶值进行室内质控，1 个月结束后，将该月的在控结果与前 20 个质控测定结果汇集在一起，计算累积的均值作为下一个月的质控图靶值。

重复上述操作，连续 3～5 个月。

②常用靶值的设立：汇集最初 20 个数据和 3～5 个月的在控数据，以所有数据的累积均值作为质控品有效期内的常用靶值，并以此作为以后室内质控图的均值，对个别在有效期内浓度

水平不断变化的项目，则须不断调整靶值。

(2) 稳定性较短的质控品：在 3～4 天内，每天分析每个水平质控品 3～4 瓶，每瓶进行 2～3 次重复，收集数据后计算均值、标准差和变异系数，同时应剔除超过 3S 的数据，以此均值作为质控图的中心线(均值)。

2. 设定控制限

控制限通常以标准差的倍数表示。根据采用的控制规则来决定不同定量项目的控制限。

(四) 常用的室内质控方法

在介绍常用的室内质控方法前我们先了解一下质量控制中常用的一些概念。

(1) 精密度：在一定条件下进行多次测量时，所得测量结果之间的符合程度，通常表示测量结果中随机误差的大小。

(2) 准确度：测量结果中系统误差与随机误差的综合，表示测量结果与真值的一致程度。

(3) 变异系数：测量结果的标准差与均值的比，通常用 CV 表示。

(4) 最佳变异和常规变异：最佳变异(optimal condition variance, DCV)表示实验室在最佳条件下测定项目所能达到的最高精密度水平。常规变异(routine condition variance, RCV)表示实验室在常规条件下测定项目所能达到的精密度水平。二者是反映实验室工作水平的基础指标，也是开展室内质控工作的基础。

(5) 在控：质控结果在控制限之内。

(6) 失控：质控结果在控制限之外。

(7) 偏倚：同一实验室用同种方法在多次独立检测中分析同一样品所得结果的均值与真值的偏离程度。

(8) 误差检出概率(probability for error detection, Ped)：对常规测定过程中分析误差的检出概率称为误差检出概率。

(9) 假失控概率(probability for false rejection, Pfr)：当测定操作正确进行时，除方法固有的误差外，在没有其他误差的情况下，如果质控过程中出现失控信号，称为“假失控”，假失控出现的概率称为假失控概率。

(10) 随机误差：随机误差指的是方向和实际大小不可预知，可以正也可以负的一种误差。

(11) 系统误差：同一方向偏离的误差。

下面介绍常用的两种室内质控方法。

1. 均数-标准差(Levey-Jennings)质控图

这是临床上最常用的质控图，以监测分析的精密度。

(1) 方法：用单一浓度未定值血清，在日内、日间反复测定 20 次，计算均值($\overline{X}$)、标准差(S)和变异系数(CV)，绘制 $\overline{X}$-S 质控图，得到均值线($\overline{X}$)、警告线($\overline{X}\pm 2S$)和失控线($\overline{X}\pm 3S$)。与质控图制作相同批号的控制血清，每天随患者标本分析，结果点在图上，直线连接。

(2) 结果分析。

正常分布规律：①95%的数据落在 $\overline{X}\pm 2S$ 内。②不能有连续 5 次结果在 $\overline{X}$ 同一侧。③不能有 5 次结果渐升或渐降。④不能连续 2 个点落在 $\overline{X}\pm 2S$ 以外。⑤不应该有落在 $\overline{X}\pm 3S$ 以外的点。

异常表现：①漂移，提示存在系统误差。②趋势性变化，说明试剂或仪器的性能已发生变化。③精度变化，提示测定的随机误差较大，如仪器、试剂不稳定等。

2. Westgard 多规则质控法

(1) 方法：要求在常规条件下，同时测定两份定值质控血清，并要求质控血清所含测定物浓度最好分别为医学决定水平的上限(高值)或下限(低值)，或者是分析方法测定范围的上限和下限。将测定结果分别绘成两份不同浓度的 X-S 质控图，当有一份质控血清测定值处于质控图上 $2S$～$3S$ 界限内，发出"警报"信号时，即应采用其余各条规则对质控图进行全面检查，若符合其中一条，就应将该批分析测定的结果判为"失控"。

(2) 判断规则：①$1_{2s}$警告规则：当两份质控血清中的任意一份测定值处于 $\overline{X}+2S$～$\overline{X}+3S$ 界限内，为"警报"信号。②$1_{3s}$规则：当两份质控血清中的任意一份测定值超过 $\overline{X}\pm3S$ 界限，为"失控"。提示存在随机误差。③R_{4s}规则：同一批中两个质控结果之差超出 $4S$ 范围，其中一个超出 $\overline{X}+2S$ 限值，另一个超出 $\overline{X}-2S$ 限值，为"失控"，多属随机误差。④$2_{2s}$规则：同一批两个质控品结果同方向超出 $\overline{X}\pm2S$ 限值，或同一质控品连续两次质控结果超出 $\overline{X}\pm2S$ 限值为"失控"，多由系统误差造成。⑤$4_{1s}$规则：当一份质控血清的测定结果连续 4 次超过 $\overline{X}+1S$ 或 $\overline{X}-1S$ 界限，或两份质控血清的测定结果同时连续两次超过 $\overline{X}+1S$ 或 $\overline{X}-1S$ 界限时，为"失控"，一般由系统误差所致。⑥$10\overline{X}$ 规则：当一份质控血清测定结果连续 10 次偏于均值一侧时，或两份质控血清的测定结果同时连续 5 次偏于 $\overline{X}$ 一侧时，为"失控"，是系统误差所致。

(五) 室内质控分析与处理

具体内容详见本章任务三。

三、室内质控数据的管理

1. 每月室内质控数据的计算

每个月的月初，应对上月的所有质控数据进行汇总和统计处理，计算内容至少应包括以下几点：①上月每个测定项目所有原始质控数据的均值、标准差和变异系数。②上月每个测定项目除外，失控数据后的均值、标准差和变异系数。③上月及以前每个测定项目所有在控数据的累积均值、标准差和变异系数。

2. 每月室内质控数据的保存

每个月的月初，应将上月的所有质控数据汇总整理后存档保存，存档的质控数据包括以下几个方面：①上月所有项目原始质控数。②上月所有项目质控数据的质控。③上述所有计算的数据(包括均值、标准差、变异系数及累积的均值、标准差、变异系数等)。④上月的失控记录或失控报告单(包括违背哪一项失控规则、失控原因和采取的纠正措施)。

3. 每月上报质控数据的审核

实验室授权人员至少应审核：①上月所有测定项目质控数据汇总。②所有测定项目该月的失控情况汇总表。对上月室内质控数据的均值、标准差、变异系数及累积均值、标准差、变异系数进行评价，查看与以往各月的均值之间、标准差之间、变异系数之间是否有明显不同。如果发现有显著性的变异，要考虑是否对质控图的均值、标准差或质控限进行修改。

4. 室内质控的周期性评审

室内质控是临床实验室内审和组织评审主要内容之一。此时不仅考虑修改质控图的均值和质控限。必要时应根据持续质量改进原则，换现用的质控方法或质控品。

"室内质量控制程序"任务学习自我检测单

姓名：	专业：	班级：	学号：

请在下图空白对话框填写正确的质控规则：

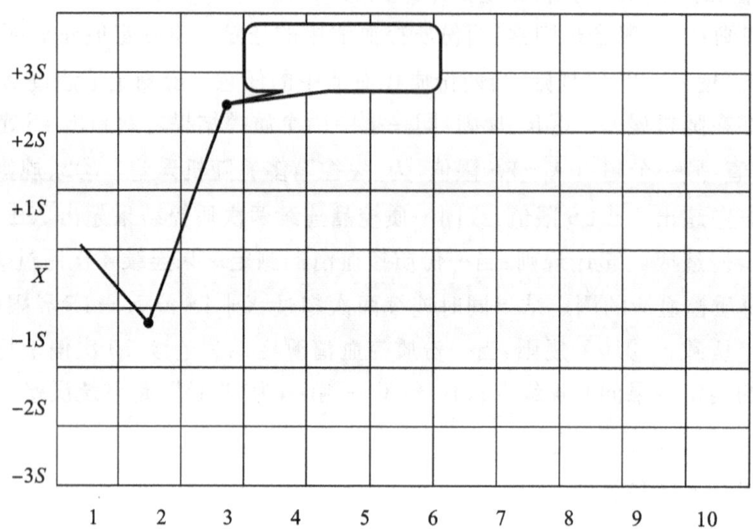

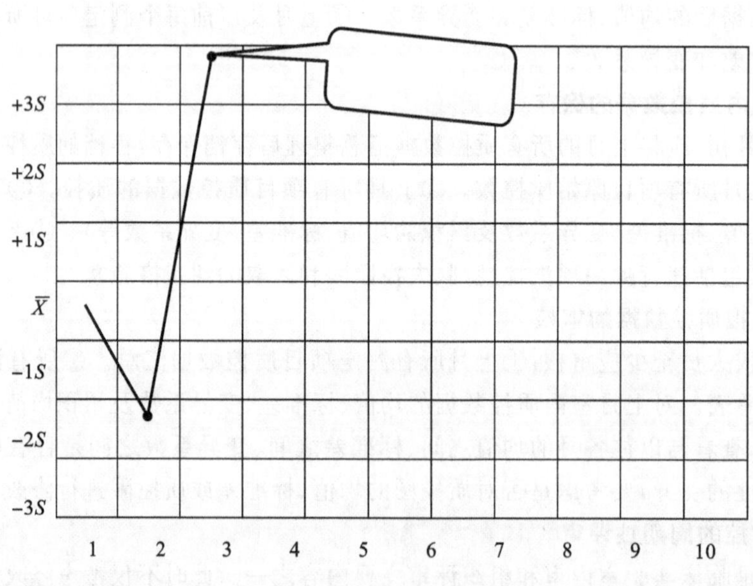

续表

姓名：	专业：	班级：	学号：
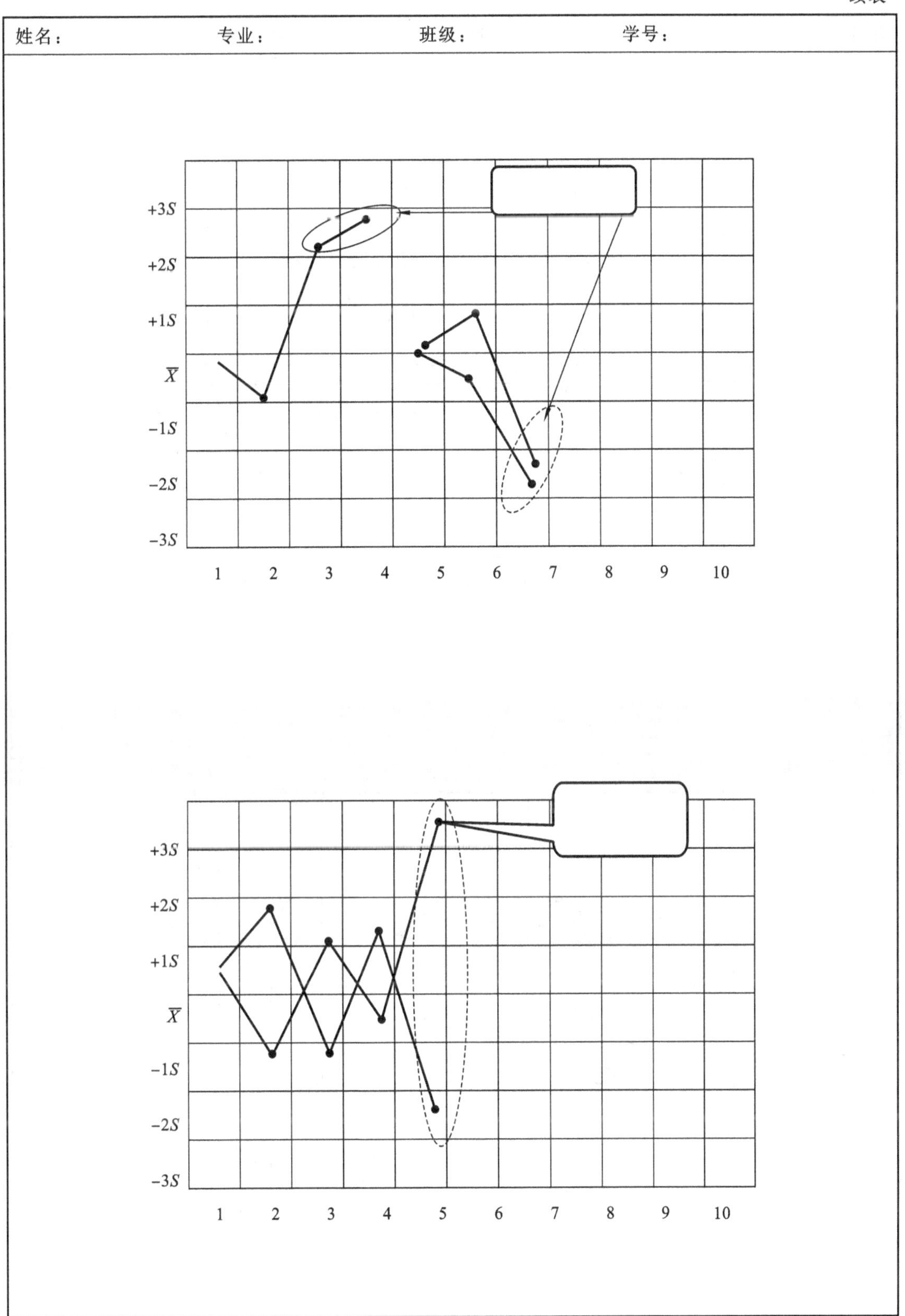 			

续表

姓名：	专业：	班级：	学号：

+3S
+2S
+1S
$\overline{X}$
-1S
-2S
-3S
1 2 3 4 5 6 7 8 9 10

+3S
+2S
+1S
$\overline{X}$
-1S
-2S
-3S
1 2 3 4 5 6 7 8 9 10

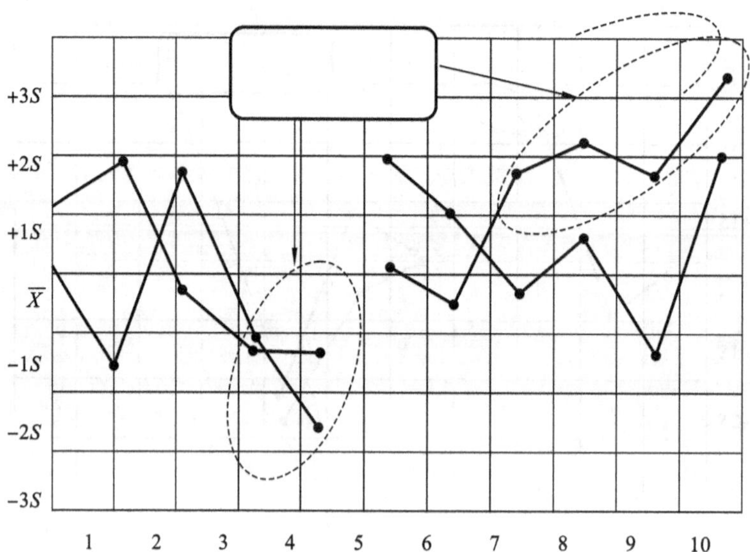

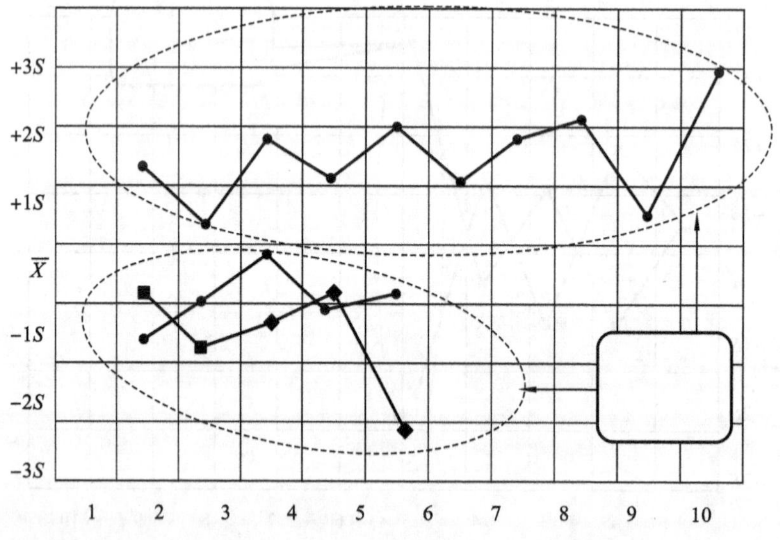

任务三　室内质量控制分析

生化室内质控应每天采用高、低两个水平的质控品进行测定，理想情况是每天在控。但实际容易出现失控的情况，当出现失控时，应从以下情况进行分析。

一、分析原始数据

原始数据是指未经计算或换算的检测数据，这些数据能最直接、最真实地反映检测情况。当质控品出现失控时，首先查看原始数据并结合近期室内质量控制图和平时的经验进行分析，这样能估计失控原因的大体方向，使室内质量控制分析的工作更有重点。

二、对检测过程回顾分析

失控后，应按照检测过程的先后顺序进行迅速、仔细的回顾，分析有无特殊情况出现。如温度是否符合检测系统要求、水质情况等，还要检查校准品、质控品、试剂是否变更了生产厂家、生产批号是否接近失效期等。

三、分析检测系统

如果同一台仪器出现多项质控结果异常，失控原因多为仪器或质控品造成的。应及时检查仪器或质控品的状态，如：①查看仪器是否定期进行维护和保养。②比色杯、光源灯是否超过规定使用寿命。③对不定期维护的部位进行检查，查看是否需要清洁或更换。④检查仪器运作时有无异常现象，如加样针和试剂针是否干净畅通、管路有无堵塞现象、清洗机构是否正常等。⑤查看质控品是否过期、变质等。

如果单项或几项质控结果异常，失控原因多为试剂或校准品造成。①检查试剂是否错放或多次拼装，可查看试剂更换记录。②可通过观察该项目校准的 S1ABS 值和 K 值来查看试剂是否变质、污染及试剂的稳定性。③检查校准品配制过程是否正确，查看批号是否一致、设置值是否正确、是否过期等。

四、选择性复查标本

进行上述分析后为了进一步分析失控原因和决定处理方法，可选择性地对以下标本进行复查：①失控时所使用的质控品。②新开瓶同一批号的质控品。③失控时使用的标准品。④新开瓶同一批号的标准品。⑤少数几个患者标本，最好是近期做过该项目检测的标本。然后通过对复查结果的分析，找到失控的原因，并将失控情况、原因和解决过程详细记录。

五、失控处理的常见措施

在分析出失控原因后应有针对性地采取处理措施，并在处理后需再次测定质控品加以验证。以下为失控处理常见措施及原因分析。

（1）重测同一质控品。主要查明是否为人为误差，检验者每步都应仔细操作。另外，这一步还可查出是否为偶然误差，若为偶然误差，则重测的结果应在允许范围内。

（2）新开质控品测定后重测失控项目。若新开的质控品检测质控正常，那么原来那瓶质控品可能变质或被污染等应丢弃。

（3）更换试剂后重测失控项目。若试剂变质或超过开瓶稳定期应更换新开瓶试剂并重做试剂空白或校准。

（4）重新校准后重测失控项目。对失控项目进行校准后重测质控品加以验证，可解决系统漂移的问题。必要时也可新开瓶校准品。

（5）进行仪器维护后重测失控项目。检查仪器状态，查看光源是否需要更换、比色杯是否需要清洗或更换等。

（6）请专家帮助。如果实验室用尽常规手段后仍无法纠正失控现象，应及时与仪器或试剂厂家联系，请求他们的技术支援。

【任务评价】

"室内质量控制分析"任务学习自我检测单

姓名：	专业： 班级： 学号：
室内质量控制分析	当质控失控时应从哪些方面进行分析，并根据自己的理解画出失控处理流程图：
	失控处理常见措施：

任务四　检验结果报告审核程序

检验结果的正确和及时发放是分析后质量控制工作的核心。因此必须严格审核检验报告单，以保证其"完整、准确、及时、有效"。实际工作中影响检验结果的因素众多，检验人员一定要增强审核报告的责任心。在临床对检验结果提出质疑时，检验者不能只简单的回答"这是仪器做出的结果"，而应该回顾检验过程中是否有差错，若确信标本在进入实验室后的处理、检测中无差错，也要积极与临床一起分析原因，向临床提供最可靠、最准确的检验报告。

一、对检验结果的初审

在检测系统正常运行及质控在控的情况下，一般由检验者本人对标本检测结果进行初审。

一般应包括以下内容。

(1) 检查临床医生所申请的检验项目是否全部检测完毕，有无漏检项目(手写申请单应进行保存)。

(2) 在检验报告单上备注标本性状。如溶血、黄疸和脂血等，以及它们的程度。标本性状对检验结果的影响：①脂血标本会使反应浊度增加，透光度下降，吸光度增加，从而导致 TP、TG、UA 等升高。②溶血标本会使血细胞中高浓度组分逸出，从而导致血钾、AST、ALT、LDH 等升高。③标本运送对检验结果的影响，如标本放置时间过长导致血钾升高、血糖降低等。必要时，建议临床重新采集样本检测。

(3) 有无异常结果，决定是否需要复查等。异常结果主要指：①检验结果异常升低或降高。②与临床诊断不符合。③与既往结果相差过大。④与相关实验结果不符合。⑤有争议的检验结果。对异常结果可通过：①检查当天检测系统的可靠性。②核查送检标本的情况。③原标本复查。④必要时重新采集标本复查。⑤查阅患者病历。⑥与临床医生沟通等方式进行处理。复查后应在检验报告单上注明“结果已复查”的字样。

(4) 查看各检测参数间的大小、比例、逻辑关系。如：T-Bil＞D-Bil；TP＞Alb；CK＞CK-MB 等。常见的违反逻辑的结果需复查。

(5) 注意同一患者各检测项目间的相关性。如肝功能中 ALP、GGT 都较高，而 ALT、AST 很低，甚至是负值，这往往是相应底物耗尽的表现，应检查反应进程曲线加以判断，并对标本进行稀释处理后再检测。

(6) 认真执行危急值紧急报告制度。危急值(critical values)指某一临床检验结果与正常参考范围偏离较大，有可能危及患者生命的检验数值。检验者必须迅速将危急值报告给临床医生，使医生能够及时给予患者有效的干预措施或治疗，否则就有可能出现严重后果，失去最佳抢救机会。

二、对检验结果的审核

检验结果的审核应由有资质的检验人员对检验者初审的结果再做进一步的审查并签名，从而减少或者避免差错事故的发生。主要应包括以下内容。

(1) 检测系统是否在控。如温度、湿度、水质状况等。质控数据是否在控。如果失控，其失控原因分析及纠正措施是否正确等。

(2) 结合临床资料进行审核。应结合患者的性别、年龄、临床诊断等进行审核。如某患者检测的 TP 为 110 g/L，但该标本无脂血等影响因素，后查看临床诊断为多发性骨髓瘤，则可审核。

(3) 熟知不合格标本对检验结果的影响。如脂血、溶血标本；抗凝剂的错误使用；标本放置时间过长；输液端采血等。如需出具不合格标本的检查报告单，应备注说明其影响。

(4) 试剂线性范围对检验结果的影响。应了解检验项目试剂的线性范围，对超过或低于线性范围的项目进行相应的减量或增量操作后重新测定。如用连续监测法的项目遇到检验结果为 0 或负值的情况，应查看其反应曲线并做相应处理。

(5) 仪器性能对检验结果的影响。仪器老化、清洗管道堵塞等均会对检验结果造成影响。如仪器光路老化则 ALT、AST 等项目结果重复性较差。

(6) 审核报告时应观察检验结果的总体趋势。即使质控在控，也要注意当日检验结果的总体趋势。如 K^+ 浓度的参考范围为 3.5～5.5 mmol/L，中值为 4.5 mmol/L，但当日结果大部分甚至全部低于 4.5 mmol/L 时,即使质控在控,任要考虑 K^+ 是否偏低,是否需要校正或更换钾电极。

【任务评价】

"检验结果报告审核程序"任务学习自我检测单

<table>
<tr><td colspan="2">姓名：　　　　专业：　　　　班级：　　　　学号：</td></tr>
<tr><td rowspan="2">检验结果的初步审核</td><td>血浆有哪些性状,每种性状会对检验结果造成哪些影响：</td></tr>
<tr><td>异常结果包括哪些,应怎样进行复查：</td></tr>
</table>

本章小结

实验室的室内质量控制是实验室管理的重要内容。本章介绍了临床生物化学检验的流程及开展室内质控前的准备工作。重点介绍了室内质控的测定,如何正确选择、使用和保存质控品与质控图靶值、控制限的确定。掌握分析前、中、后的质量控制的要素及室内质控数据的管理。应熟悉 Westgard 多规则质控法,掌握各项判断规则。应正确分析失控原因,重点掌握失控后常见的处理措施与检验结果报告审核程序。

目标检测

A 型题

1. 临床检验室内质量控制中,如果质控结果出现失控信号,做法正确的是(　　)。

A. 寻找失控的原因,并采取一定的措施加以纠正,然后重新测定,再决定是否可发出报告

B. 先发出患者结果,然后寻找原因

C. 发出患者结果,不寻找原因

D. 增加质控规则,提高误差检出

2. 室内质控失控时,所采取的措施不正确的是(　　)。

A. 回顾整个操作,分析误差原因　B. 重新检验

C. 更换试剂盒或更换质控血清　D. 继续测定常规标本,等次日再观察是否继续失控

3. 表示测量值与真值的一致程度的是(　　)。

A. 精密度　B. 准确度　C. 系统误差　D. 随机误差

4. 临床检验质量控制方法中确定质量控制方法性能的关键指标是(　　)。

A. 标准差　B. 靶值　C. 控制规则　D. 质量控制测定值的个数

5. 在室内质控过程中，若质控血清的检测结果超出±2S，一般常认为（　　）。

A. 不能判断　　B. 在控　　C. 警告　　D. 失控

6. 在室内质控中最常用的方法是采用单一浓度的质控血清，随患者样本同时测定，在绘制质控图时用来定质控限的是（　　）。

A. 标准差　　B. 标准误　　C. 变异系数　　D. 平均值

7. 为保证检验信息正确、有效的先决条件（　　）。

A. 分析前质量保证　　B. 室间质量评价

C. 室内质量控制　　D. 分析中质量保证

8. 对同一样品进行重复检测，测定值差别越小，说明该检测（　　）。

A. 精密度越低　　B. 精密度越高　　C. 准确度越高　　D. 准确度越低

参考答案

A 型题

1. A　2. D　3. B　4. D　5. C　6. A　7. A　8. B

第九章　体液葡萄糖检验

知识目标

1. 掌握：血糖的来源、去路及调节机制。
2. 掌握：糖尿病的概念、诊断标准及分型。
3. 了解：低血糖症的概念、病因和临床分类。
4. 掌握：血糖测定的方法学特点、实验原理和临床应用。
5. 掌握：口服葡萄糖耐量试验概念、原理、操作方法和临床应用。
6. 掌握：糖化血红蛋白和糖化血清蛋白测定方法学特点、测定原理和临床应用。
7. 了解：胰岛素及胰岛素释放试验的临床应用。
8. 了解：C-肽及C-肽释放试验的临床应用。

能力目标

1. 掌握：血糖的测定。
2. 掌握：口服葡萄糖耐量试验。
3. 掌握：糖化血红蛋白和糖化血清蛋白的测定。
4. 掌握：正确分析各种葡萄糖代谢相关实验室检测结果。

糖是自然界含量较丰富的物质之一，其化学本质为多羟基醛或多羟基酮的衍生物。食物中的多糖大部分在小肠被消化成葡萄糖、果糖等单糖后吸收，再通过血液循环运送到全身各组织器官，供细胞利用或合成糖原储存。

人体内的糖主要是糖原和葡萄糖，糖原是由许多葡萄糖组成的多糖，主要存在于肝和肌肉组织内，是葡萄糖的储存形式。葡萄糖是运输和利用形式。糖的生理功能主要包括以下几点：①提供能量，正常情况下，人体所需能量的50%～70%来自葡萄糖；②作为组织细胞的结构材料，参与重要生理活动，如糖蛋白和糖脂是生物膜的重要组成成分，其寡糖链作为信号分子参与细胞识别及多种特异性表面抗原鉴定等；③转变为其他物质，糖通过生成中间代谢物为其他生物分子的合成如氨基酸、核苷酸、脂肪酸等提供碳骨架。

测定体液（血、尿、脑脊液等）中葡萄糖的含量对糖代谢紊乱的诊断和治疗有重要意义。常用的检测指标：①血糖浓度测定；②口服葡萄糖耐量试验；③糖化血红蛋白测定；④糖化血清蛋白测定;⑤胰岛素测定;⑥C-肽测定等。

一、血糖及血糖浓度的调节

血糖(blood glucose,BG)指血液中的葡萄糖。血糖含量会随进食、运动等状态不同而有所波动,但正常人空腹血糖(FPG)浓度相对稳定,一般维持在 3.9～6.1 mmol/L,这对保证人体各组织特别是脑组织正常的功能活动有极其重要的作用。要维持血糖浓度的相对稳定,必须保持血糖来源和去路的动态平衡,这需要体内神经系统、内分泌激素及肝、肾等组织器官的协同作用。

(一) 血糖的来源和去路

1. 来源

血液中葡萄糖的来源主要有以下几种:①食物中的糖类物质,在胃肠中经消化后以单糖的形式被吸收进入血液中,是血糖的主要来源;②肝储存的糖原分解成葡萄糖入血,是空腹时血糖的直接来源;③糖异生作用,在禁食情况下,肝可将甘油、某些有机酸及生糖氨基酸等非糖物质通过糖异生作用转变成葡萄糖以补充血糖;④其他单糖的转化,肝可以将饮食中摄取的其他己糖如果糖、半乳糖等转变为葡萄糖。

2. 去路

血糖的去路是被组织细胞摄取和利用,包括以下几种方式:①氧化分解供能,通过有氧氧化和无氧分解产生 ATP 是血糖的主要去路;②肝和肌肉等组织将葡萄糖合成糖原而储存;③转变为非糖物质,如脂肪、非必需氨基酸等;④转变成其他糖及糖衍生物,如核糖、脱氧核糖、氨基多糖等;⑤当血糖浓度过高,超过了肾糖阈(约 9.0 mmol/L)时,葡萄糖即由尿中排出,出现糖尿。血糖的来源与去路如图 9-1 所示。

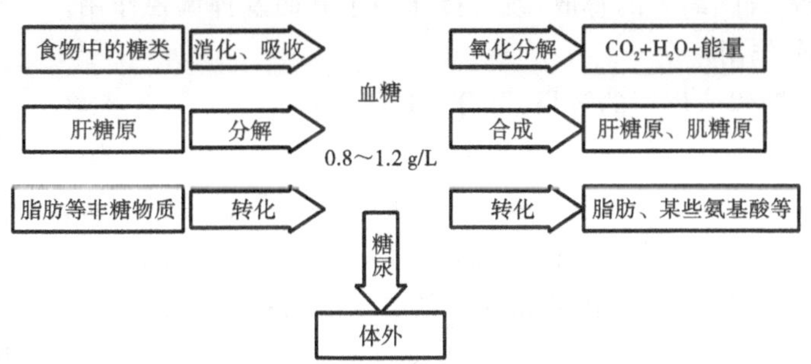

图 9-1　血糖的来源与去路

(二) 血糖浓度的调节

正常人体内存在着精细的调节血糖来源和去路动态平衡的机制,保持血糖浓度的相对稳定是体内神经系统、内分泌激素及组织器官共同调节的结果(图 9-2)。

1. 肝的调节作用

肝内糖代谢的途径很多,而且有些代谢途径为肝所特有,所以肝被认为是调节血糖浓度最主要的器官。肝内有许多糖代谢的特异酶,当机体需要时,通过神经体液的作用,使肝细胞内这些酶的活性发生改变,引起一系列糖代谢变化,从而达到维持血糖浓度相对稳定的目的。肝对糖代谢具有双向调控功能。当血糖浓度偏低时,肝通过特有的葡萄糖-6-磷酸酶将储存的肝糖原分解,同时肝内糖异生作用也加强,使血糖浓度升高;当血糖浓度偏高时,肝组织摄取葡萄

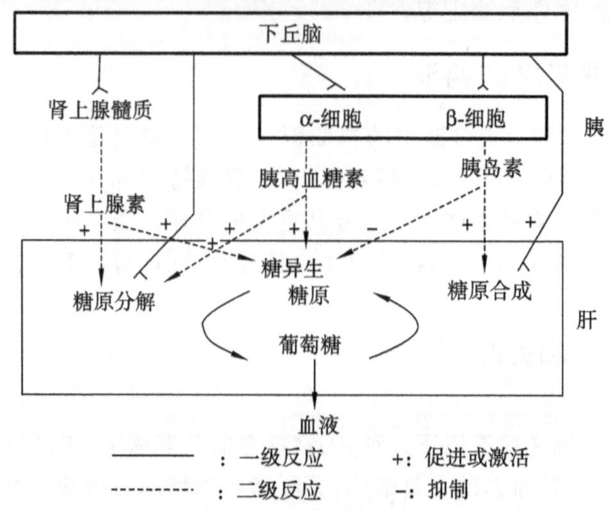

图 9-2 血糖调节的主要机制

糖增加，肝糖原的合成作用加强，并抑制肝糖原的分解，促进糖转变为脂肪，同时，肝内糖异生作用减弱，使血糖浓度降低。

2. 神经系统的调节作用

神经系统对血糖浓度的调节作用主要通过下丘脑和自主神经系统控制激素的分泌，后者再通过影响血糖来源与去路关键酶的活性来实现。神经系统的调节最终是通过细胞水平的调节来达到目的。

下丘脑的腹内侧核和外侧核具有相反的效应，它们分别通过内脏神经和迷走神经，引起肾上腺素、胰高血糖素或胰岛素的释放，或直接作用于肝而发挥调控作用。

3. 激素的调节作用

根据激素对血糖调节作用的效果，可分为以下两组。

(1) 降低血糖浓度的激素：胰岛素是降低血糖浓度的主要激素，是由胰岛 β 细胞分泌的一种蛋白质类激素，具有由 51 个氨基酸残基组成的两条多肽链结构。胰岛素以单肽链前胰岛素形式合成并储存于胰岛 β 细胞，在特殊酶的作用下，前胰岛素（肽链）断裂，产生等分子的活性胰岛素和无活性的 C-肽，释放入血液循环。其中仅活性胰岛素能促进葡萄糖被细胞摄取和利用，前胰岛素和 C-肽均无此作用。由于 C-肽没有胰岛素的生理作用，故与胰岛素抗体无交叉反应，不受胰岛素抗体的干扰，所以测定血液中的 C-肽能准确地反映胰岛 β 细胞的储备功能。

胰岛素发挥作用首先要与靶细胞（主要是肝、肌肉和脂肪组织）膜表面的特异性受体结合，触发产生第二信使（cAMP），通过第二信使系统导致细胞内一系列的化学改变，最终达到降低血糖的目的（图 9-3）。所以胰岛素的生物活性效应取决于以下几点：①靶细胞上胰岛素受体的绝对或相对数目；②到达靶细胞的胰岛素浓度；③胰岛素与靶细胞受体的亲和力；④胰岛素与受体结合后的细胞内改变情况等。

具有降血糖作用的还有胰岛素样生长因子（insulin like growth factors，IGF），其化学本质是一种多肽，在结构上与胰岛素相似，具有类似于胰岛素的代谢作用和促生长作用。

(2) 升高血糖浓度的激素：升高血糖的激素包括胰高血糖素、肾上腺素、糖皮质激素和生长素等，通过促进肝糖原分解、加强糖异生、抑制肝糖原合成及减少葡萄糖氧化等途径，使血糖升高。

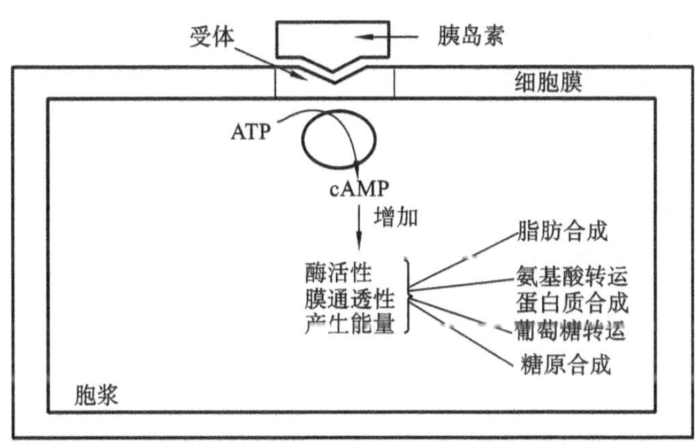

图 9-3 胰岛素作用于靶细胞的机制

二、高血糖症与糖尿病

高血糖症(hyperglycemia)是指空腹血糖浓度超过 7.0 mmol/L。若血糖浓度高于肾阈值 9.0 mmol/L,则出现尿糖。高血糖症有生理性和病理性之分,生理性如情绪激动、饮食等原因所致的高血糖,其特点是血糖呈暂时性升高,但空腹血糖正常。糖尿病(diabetes mellitus, DM)是临床上最常见的病理性高血糖症,系胰岛素分泌不足或(和)胰岛素作用低下引起的代谢紊乱综合征,以高血糖为主要特点,其典型病例可出现多尿、多饮、多食、消瘦等症状。长期的高血糖可导致多器官功能损害及衰竭,也可并发酮症酸中毒及非酮症性高渗综合征而危及生命。

(一) 糖尿病的分型

国际糖尿病学会推荐根据糖尿病的病因分为四大类型。

1. 1 型糖尿病(type1 diabetes)

此型糖尿病常发生于儿童和年轻人,只占糖尿病患者的 5%～10%,主要病变在于胰岛 β 细胞破坏导致胰岛素绝对缺乏,因而对胰岛素治疗敏感。

2. 2 型糖尿病(type 2 diabetes)

此型糖尿病包括胰岛素抵抗伴胰岛素相对不足。该型糖尿病占糖尿病患者的 90%以上,常见于中年肥胖者。

3. 特殊类型糖尿病(other specific types of diabetes)

此型糖尿病包括一系列病因比较明确或继发性的糖尿病,主要有以下几类:①胰岛 β 细胞基因缺陷;②胰岛素受体基因异常导致胰岛素受体缺失或突变;③内分泌疾病(拮抗胰岛素的激素过度分泌),如肢端肥大症、嗜铬细胞瘤等;④胰腺疾病;⑤药物或化学制剂所致;⑥感染,如先天性风疹及巨细胞病毒感染等。

4. 妊娠期糖尿病(gestational diabetes mellitus,GDM)

此型糖尿病指在妊娠期间首次发现的任何程度的糖耐量减退或糖尿病发作,不论是否使用胰岛素或饮食治疗,也不论分娩后这一情况是否持续,但不包括妊娠前已知的糖尿病患者。多数 GDM 妇女在分娩后血糖将恢复正常水平,但有约 30%的患者在 5～10 年后转变成 2 型糖尿病。

（二）糖尿病的诊断标准

1. 1999 年 WHO 提出的糖尿病诊断标准（要点）

（1）糖尿病症状，同时随机血糖浓度≥11.1 mmol/L。典型糖尿病症状包括多食、多饮、多尿和不明原因的体重下降。随机血糖指末次进食后任意时间点测得的血糖浓度。

（2）空腹血糖浓度≥7.0 mmol/L。空腹指持续 8 h 以上无任何热量摄入。

（3）口服葡萄糖耐量试验（oral glucose tolerance test，OGTT）中 2 h 血糖≥11.1 mmol/L。OGTT 试验采用 75 g 无水葡萄糖负荷。

以上三种方法都可以单独用来诊断糖尿病，但需要重复试验，两次的试验结果有相关性才能确诊。

2. 妊娠期糖尿病的诊断标准

对妊娠 24～28 周有 DM 倾向（肥胖，有 GDM 病史，尿糖阳性，有糖尿病家族史等）的妊娠期妇女可在空腹条件下口服 50 g 葡萄糖，然后测定 1 h 血糖浓度进行妊娠期糖尿病筛查，若血糖浓度≥7.8 mmol/L 则为筛查异常，需进一步做葡萄糖耐量试验。

妊娠期糖尿病的诊断标准见表 9-1。

表 9-1　妊娠期糖尿病的诊断标准

方法	时间	血浆葡萄糖浓度
100 g 葡萄糖耐量试验	空腹	≤5.3 mmol/L
	1 h	≤10.0 mmol/L
	2 h	≤8.6 mmol/L
	3 h	≤7.8 mmol/L
75 g 葡萄糖耐量试验	空腹	≤5.3 mmol/L
	1 h	≤10.0 mmol/L
	2 h	≤8.6 mmol/L

注：①妊娠期糖尿病诊断标准长期未统一，上表为美国糖尿病学会（ADA）推荐的 Carpenter/Coustan 诊断标准；②临床采用 100 g 和 75 g 葡萄糖耐量试验均可，后者较为常用；③以上检测结果每一个试验中如果有 2 项以上为阳性可诊断为 GDM，1 项阳性为妊娠糖耐量减退（GIGT），各项均阴性为正常。

当空腹血糖浓度在 6.1～7.0 mmol/L 之间，且 OGTT 2 h PG<7.8 mmol/L 为空腹血糖受损（impaired fasting glucose，IFG），当空腹血糖浓度 7.0 mmol/L，且 OGTT 2 h PG 在 7.8～11.1 mmol/L 之间为糖耐量减退（impaired glucose tolerance，IGT），IFG 与 IGT 统称为糖调节受损（impaired glucose regulation，IGR），它们可单独或合并存在。（注：2003 年 ADA 推荐降低 IFG 诊断标准的下限为 5.6 mmol/L，但我国及世界上很多国家仍按老标准实行）

（三）糖尿病的代谢变化

糖尿病会导致血糖、蛋白质和脂肪代谢的改变，表现为高血糖症、糖尿、高脂血症、酮酸血症及乳酸血症等。

（1）高血糖症的原因是，肝糖原分解增加、肌细胞蛋白质动员加强、氨基酸糖异生加强等血糖来源增加，而血糖去路（如肌肉和脂肪组织摄取葡萄糖）减少。

（2）糖尿血糖过高超过肾糖阈时可出现糖尿，严重者尿中会出现酮体。由于尿液中葡萄糖和酮体分泌增加可产生渗透性利尿，故会引起多尿及水盐丢失。

(3) 高脂血症和高胆固醇血症糖尿病时，由于脂肪组织动员加强，脂肪酸转变成乙酰CoA，生成酮体和胆固醇后进入血液引起高脂血症和高胆固醇血症。

(4) 酮血症：当酮体产生过多，超过肝外组织的氧化能力时，会形成酮血症和酮尿症。酮体中除丙酮为中性外，乙酰乙酸和β-羟丁酸均为酸性物质，因此，酮体产生过多时可引起酸中毒。

严重的糖尿病由于脂肪分解过多，丙酮酸无氧酵解成乳酸的作用加强，可能导致乳酸血症，甚至引起高渗透性和酮酸中毒性休克。

三、其他糖代谢紊乱

(一) 低血糖症

低血糖症(hypoglycemia)是指由于某种病理和生理原因使血糖浓度低于参考值下限而出现的交感神经兴奋性增高和脑功能障碍，从而引起饥饿感、心悸、出汗、精神失常等症状，严重时可出现意识丧失，昏迷甚至死亡。

1. 病因及临床分类

低血糖症多由血糖的来源小于去路所致，如食入糖和肝糖原分解减少、非糖物质转化为葡萄糖减少或组织消耗利用葡萄糖增多等。临床上一般将低血糖症分为空腹低血糖症和餐后(反应性)低血糖症两类。

(1) 空腹性低血糖：临床上常见的低血糖类型。正常人一般不会因为饥饿而发生低血糖，成人空腹时发生低血糖症往往是由于葡萄糖利用过多或生成不足。临床上反复发生空腹性低血糖提示有器质性疾病，胰岛素瘤是器质性低血糖症中最常见的病因。

(2) 餐后(反应性)低血糖：主要由于胰岛素反应性释放过多，多见于功能性疾病，在临床中往往容易被忽略。常见类型如下。①功能性低血糖症(反应性低血糖症)：发生于餐后或口服葡萄糖耐量2～5 h的暂时性低血糖。多见于心理动力学异常的年轻妇女。②2型糖尿病或糖耐量受损伴有的低血糖症：患者空腹血糖正常，在口服葡萄糖耐量试验后，前2 h似糖耐量受损或2型糖尿病，但食入葡萄糖后3～5 h，血糖浓度迅速降至最低点。其原因可能是持续高血糖引起的胰岛素延迟分泌，出现高胰岛素血症所致。③营养性低血糖症：发生于餐后1～3 h。患者多有上消化道手术或迷走神经切除史。由于胃迅速排空，使葡萄糖吸收增快，血糖浓度明显增高并刺激胰岛素一过性分泌过多，导致低血糖。

2. 低血糖症的诊断标准

低血糖症的诊断标准可以根据Whipple三联征确诊：①低血糖症状；②发作时空腹血糖浓度低于2.8 mmol/L；③供糖后低血糖症状迅速缓解。

(二) 糖代谢的先天性异常

糖代谢的先天性异常是指因糖代谢的酶类发生先天性异常或缺陷，导致某些单糖或糖原在体内储积，并从尿中排出。此类疾病多为常染色体隐性遗传，包括糖原贮积症、果糖代谢异常及半乳糖代谢异常等，以糖原贮积症最为常见。

糖原贮积症(glycogenstoragedisease，GSD)是由于参与糖原合成或分解的酶缺乏，使糖原在肝、肌肉等脏器中大量堆积，造成这些器官的肥大及功能障碍。由于酶缺陷的种类不同，临床表现多种多样，一般将其分为13型，其中Ⅰ、Ⅲ、Ⅵ、Ⅸ型以肝病变为主，Ⅱ、Ⅴ、Ⅶ型以肌肉组织受损为主，Ⅰ型GSD最为多见。

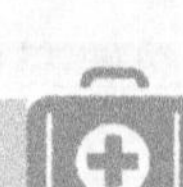

案例导入

患者，男，45 岁，体形消瘦，常感疲乏；尿频，烦渴，饮水量增加，饭量增大，餐后 2～3 h 即感饥饿，遂来诊。

体格检查：血压：140 mmHg/99 mmHg，双肺呼吸音清，未闻及干、湿性啰音，心脏浊音界无扩大，心率 84 次/分，心音低钝，心率整齐，未闻及杂音。肝、脾肋下触不及，双下肢无水肿。

实验室检查：空腹血糖：23.6 mmol/L，餐后 2 h 血糖：29.5 mmol/L，尿糖：+++。

问题：1. 该患者可能的诊断是什么？诊断依据是什么？

2. 还应做哪些生化检验来协助诊断和治疗？并说明原因。

任务一　血浆(清)葡萄糖测定及临床意义

一、项目检测依据

血糖浓度是反映机体糖代谢状况的一项重要指标，血糖检验对糖代谢紊乱的诊断、治疗及监测有重要意义，绝大部分医院将其列为急诊检验和危急值报告项目之一。

二、实验原理

1. 己糖激酶法

己糖激酶催化标本中的葡萄糖和 ATP 发生磷酸化反应，生成葡萄糖-6-磷酸(G-6-P)与 ADP。前者在葡萄糖-6-磷酸脱氢酶(G-6-PD)催化下脱氢，生成 6-磷酸葡萄糖酸内酯，同时使 $NADP^+$ 还原成 NADPH。反应式如下：

$$\text{葡萄糖}+\text{ATP}\xrightarrow{\text{HK}}\text{葡萄糖-6-磷酸}+\text{ADP}$$

$$\text{葡萄糖-6-磷酸}+\text{NAPD}^+\xrightarrow{\text{G-6-PD}}\text{6-磷酸葡萄糖酸内酯}+\text{NADPH}+\text{H}^+$$

NADPH 的生成速率与血液中葡萄糖的浓度成正比。NADPH 在 340 nm 波长处有吸收峰，当加入的 HK、ATP、G-6-PD 和 $NADP^+$ 足够时，通过监测其吸光度的增加速率，可计算标本中葡萄糖浓度。

己糖激酶法对葡萄糖的特异性比葡萄糖氧化酶法高，不受轻度溶血(血红蛋白浓度小于 5 g/L)、脂血、黄疸、尿酸、维生素 C、氟化钠、肝素、EDTA 和草酸盐等干扰，被认为是血清(浆)葡萄糖测定的参考方法，特别适用于急诊检验，但试剂较贵。

2. 葡萄糖氧化酶法

本法测定技术分为质谱分析法（速率法）和比色法两类。初始反应均为在葡萄糖氧化酶（GOD）的催化下，葡萄糖被氧化为葡萄糖酸（D-葡萄糖酸-δ-内酯），同时消耗溶液中的氧，产生过氧化氢。反应式如下：

$$葡萄糖+2H_2O+O_2 \xrightarrow{GOD} 葡萄糖酸+2H_2O_2$$

质谱分析法是用氧电极监测溶液中氧的消耗量。氧消耗量与葡萄糖浓度成正比。比色分析法则是与过氧化物酶（peroxidase，POD）偶联，将过氧化氢分解为水和氧，同时使色素原性氧受体4-氨基安替吡啉和酚去氢缩合为红色醌类化合物，即Trinder反应。其颜色深浅在一定范围内与葡萄糖浓度成正比。其反应式如下：

$$2H_2O_2+4\text{-}氨基安替吡啉+酚 \xrightarrow{POD} 红色醌类化合物$$

葡萄糖氧化酶仅对β-D-葡萄糖高度特异，所以测定时为保证葡萄糖的完全氧化，需要α型到β型的变旋过程，这可以在实际应用时通过加入葡萄糖变旋酶或者适当延长孵育时间来实现。

过氧化物酶（POD）的特异性较低，一些还原性物质如尿酸、维生素C、胆红素和谷胱甘肽等可消耗过氧化氢，使测定结果偏低，添加了抗干扰成分的试剂盒可消除上述物质的干扰。GOD-POD偶联法可直接测定脑脊液中葡萄糖的含量。但由于尿液中尿酸等干扰物浓度过高，所以该法不能直接测定尿液中葡萄糖的含量。

本法测定血糖的线性范围可达19 mmol/L；回收率为94%～105%；批内变异系数为0.7%～2.0%，批间变异系数为2%左右，日间变异系数为2%～3%。其准确度与精密度都能达到临床要求，操作简便，适用于常规检验，是国家卫生健康委员会临床检验中心的推荐方法。

3. 葡萄糖脱氢酶法

葡萄糖脱氢酶（GDH）催化葡萄糖脱氢，氧化生成葡萄糖酸（D-葡萄糖酸-δ-内酯）。其反应式如下：

$$\beta\text{-D-}葡萄糖+NAD^+ \xrightarrow{葡萄糖脱氢酶} 葡萄糖酸+NADH$$

向反应液中加入变旋酶可缩短反应到达平衡的时间。在反应过程中，NADH的生成量与葡萄糖浓度成正比例关系。

GDH对葡萄糖具有高度特异性，其测定结果与HK法具有良好的一致性。一般浓度的抗凝剂或防腐剂如肝素、EDTA、柠檬酸盐、草酸盐、氟化物和碘乙酸等均不干扰测定。胆红素85.5 μmol/L，血红蛋白950 mg/L，维生素C 2 g/L，谷胱甘肽200 mg/L，尿酸100 mg/L，尿素20 g/L，肌酐250 mg/L等不干扰测定。但当胆红素≥342 μmol/L和血红蛋白≥1 g/L时，可使表观葡萄糖浓度分别升高0.72 mmol/L和0.22 mmol/L。脂血标本会干扰测定，故须做标本对照管。

三、检验步骤

葡萄糖氧化酶法

1. 样本收集和储存

（1）受检者的准备：患者在隔夜空腹（至少8 h未进食任何食物，除饮水外）后，早餐前采集血样。注意有无应用影响测试项目的药物。

（2）标本类型与标本量：推荐使用抗凝血浆，也可使用血清，2 mL。

（3）标本容器选择：血浆标本应首选氟化物-草酸盐混合物抗凝管，也可使用肝素抗凝管。

血清标本应使用标准无菌促凝管或干燥管。

(4) 标本处理：取血后在室温下放置，由于血细胞中的糖酵解会使血糖浓度每小时下降5%～7%(0.4 mmol/L或10 mg/L)，当有白细胞增多或细菌污染时，葡萄糖的损耗会增加，故标本采集后立即分离血清或血浆，可使血糖在室温下稳定24 h。

2. 试剂

试剂要求：未打开的试剂盒，原包装试剂储存在2～8 ℃至标签所示失效日期。注意：仅供体外诊断使用，避免皮肤直接接触液体试剂，废弃物按生物危害垃圾处理。主要成分：磷酸盐缓冲液(pH 6.8)，过氧化物酶，苯酚，葡萄糖氧化酶，4-氨基安替吡啉，防腐剂。

3. 仪器

(1) 全自动生化分析仪：检查探针、搅拌棒是否沾有水滴、污物，是否弯曲、堵塞，各清洗槽是否被污物堵塞。检查各清洗液，不足时添加，倒掉废液，清理废液桶。检查水机供水是否充足，UPS工作是否正常，接通仪器左侧前方按钮，仪器自检后正常。仪器准备状态，点击仪器界面选择GLU项目。

(2) 半自动生化分析仪：721型分光光度计。

血清葡萄糖测定实验见表9-2。

表9-2 血清葡萄糖测定实验

加入物/mL	空白管	标准管	质控管	测定管
蒸馏水	0.02	—	—	—
葡萄糖标准应用液	—	0.02	—	—
质控血清	—	—	0.02	—
血清	—	—	—	0.02
酶酚混合试剂	3.0	3.0	3.0	3.0

四、参考范围

空腹参考范围：3.9～6.1 mmol/L。

五、临床意义

(1) 血糖增高：生理性高血糖见于餐后1～2 h，摄入高糖饮食、情绪激动等。病理性高血糖见于：①糖尿病；②其他内分泌系统的疾病，如垂体前叶功能亢进(巨人症、肢端肥大症)、肾上腺皮质功能亢进(库欣病)、甲状腺功能亢进、嗜铬细胞瘤等；③应激性高血糖，如颅内损伤、颅内压增高、脑卒中等；④脱水引起的血液浓缩，如呕吐、腹泻、高热等；⑤严重的肝硬化使葡萄糖不能转化为肝糖原储存；⑥胰腺病变。

(2) 血糖降低：生理性低血糖见于饥饿、剧烈运动等。病理性低血糖见于胰岛β细胞增生或肿瘤引起的胰岛素分泌过多；对抗胰岛素的激素分泌不足，如垂体、肾上腺皮质或甲状腺功能减退而使生长素、肾上腺素分泌减少；严重肝病使肝的异生糖作用减弱或肝糖原储存缺乏，肝不能有效地调节血糖。

(3) 药物影响：某些药物可以诱导血糖升高或降低。①引起血糖升高的药物有噻嗪类利尿药、口服避孕药、儿茶酚胺，吲哚美辛、咖啡因、甲状腺素、肾上腺素等；②使血糖降低的药物有降糖药、对乙酰氨基酚(致毒量)、抗组胺药、阿司匹林(致毒量)、乙醇、胍乙啶、普萘洛尔等。

六、安全防范

操作时必须穿戴手套和工作服，工作后的台面应消毒擦洗，用过的加样枪头等耗材应作为医用垃圾处理。为了避免形成气溶胶，所有样品尽可能不要在空气中暴露太长时间，遇到样本洒出，被污染的区域应立即用次氯酸钠溶液清洗，擦拭用的物品应丢弃在标有生物污染的垃圾桶中。

【任务评价】

“血浆(清)葡萄糖测定及临床意义”任务学习自我检测单

姓名： 专业： 班级： 学号：	
安全防护基本规范	增强岗位职责，实施规范操作：
	加强学习，完善各种安全措施：
仪器的使用	检测前的准备：
	操作步骤：
临床意义	

任务二　口服葡萄糖耐量试验及临床意义

一、项目检测依据

口服葡萄糖耐量试验(OGTT)是一种葡萄糖负荷试验,用以了解胰岛β细胞功能和机体对血糖的调节能力。对于症状不明显或血糖升高不明显的可疑糖尿病患者可以通过该项试验早期发现或排除糖尿病。

二、试验原理

正常人在进食一定量的葡萄糖后,血液中葡萄糖浓度仅暂时升高(一般不超过 9.0 mmol/L),但在 2 h 内血糖浓度又恢复到空腹水平,称为耐糖现象。OGTT 是人为给予一定量的葡萄糖(口服)后,间隔一定时间分别测定被检者的血糖和尿糖水平。因内分泌功能失调等因素引起糖代谢障碍时,口服一定量葡萄糖后,血糖浓度可急剧升高,而且短时间内不能恢复到原来的浓度水平,称为糖耐量失常。

OGTT 主要应用于:①空腹血糖水平在临界值(6.0～7.0 mmol/L)而又疑为糖尿病的患者;②空腹或餐后血糖浓度正常,但有发展为糖尿病可能的人群;③以前耐糖试验异常的危险人群;④妊娠期糖尿病的诊断;⑤临床上出现肾病,周围神经病变和视网膜病而又无法做出合理性解释者;⑥作为流行病学研究的手段。

三、检验步骤

1. 标本采集

检查前三天停用胰岛素治疗,维持正常的饮食及活动(每天食物中糖含量不低于 150 g)。试验前应空腹 10～16 h,坐位静脉采血 2 mL 左右,抗凝,迅速分离血浆后测定空腹血糖浓度(称空腹血浆葡萄糖浓度,FPG)。

2. 口服葡萄糖

将 75 g 无水葡萄糖溶于 250 mL 冷开水中,5 min 内饮完(妊娠妇女常用量为 100 g)。儿童葡萄糖用量可按 1.75 g/kg 计算,但总量不超过 75 g。从口服第一口开始计时,每隔 30 min 取血 1 次,共 4 次,历时 2 h(必要时可延长至 6 h),分别进行血糖测定。同时每隔 1 h 留取尿液一次检验尿糖。整个试验过程中避免吸烟、喝咖啡、喝茶或进食。

3. 绘制糖耐量曲线

以标本采集时间为横坐标(空腹时为 0),血糖浓度为纵坐标绘制糖耐量曲线,如图 9-4 所示。

4. 结果判断

OGTT 结合 FPG 可协助诊断糖尿病(DM)及相关状态:①FPG≤6.1 mmol/L,2 h PG<7.8 mmol/L,为糖耐量正常(NGT);②FPG 在 6.1～7.0 mmol/L 之间,2 h PG<7.8 mmol/

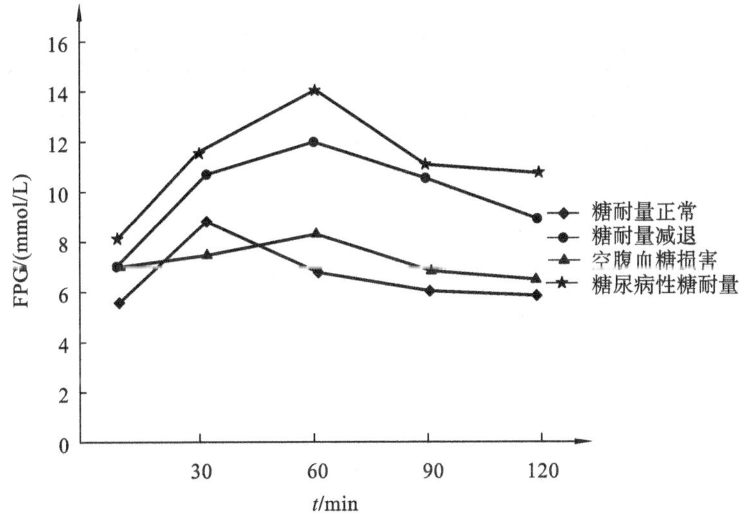

图 9-4　葡萄糖耐量曲线

L，为空腹血糖受损（IFG）；③FPG＜7.0 mmol/L，2 h PG 在 7.8～11.1 mmol/L 之间，为糖耐量减退（IGT）；④FPG≥7.0 mmol/L，2 h PG≥11.1 mmol/L，尿糖＋～＋＋＋＋，为糖尿病（DM）。

WHO 推荐的 OGTT 为不同个体提供了一种标准方法，对个体血糖调节能力的评价比 FPG 更为灵敏。但应该注意：①因为重复性很差，不能单凭 1 次 OGTT 结果判断糖耐量异常；②临床糖耐量诊断首推 FPG，OGTT 并非必需，不应作为常规项目。

四、参考范围

健康成人：FPG≤6.1 mmol/L；服糖后 30～60 min 血糖升高达高峰，一般＜10.0 mmol/L，2 h PG≤7.8 mmol/L；同时测定上述各时间的尿糖均为阴性。

五、临床意义

（1）糖尿病性糖耐量：FPG≥7.0 mmol/L，服糖后血糖急剧升高，血糖增高时间仍为 30～60 min，但峰值超过 10 mmol/L，则出现尿糖；以后血糖浓度恢复缓慢，常常 2 h 后仍高于空腹水平。因此糖尿病的重要判断指标是口服葡萄糖后 2 h 的血糖值，糖尿病患者耐糖曲线的最大特征是曲线延迟恢复至空腹水平。

（2）糖耐量减退：FPG＜7.8 mmol/L，但服糖后 60 min、90 min 的血糖水平≥11.0 mmol/L（有人 30 min 也可达此值），2 h 后血糖仍在 8.0～11.0 mmol/L 之间，称为亚临床糖尿病。

六、安全防范

操作时必须穿戴手套和工作服，工作后的台面应消毒擦洗，用过的加样枪头等耗材应作为医用垃圾处理。为了避免形成气溶胶，所有样品尽可能不要在空气中暴露太长时间，遇到样本洒出，被污染的区域应立即用次氯酸钠溶液清洗，擦拭用的物品应丢弃在标有生物污染的垃圾桶中。

【任务评价】

“口服葡萄糖耐量试验及临床意义”任务学习自我检测单

姓名：	专业：	班级：	学号：
安全防护基本规范	增强岗位职责，实施规范操作：		
	加强学习，完善各种安全措施：		
试验流程	检测前的准备：		
	OGTT 操作步骤：		
临床意义			

任务三　糖化血红蛋白测定及临床意义

一、项目检测依据

正常成人血红蛋白(Hb)是由 HbA_1(97%)、HbA_2(2.5%)和 HbF(0.5%)组成的。层析分析 HbA_1 显示它含有数种微量 Hb 成分，即 HbA_{1a}、HbA_{1b}和 HbA_{1c}，总称为 HbA_1。HbA_{1c}

是 HbA_1 的主要组分，约占 HbA_1 的 80%，HbA_{1a} 和 HbA_{1b} 的含量则非常低。

红细胞内的 Hb 可缓慢地与糖类(主要是葡萄糖)结合而形成糖化血红蛋白(glycosylated hemoglobin，GHb)。这种 Hb 与糖结合的形成过程称为糖基化作用，GHb 是 HbA_1 合成后化学修饰的结果。

GHb 的形成取决于血液中葡萄糖的浓度以及血糖与 Hb 的接触时间，其生成量与血中葡萄糖浓度成正比，其糖基化过程非常缓慢且不可逆，GHb 一旦形成不再解离。红细胞寿命约为 120 天，因此 GHb 的浓度可以反映测定前 1～2 个月内受试者血糖的平均水平，而与血糖的短期波动无关。

二、实验原理

1. 离子交换层析法

离子交换层析法：用偏酸缓冲剂处理 Bio-Rex70 阳离子交换树脂，使其带负电荷，它与带正电荷的 Hb 有亲和力。HbA 及 HbA_1 均带正电荷，由于 HbA_1 的两个 β 链 N-末端正电荷被糖基清除，正电荷较 HbA 少，两者对树脂的附着力不同。用 pH 6.7 磷酸盐缓冲剂可首先将带正电荷较少、吸附力较弱的 HbA_1 洗脱下来，再用分光光度计测定洗脱液中的 HbA_1 占总 Hb 的百分数。

2. HbA_{1c} 免疫法

HbA_{1c} 免疫法：利用 TTAB(tetradecyl trimethyl ammonium bromide，十四烷基三甲基溴化铵，是一种去污剂)作为溶血试剂(不溶解白细胞)，用来消除白细胞的干扰，然后用浊度抑制免疫学方法测定溶血后血液中的 HbA_{1c} 浓度。

先加入抗体缓冲液，样品中的糖化血红蛋白(HbA_{1c})和抗 HbA_{1c} 抗体反应形成可溶性的抗原-抗体复合物，由于在 HbA_{1c} 分子上只有一个特异性的 HbA_{1c} 抗体结合位点，所以不能够形成凝集反应。然后，加入多聚半抗原缓冲液，多聚半抗原和反应液中过剩的抗 HbA_{1c} 抗体结合，生成不溶性的抗体-多聚半抗原复合物，可用比浊法进行测定。同时在另一个通道上测定 Hb 浓度，在该通道中，溶血液中的血红蛋白转变为具有特征性吸收光谱的血红蛋白衍生物，用重铬酸盐作为标准参照物，进行比色法测定 Hb 浓度。

三、检验步骤

以离子交换层析法为例加以说明。

1. 样本收集和储存

(1) 受检者的准备：可随机采样，无特殊要求。

(2) 标本类型与标本量：抗凝全血，2 mL。

(3) 标本容器选择：全血标本可使用 EDTA 或氟化物抗凝管。

(4) 标本处理：取血后在室温下放置超过 24 h，可使结果增高，置于 4 ℃冰箱可稳定 5 天。

2. 试剂与材料

(1) 0.2 mol/L 磷酸氢二钠溶液：称取无水 Na_2HPO_4 28.396 g 溶于蒸馏水中，并加蒸馏水定容至 1 L(即试剂 1)。

(2) 0.2 mol/L 磷酸二氢钠溶液：称取 $NaH_2PO_4 \cdot 2H_2O$ 31.206 g 溶于蒸馏水中，并加蒸馏水定容至 1 L(即试剂 2)。

(3) 溶血剂：pH 4.62，取 25 mL 试剂 2，加 0.2 mL Triton X-100，加蒸馏水定容至

100 mL。

(4) 洗脱剂Ⅰ:(磷酸盐缓冲液,pH 6.7)取 100 mL 试剂 1、150 mL 试剂 2 于 1000 mL 容量瓶内,加蒸馏水定容至 1 L。

(5) 洗脱剂Ⅱ:(磷酸盐缓冲液,pH 6.4)取 300 mL 试剂 1、700 mL 试剂 2 于 1000 mL 容量瓶内,加蒸馏水定容至 1 L。

(6) Bio-Rex70 阳离子交换树脂:200~400 目,钠型,分析纯。

(7) 器材:分光光度计、毛细滴管、塑料微柱、微量加样器。

3. 操作方法

(1) 树脂处理:称取 Bio-Rex70 阳离子交换树脂 10 g,加 0.1 mol/L NaOH 溶液 30 mL,搅匀,置于室温下 30 min,其间搅拌 2~3 次。然后,加浓盐酸数滴,调节 pH 为 6.7,弃去上清液,用约 50 mL 蒸馏水洗 1 次,用洗脱剂Ⅱ洗 2 次,再用洗脱剂Ⅰ洗 4 次即可。

(2) 装柱:将上述处理过的树脂加洗脱剂Ⅰ,搅匀,用毛细滴管吸取树脂,加入塑料微柱内,使树脂床高度达 30~40 mm,树脂床填充应均匀,无气泡无断层即可。

(3) 溶血液的制备:将 EDTA 抗凝血或毛细管血 20 μL,加于 2.0 mL 生理盐水中,摇匀,吸弃上清液,仅留下红细胞,加溶血剂 0.3 mL,摇匀,置于 37 ℃水浴中 15 min,以除去不稳定的 HbA_1。

(4) 柱的准备:将微柱颠倒摇动,使树脂混悬,然后去掉上下盖,将柱插入 15 mm×150 mm 的大试管中,让柱内缓冲液完全流出。

(5) 上样:用微量加样器取 100 μL 溶血液,加于微柱内树脂床上,待溶血液完全进入树脂床后,将柱移入另一支 15 mm×150 mm 的空试管中。

(6) 层析洗脱:取 3.0 mL 洗脱剂Ⅰ,缓缓加于树脂床上,注意勿冲动树脂,收集流出物,此即为 HbA_1(测定管)。

(7) 对照管:取上述溶血液 50 μL,加蒸馏水 7.5 mL,摇匀,此即为总 Hb 管。

(8) 比色:分光光度计,波长 415 nm,比色杯光径 10 mm,以蒸馏水作空白,测定各管吸光度。

(9) 微柱的清洗和保存:将用过的微柱先加洗脱剂Ⅱ3.0 mL,使 Hb 全部洗下,再用洗脱剂Ⅰ洗 3 次,每次 3.0 mL,最后加洗脱剂Ⅰ 3.0 mL,加上下盖,保存备用。

4. 结果计算

$$HbA_1(\%)=\frac{A_{测定管}}{A_{标准管}\times 5}\times 100\%$$

四、参考范围

健康成人 HbA_1(%):均值 6.5%;参考范围 5.0%~8.0%。

五、临床意义

(1) 作为糖尿病患者长期血糖控制的评价指标:血红蛋白中糖化血红蛋白所占比例能反映检测前 1~2 个月内的平均血糖水平,而与抽血时间、患者是否空腹、是否使用胰岛素等因素无关,是糖尿病监控达标的“金标准”。

(2) 对糖尿病引起的高血糖和应激性高血糖做出鉴别,前者 GHb 水平多增高,后者正常。

(3) HbA_{1c}水平低于确定的参考范围,可能表明最近有低血糖发作、Hb 变异体存在或红细胞寿命短，以至于减少或缩短了红细胞暴露到葡萄糖中的时间。解释此类患者的 HbA_{1c} 结果应当谨慎。

六、安全防范

操作时必须穿戴手套和工作服，工作后的台面应消毒擦洗，用过的加样枪头等耗材应作为医用垃圾处理。为了避免形成气溶胶，所有样品尽可能不要在空气中暴露太长时间，遇到样本洒出，被污染的区域应立即用次氯酸钠溶液清洗，擦拭用的物品应丢弃在标有生物污染的垃圾桶中。

【任务评价】

"糖化血红蛋白测定及临床意义"任务学习自我检测单

姓名： 专业： 班级： 学号：	
安全防护基本规范	增强岗位职责，实施规范操作：
	加强学习，完善各种安全措施：
仪器的使用	检测前的准备：
	操作步骤：
临床意义	

任务四　胰岛素和胰岛素释放试验及临床意义

一、项目检测依据

胰岛素(insulin,INS)是由 51 个氨基酸组成的小分子蛋白质,有 α 和 β 两条肽链,通过两个二硫键连接在一起。INS 由胰腺的 β 细胞分泌,分泌入血后约 10 min 降解。血糖是调节 INS 分泌的重要因素,许多氨基酸也有刺激 INS 分泌的作用。INS 的主要功能是促进葡萄糖的氧化和糖原的生成,抑制糖原异生,从而维持血糖的恒定。

INS 测定及胰岛素释放试验(insulin release test)是诊断和治疗糖尿病的两个主要试验。试验方法和测定对象完全相同,但标本的采集方法和观察目的有所区别。通过 INS 测定,可以了解胰腺 β 细胞的分泌功能。胰岛素释放试验可反映胰腺 β 细胞的储备能力,标本采集方法及注意事项与 OGTT 完全相同,常与 OGTT 试验同时进行。即在空腹及服糖后的 2 h 内每隔 30 min 采血一次分别测定胰岛素水平。该试验对糖尿病的早期诊断、分型和治疗有重要的参考价值。

二、项目检测方法

胰岛素测定方法主要有放射免疫法(RIA)、ELISA 法和化学发光法。

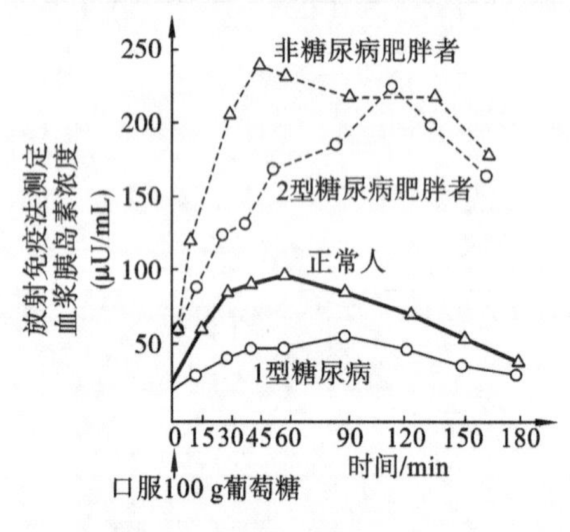

图 9-5　胰岛素释放试验曲线

三、胰岛素释放试验曲线

正常人的胰岛素分泌常与血糖值呈平行状态,在服糖后 30～60 min 达到峰值,其浓度为空腹值的 5～7 倍,达到峰值后的胰岛素下降很快,180 min 的测定值只比空腹值略高。1 型糖尿病空腹值低,服糖后仍无反应或反应低下,呈不反应型。2 型糖尿病空腹值正常或增高,服糖后胰岛素水平增加,峰值出现晚,常在 120 min,甚至 180 min 出现,但该型糖尿病在晚期也可呈不反应型。胰岛素释放试验曲线见图 9-5。

四、参考范围

空腹胰岛素为 4.0～15.6 U/L(RIA);服糖后 30～60 min 胰岛素分泌达到峰值,是空腹胰岛素的 5～10 倍。

五、临床意义

胰岛素的增高常见于 2 型糖尿病,肥胖者居多,其早期与中期均有高胰岛素血症;胰岛 β

细胞瘤、胰岛素自身免疫综合征、脑垂体功能减退症、甲状腺功能减退症以及怀孕妇女，应激状态下如外伤、电击与烧伤等患者也较高。

胰岛素降低常见于1型糖尿病及晚期的2型糖尿病患者；胰腺炎、胰腺外伤、β细胞功能遗传性缺陷的患者及服用噻嗪类药、β受体阻断剂者可降低。

糖尿病患者的胰岛素释放试验曲线可分以下三种类型。

(1) 胰岛素分泌不足型：试验曲线呈低水平状态，表示胰岛功能衰竭或遭到产重破坏，胰岛素分泌严重不足。见于1型糖尿病，需终生进行胰岛素治疗。

(2) 胰岛素分泌增多型：患者空腹胰岛素水平正常或高于正常，口服葡萄糖刺激后曲线上升迟缓，高峰在2 h或3 h，多数在2 h达到高峰，其峰值明显高于正常值，提示胰岛素分泌相对不足，多见于2型糖尿病肥胖者。该型患者通过严格控制饮食、增加运动、减轻体重或服用降血糖药物后常可得到较好控制。

(3) 胰岛素释放障碍型：空腹胰岛素水平略低于正常值或稍高，刺激后呈迟缓反应，峰值低于正常值。多见于成年起病，体形消瘦或正常的糖尿病患者。

【任务评价】

"胰岛素和胰岛素释放试验及临床意义"任务学习自我检测单

姓名：　　　　专业：　　　　班级：　　　　学号：	
安全防护基本规范	增强岗位职责，实施规范操作：
	加强学习，完善各种安全措施：
试验流程	检测原理：
	操作步骤：
临床意义	

任务五　C-肽和 C-肽释放试验及临床意义

一、项目检测依据

C-肽是胰岛 B 细胞的分泌产物，它与胰岛素有一个共同的前体胰岛素原。一个分子的胰岛素原在特殊酶的作用下，裂解成等分子的 C-肽和胰岛素，因此其测定意义与胰岛素相同。C-肽半衰期为 10～11 min，比胰岛素长，且不被肝破坏，只在肾降解和代谢，特别对用胰岛素治疗 6 周后的患者，由于可产生胰岛素抗体，这时测定胰岛素常不能反映患者体内胰岛素的真实水平，而测定血浆 C-肽水平则能准确反映 B 细胞合成与释放胰岛素的功能。

二、项目检测方法

C-肽及 C-肽释放试验的标本采集方法与胰岛素及胰岛素释放试验基本相同，其测定方法有放射免疫分析(RIA)法和化学发光法。

三、C-肽释放试验曲线

C-肽释放试验曲线如图 9-6 所示。

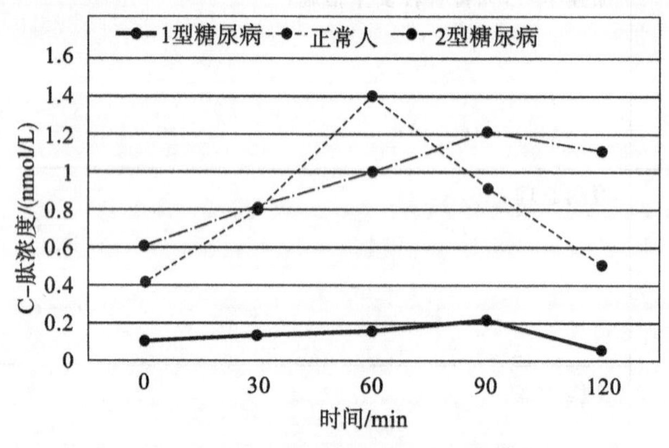

图 9-6　C-肽释放试验曲线

四、参考范围

RIA 法：空腹 0.3～0.6 nmol/L；服糖后 30～60 min 出现峰值(为空腹值的 5～6 倍)。

五、临床意义

(1) 高血糖：2 型糖尿病或继发性糖尿病时，由于存在胰岛素抵抗，C-肽和胰岛素释放曲线较高，空腹血糖及糖耐量曲线也较高。

(2) 低血糖：血糖、胰岛素和 C-肽三者的血清水平并非平行改变：①胰岛 β 细胞瘤时，糖耐量曲线低平，胰岛素和 C-肽浓度均升高；②胰岛 β 细胞瘤术后，血清 C-肽仍升高，提示肿瘤未切除完全或复发；③外源性胰岛素过量导致低糖时，血清胰岛素升高，而 C-肽降低。

（3）肝硬化：血清 C-肽水平升高。

【任务评价】

"C-肽和 C-肽释放试验及临床意义"任务学习自我检测单

姓名：　　　　专业：　　　　班级：　　　　学号：	
安全防护基本规范	增强岗位职责，实施规范操作：
	加强学习，完善各种安全措施：
试验流程	检测原理：
	操作步骤：
临床意义	

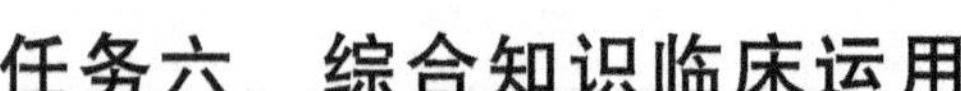

任务六　综合知识临床运用

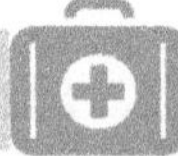

案例导入

王先生因“发热2天伴神志不清1小时”来急诊，原因是王先生自认为血糖控制得很好，而近2周未服用降糖药。查体：T 38.6 ℃，Bp 85/50 mmHg，R 36次/分，HR 90次/分，神志不清，烦躁不安，脱水貌。急测血糖39 mmol/L，尿酮体++，血气：pH 6.91（正常值：pH 7.35～7.45），HCO_3^- 5 mmol/L（正常值：21～27 mmol/L）电解质：血钾3.35 mmol(3.5～5.5 mmol/L)，Na^+、Cl^-、Ca^{2+}正常。

问题：1. 该患者可能的诊断是什么？诊断依据是什么？

2. 还应做哪些生化检验来协助诊断和治疗？并说明原因。

“综合知识临床运用”任务学习自我检测单

姓名：	专业：	班级：	学号：
安全防护基本规范	增强岗位职责，实施规范操作：		
	加强学习，完善各种安全措施：		
仪器的使用	全自动生化分析仪使用注意事项：		
	半自动生化分析仪的使用注意事项：		

续表

姓名：	专业：　　班级：　　学号：
常见的糖代谢紊乱检测项目以及临床意义	

本章小结

糖是人体的主要能量来源，也是构成机体结构物质的重要组成成分。

糖在人体内主要以葡萄糖的形式进行代谢。血糖是指血液中的葡萄糖。血糖浓度的相对稳定是通过体内激素等多种因素的共同调节，使血糖的来源和去路达到动态平衡的结果。

糖尿病是一组由于胰岛素分泌不足或(和)胰岛素作用低下而引起的代谢性疾病，高血糖是其特征。长期高血糖将导致多种器官的损害、功能紊乱和衰竭，尤其是眼、肾、神经、心脏和心血管系统。两种病理过程参与了糖尿病的发病机制：胰岛β细胞的自身免疫性损伤，以及机体对胰岛素的作用产生抵抗。糖尿病患者胰岛素的绝对或相对不足是导致糖、脂肪和蛋白质代谢紊乱的基础。

根据病因将糖尿病分为四大类型，即1型糖尿病、2型糖尿病、其他特殊类型糖尿病和妊娠期糖尿病。糖尿病的实验室诊断方法包括糖化血红蛋白 HbA_{1c}测定、空腹血浆葡萄糖浓度测定、随机血浆葡萄糖浓度测定和口服葡萄糖耐量试验。实验室的多种检测指标如空腹血糖、餐后2 h血糖、OGTT试验、糖化血红蛋白、糖化血清蛋白、胰岛素、C-肽等，在糖尿病的病因分类、临床诊断、疗效评估、研究胰岛素抵抗和糖尿病并发症的鉴别诊断等方面具有重要价值。

低血糖是指低于参考范围下限的空腹血糖，可由多种原因引起，其诊断主要依据血浆葡萄糖浓度测定和其他相关指标。

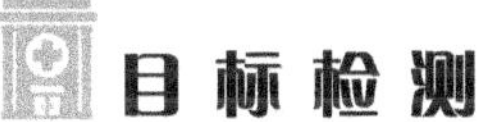

目标检测

A型题

1. 下列代谢过程不能直接补充血糖的是(　　)。

A. 肝糖原分解　B. 肌糖原分解　C. 食物糖类的消化吸收
D. 糖异生作用　E. 肾小球的重吸收作用

2. 胰岛素的作用不包括(　　)。

A. 促进糖的氧化　B. 促进糖变脂肪　C. 抑制糖异生
D. 抑制血糖进入肌肉、脂肪组织细胞内　E. 促进肝葡萄糖激酶的活性

3. 以下关于血红蛋白的说法不正确的是(　　)。

A. 正常成人体内约有97%的血红蛋白是HbA　B. HbA由α2β2组成

C. 成人体内血红蛋白还可由 HbA_2 组成　　D. HbF 主要在胎儿期合成

E. HbF 在成人体内可占 1%

4. 6-磷酸葡萄糖转变成 6-磷酸葡萄糖酸伴有(　　)。

A. FMN 的还原　　B. NADH 的氧化　　C. NAD^+ 的还原

D. NADPH 的氧化　　E. $NADP^+$ 的还原

5. 关于糖化蛋白(GHb)的叙述不正确的是(　　)。

A. 糖尿病病情控制后 GHb 浓度缓慢下降,此时血糖虽然正确,但有可能 GHb 仍较高

B. GHb 形成多少取决于血糖浓度和作用时间

C. GHb 可作为糖尿病长期监控的指标

D. 用于早期糖尿病的诊断

E. GHb 测定可作为判断预后,研究糖尿病血管并发症与血糖控制关系的指标

6. 判断低血糖症的血糖浓度范围是(　　)。

A. 小于 2.78 mmol/L　　B. 小于 300 mmol/L

C. 小于 3.3 mmol/L　　D. 小于 4.0 mmol/L

E. 小于 5.0 mmol/L

7. 糖化血红蛋白测定可反映(　　)前的血糖平均水平。

A. 1～2 周　　B. 3～4 周　　C. 5～6 周　　D. 6～8 周　　E. 20 周以后

8. 下列关于阴离子间隙的叙述错误的是(　　)。

A. 阴离子间隙是指细胞外液阳离子总数与阴离子总数之差

B. 糖尿病酮症酸中毒时阴离子间隙升高

C. 肾衰竭尿毒症时阴离子间隙升高

D. 糖尿病酮症酸中毒时阴离子间隙降低

E. 临床上利用血清主要阴、阳离子的测定值即可算出 AG 值

9. 胰岛细胞瘤时可出现下列何种临床情况?(　　)

A. 血脂明显上升　　B. 血脂明显下降　　C. 胰岛素和 C 肽明显降低

D. 血糖明显降低　　E. 血糖明显上升

10. 糖化血清蛋白可反映糖尿病患者(　　)前的血糖平均水平。

A. 1～2 天　　B. 2～3 周　　C. 5～6 周　　D. 6～10 周　　E. 2～3 个月

参考答案

A 型题

1. B　2. D　3. E　4. E　5. D　6. A　7. D　8. D　9. D　10. B

第十章　体液蛋白质检验

知识目标

1. 掌握：主要血浆蛋白质的临床意义、急性时相反应(APR)的概念。

2. 熟悉：主要血浆蛋白质的功能及来源、常见的急性时相反应蛋白(APP)及APR时的变化。

能力目标

1. 掌握：血清总蛋白及清蛋白实验室检测的原理。

2. 熟悉：血清总蛋白及清蛋白实验室检测的注意事项及结果分析。

3. 学会：体液蛋白质检测的实验方法并能做出简单评价。

蛋白质是人体生命活动的主要物质基础，几乎所有的生命过程及细胞活动都离不开蛋白质。许多疾病在发生发展的过程中组织和细胞内的蛋白质代谢会出现紊乱，并表现为血浆蛋白质(plasma protcin)的不同变化。人体中蛋白质(protein)种类有10万种之多，大部分是细胞或器官的结构蛋白，其余的则是细胞内外液中的可溶性蛋白，能被检测的是存在于血液、尿液、脑脊液、胸腔积液、腹水、唾液、羊水等体液和粪便中的蛋白质。随着各种技术的发展，对许多微量血浆蛋白质的分析已成现实，因而血浆蛋白质在疾病诊断和病情监测等方面的应用越来越广。

一、血浆蛋白质的组成、功能、分类以及临床意义

(一) 血浆蛋白质的组成

血浆蛋白质是血浆中多种蛋白质的总称。它是血浆固体成分中含量最多，组成复杂，功能广泛的一类化合物。其种类有1000种以上，目前已了解的有500种之多，血浆蛋白质检测在临床诊断和病情监测等方面的应用日益广泛。大多数血浆蛋白质由肝合成，通过肝窦和中央静脉进入血流，循环于血液及组织间液中，并通过滤过、主动转运及胞饮和胞吐作用进出细胞，血浆蛋白质在血浆或组织中发挥作用，之后大部分由肝进行分解代谢。

(二) 血浆蛋白质的功能

血浆蛋白质有多方面的功能，可概括为以下几点：①营养作用，即修补组织蛋白。②维持

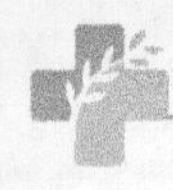

血浆胶体渗透。③作为激素、维生素、脂类、有机化合物离子、代谢产物、药物等的运载蛋白。④组成血液 pH 缓冲系统的一部分。⑤抑制组织蛋白酶。⑥血浆中起催化作用酶的组成成分。⑦参与代谢调控作用的蛋白质和肽类激素的组成成分。⑧参与凝血与纤维蛋白溶解。⑨组成体液免疫防御系统的免疫球蛋白(Ig)与补体等。不同血浆蛋白质具有不同的功能,但营养修补、运输载体、维持胶体渗透压和作为 pH 缓冲成分是许多血浆蛋白质都具有的功能,而血浆清蛋白则兼有这些功能。

(三) 血浆蛋白质的分类

血浆蛋白质的分类是一个较为复杂的问题,因有些蛋白质的结构和功能尚不清楚,所以难以对全部血浆蛋白质做出十分恰当的分类。随着分离技术的进展和对血浆蛋白质功能了解的增多,可以从不同角度来进行归纳分类。最简单的是用盐析法将血浆蛋白质分为清蛋白和球蛋白两大类;目前仍较为实用的是通过醋酸纤维素薄膜电泳或琼脂糖凝胶电泳获得血浆蛋白质的电泳图谱;功能分类比较复杂,但有利于对血浆蛋白质进行研究。

(1) 电泳分类法:①醋酸纤维素薄膜电泳:将血浆蛋白质分为清蛋白、α1-球蛋、α2-球蛋白、β-球蛋白、纤维蛋白原和 γ-球蛋白 6 个区带。在分辨率高时,β 区带中还可分出 β1 和 β2 区带,有时甚至在 α2 区带中又可分出多个区带(表 10-1)。②琼脂糖凝胶电泳:血浆蛋白质可分为 13 个区带。③聚丙烯酰胺凝胶电泳:在适当条件下可以分出 30 多个区带。④十二烷基硫酸钠(sodium dodecyl sulfate,SDS)聚丙烯酰胺凝胶等电聚焦双向电泳:可分离出 300 多种血浆蛋白质。

表 10-1 主要血浆蛋白质的电泳分类、性质和功能

电泳区带	蛋白质成分	参考范围 /(g/L)	半衰期 /d	相对分子质量 (×10³)	等电点 pI	主要功能
前清蛋白	前清蛋白	0.2～0.4	0.5	54	4.7	营养、运载
清蛋白	清蛋白	35～55	15～19	66	4～5.8	营养、运载、维持胶体渗透压等
α1-球蛋白	α1-抗胰蛋白酶	0.9～2.0	4	51	4.8	蛋白酶抑制剂
	α1-酸性糖蛋白	1.2～1.5	5	40	2.7～4.0	免疫应答修饰剂
	甲胎蛋白	×10⁻⁵	—	69	4.7～4.8	胎儿期蛋白
	高密度脂蛋白	1.70～3.25	—	200	—	胆固醇逆转运
α2-球蛋白	触珠蛋白	0.5～1.5	2	85～400	4.1	结合血红蛋白
	α2-巨球蛋白	1.3～3.0	5	175	5.4	蛋白酶抑制剂
	铜蓝蛋白	0.2～0.6	4.5	132	4.4	亚铁氧化酶
β1-球蛋白	转铁蛋白	2.0～3.6	7	76.5	5.5～5.9	转铁到细胞内
	低密度脂蛋白	2.5～4.4	—	300	—	运胆固醇到组织
	C4、C3	0.1～0.4	—	206	—	补体成分
β2-球蛋白	β2-微球蛋白	0.001～0.002	—	11.8	5.7	—
	纤维蛋白原	2.0～4.0	2.5	340	5.5	凝血因子

续表

电泳区带	蛋白质成分	参考范围 /(g/L)	半衰期 /d	相对分子质量 (×10³)	等电点 pI	主要功能
γ-球蛋白	IgA	0.7～4.0	6	160	—	免疫球蛋白
	IgG	7.0～16.0	24	150	6～7.3	免疫球蛋白
	IgM	0.4～2.3	5	970	—	免疫球蛋白
	C反应蛋白	<0.008	—	115～140	6.2	炎症介质

(2) 功能分类法：根据功能分类可将血浆蛋白质分为运输载体、蛋白酶抑制剂、蛋白类激素、免疫球蛋白、补体、酶和凝血蛋白七大类。

(四) 血浆蛋白质的临床意义

临床上检测血浆蛋白质及其组分，不仅可以作为评价营养状态和消化功能的指标，还能为肝脏疾病、肾脏疾病及免疫性疾病等的临床诊断、治疗和预后判断提供重要依据。

人体因感染、自身免疫性疾病等组织损伤(如创伤、手术、心肌梗死、肿瘤等)侵害，诱导炎症，使单核细胞和巨噬细胞等细胞通过释放紧急反应性细胞因子IL-1、IL-6、TNF，再经血液循环刺激肝脏细胞产生α1-抗胰蛋白酶、α1-酸性糖蛋白、触珠蛋白、铜蓝蛋白、C4、C3、纤维蛋白原、C反应蛋白和血清淀粉样蛋白A等，使其在血浆中浓度显著升高，而血浆前清蛋白、清蛋白、转铁蛋白浓度则出现相应下降，此炎症反应过程称为急性时相反应(acute phase response，APR)，该过程中出现的蛋白质统称为急性时相反应蛋白(acute phase protein，APP)。在APR过程中，血浆蛋白质浓度增加超过25%的称为正相APP，相反降低25%以上的则称为负相APP。

二、常见血浆蛋白质特性概述

(一) 前清蛋白

前清蛋白(prealbumin，PA)由肝细胞合成。在pH 8.6的缓冲液中，前清蛋白电泳速度比清蛋白快，电泳图谱中位于清蛋白的前方，因而得名。因半衰期较短，故血清PA浓度比清蛋白更易反映肝脏的合成功能。PA可作为组织修补材料，同时还有运载功能，如可结合甲状腺激素、视黄醇(维生素A)结合蛋白等，从而具有运载甲状腺激素、维生素A等的作用。PA相对分子质量为54000，等电点(pI)为4.7，在电泳中显示在清蛋白前方，其半衰期很短，仅约12 h。

(二) 清蛋白

清蛋白(Alb)，原称白蛋白，由肝实质细胞合成。清蛋白是血浆中含量最多的蛋白质，占血浆蛋白质的57%～68%。其合成率受食物中蛋白质含量的影响，但主要受血浆中清蛋白水平的反馈调节，血浆以外的细胞外液中只含有微量的清蛋白。Alb具有以下功能：①营养功能；②运输功能，很多水溶性差的物质常可以通过与清蛋白结合而被运输；③维持血浆胶体渗透压；④具有较强的缓冲酸碱的能力。

(三) α1-抗胰蛋白酶

α1-抗胰蛋白酶(AAT)是蛋白酶抑制物，在α1区带约占90%；该区带α1-酸性糖蛋白含糖量特别高，α1-脂蛋白含脂量非常高，因而染色都很浅，对蛋白水解酶（蛋白酶）有抑制作用，被抑制的蛋白酶包括胰蛋白酶、糜蛋白酶、尿激酶、肾素、胶原酶、弹性蛋白酶、纤溶酶和凝血酶等。AAT 占血浆总蛋白酶抑制能力的 90％以上。其抑制作用还有明显的 pH 依赖性，最大活性处于中性和弱碱性之间，pH 4.5 时，活性基本丧失，这一特点具有重要的生理意义。

（四）α1-酸性糖蛋白

α1-酸性糖蛋白（α1-acid glycoprotein，α1-AG，AAG）最早认为只有在肝脏合成，后发现脓毒症时粒细胞、单核细胞及某些肿瘤组织亦可合成。α1-酸性糖蛋白是一种黏多糖与蛋白质分子结合而成的有耐热功能的复合蛋白质。氨基葡萄糖、氨基半乳糖、甘露糖、岩藻糖及唾液酸（sialic acid）等均称为黏多糖。Meyer 将糖与蛋白质的复合物以氨基己糖的含量进行分类，氨基己糖的含量大于 4％的称为黏蛋白（因含糖量高而黏稠）；氨基己糖的含量小于 4％的称糖蛋白。因 α1-酸性糖蛋白含糖量很高，曾称为血清类黏蛋白（oroso-mucoid）。进一步研究发现，α1-酸性糖蛋白只是血清类黏蛋白的一种主要成分，属于体内糖蛋白的一种。现在，一般将血清类黏蛋白统称为糖蛋白。α1-酸性糖蛋白为主要的 APP，在急性炎症时增高，可能与免疫防御功能有关。但在急性心肌梗死时，AAG 上升并结合利多卡因和普萘洛尔等药物，从而使药物的药效下降。

（五）触珠蛋白

触珠蛋白（Hp）称为结合珠蛋白，在 SPE 中位于 α2 区带，为 α2β2 四聚体。α 链有 α1 及 α2 两种，主要在肝合成。Hp 能与红细胞中释放出的游离血红蛋白结合，每分子 Hp 可结合两分子 Hb，从而防止 Hb 从肾丢失而为机体有效地保留铁，并能避免 Hb 对肾脏的损伤。Hp-Hb 复合物的生成不可逆，在几分钟之内便转运到网状内皮系统分解，其氨基酸和铁可被机体利用。同时 Hp-Hb 复合物也是局部炎症的重要控制因子，具有潜在的过氧化氢酶作用，能水解多形核白细胞吞噬作用中释放的过氧化氢。Hp 不能被重新利用，故溶血后其含量急剧下降。血浆浓度多在 1 周内由再生而恢复到原有水平。

（六）α2-巨球蛋白

α2-巨球蛋白（α2-macroglobulin，α2-M，AMG）由肝细胞与单核-吞噬细胞系统合成。在电泳中位于 α2-球蛋白区带。α2-M 也是蛋白酶抑制剂。主要特性是能与多种离子和分子结合，特别是能与蛋白水解酶如纤维蛋白溶酶、蛋白酶、糜蛋白酶、胰蛋白酶及组织蛋白酶 D 结合而影响这些酶的活性。当酶与 α2-M 处于结合状态时，酶虽没有失活，但是能导致酶易作用于大分子底物而无法发挥其催化活性；若酶的底物是相对分子质量较小的蛋白质，则能被 α2-M 蛋白酶复合物所催化水解。因此，α2-M 可起到选择性保护某些蛋白酶活性的作用。

（七）铜蓝蛋白

铜蓝蛋白（ceruloplasmin，CER，Cp）是一种含铜的 α2-球蛋白，主要由肝合成。Cp 结合了血浆中 95％的铜，由于含铜较多而呈蓝色，因而得名。在血循环中 Cp 可视为没有毒性的铜代谢库。Cp 主要参与氧化还原反应，它既能起氧化作用又能起抗氧化作用。Cp 具有铁氧化酶作用，能将 Fe^{2+} 氧化为 Fe^{3+}，Fe^{3+} 再结合到转铁蛋白上，使铁不具有毒性。Cp 还具有抑制膜脂质氧化的作用。

(八) 转铁蛋白

转铁蛋白(transferrin,Tf,TRF)主要由肝细胞合成,相对分子质量约为76500,为单链糖蛋白,含糖量约为6%,pI值为5.5～5.9,电泳时位于β-球蛋白区带;半衰期为7天。转铁蛋白的主要功能是运输铁。TRF能可逆地结合铁、铜、锌、钴、钙等,从小肠进入血液的Fe^{2+}在血液中被铜蓝蛋白氧化为Fe^{3+},再与TRF的载体蛋白结合,每一分子TRF可结合两个Fe^{3+},TRF-Fe^{3+}复合物与细胞表面TRF受体结合后,TRF-Fe^{3+}被摄入细胞。TRF-Fe^{3+}复合物可将大部分Fe^{3+}运输到骨髓,用于合成Hb,小部分则运输到各组织细胞,用于合成含铁蛋白(如肌红蛋白、细胞色素等)。血浆中TRF的浓度受食物铁供应的影响,机体在缺铁状态时,血浆TRF浓度上升。

(九) 甲胎蛋白

甲胎蛋白(α1-fetoprotein,AFP)主要在肝合成,其次是卵黄囊。AFP是人体胚胎时期肝细胞所产生的一种特殊蛋白质,是胎儿血清的正常组成成分。在胎龄6周时开始出现并逐渐上升,在胎龄3～5个月时,含量最高,以后逐渐下降,到出生后1～2周时迅速消失。成人血清中AFP含量极微。AFP为一条由590个氨基酸组成的单链多肽,含糖约4%,相对分子质量为65000～70000,pI值为4.7～4.8,电泳时位于清蛋白与α1-球蛋白区带之间。AFP是胎儿清蛋白的类似物,具有维持血液胶体渗透压稳定和运输物质的作用,目前对其生物学功能还不十分了解,AFP具有免疫抑制作用,在雌激素的结合和灭活中起作用,能有效地抑制母体对胎儿的排斥。

(十) 血红素结合蛋白

血红素结合蛋白(hemopexin,Hpx)在肝细胞及骨髓细胞的线粒体中合成。Hpx又称为亲血红素蛋白,是一种含糖约23%的糖蛋白,由554个氨基酸残基构成,相对分子质量为57000,位于β-球蛋白区带。Hpx与游离血红素有特异可逆结合能力。血红素不溶于水,可与Hpx结合成复合物而运输到肝,分子中的铁可被机体重新利用,卟啉环降解为胆红素而由胆管排出,是机体有效保存铁的一种方式,而避免血红蛋白和血红素从肾排出体外。

(十一) β2-微球蛋白

β2-微球蛋白(β2-microglobulin,β2-MG)由淋巴细胞合成。β2-MG的相对分子质量为11800,pI值为5.7,是细胞表面人类淋巴细胞抗原(HLA)的轻链部分(为一条单链多肽),由100个氨基酸组成,分子内含一对二硫键,不含糖。β2-微球蛋白存在于所有有核细胞的表面,特别是淋巴细胞和肿瘤细胞,并由此释入血液循环。半衰期约为107 min,可透过肾小球,但尿中仅有滤过量的1%,可见几乎完全由肾小管回收。β2-微球蛋白在生物学、免疫学和医学中的应用已日益受到重视。

(十二) C反应蛋白

C反应蛋白(C-reactive protein,CRP)由肝细胞合成。1941年在急性炎症患者血清中发现一种可以结合肺炎球菌细胞壁C-多糖的蛋白质,命名为C反应蛋白。CRP中含5个多肽链亚基,非共价地结合为圆盘形多聚体。相对分子质量为115000～140000。pI值为6.2,电泳时

位于 γ-球蛋白区带，有时可以延伸到 β 区带。CRP 与抗体的作用类似，能激活补体，引发对侵入细胞的免疫调理作用和吞噬功能，对血小板凝集和血块收缩有抑制作用。CRP 不仅可结合多种细胞、真菌及原虫等体内的多糖物质，在钙离子存在下，还可以结合卵磷脂和核酸，结合后的复合体具有对补体系统的激活作用，表现为炎症反应。

三、几种疾病时血浆蛋白质的变化

（一）急性时相反应蛋白

在急性炎症性疾病（如心肌梗死、感染、肿瘤）及手术、创伤等情况下，血浆中某些蛋白质（α1-抗胰蛋白酶、α1-酸性糖蛋白、触珠蛋白、铜蓝蛋白、C 反应蛋白、纤维蛋白原等）浓度升高或显著升高；而血浆某些蛋白质（前清蛋白、清蛋白、转铁蛋白）浓度则降低。此时，血浆蛋白质相继出现一系列特征性变化，这些变化与时间进程相关，虽然对任何一种疾病缺乏特异性，但在一定程度上能反映病理损伤的程度和范围，可用于鉴别急性、亚急性和慢性病理状态。

（二）肝脏疾病

肝是合成大多数血浆蛋白质的主要器官。正常成人血浆蛋白质的参考范围是 60～80 g/L，清蛋白为 35～55 g/L，清蛋白与球蛋白的比值（A/G 值、清/球值、白/球值）为（1.5～2.5）：1。当肝功能严重受损时，蛋白质的合成减少，以清蛋白降低最为显著。由于肝的储备能力及蛋白质的半衰期相对较长，故在急性肝损害时，血浆蛋白质的浓度变化不大；但在慢性肝病时，血浆蛋白质下降明显，而 γ-球蛋白相对升高，出现 A/G 的值下降甚至倒置（$A/G<1$）。因此，肝脏疾病时可导致多种血浆蛋白质的变化。

（三）肾脏疾病

几乎所有的肾脏疾病早期都可以出现因蛋白质的丢失而导致血浆蛋白质的明显改变（蛋白尿），蛋白质的丢失与其相对分子质量等有关。蛋白质丢失以相对分子质量小的最明显，而相对分子质量大的蛋白质因肝细胞代偿性地合成增加，绝对含量升高。表现为血浆清蛋白含量明显降低，前清蛋白、α1-酸性糖蛋白、α1-抗胰蛋白酶及转铁蛋白含量降低；α2-巨球蛋白、β-脂蛋白及结合珠蛋白多聚体增加；IgG 含量降低，而 IgM 含量增加。这种在肾病早期出现的选择性丢失蛋白质的现象称为选择性蛋白质丢失；严重肾病时，肾小球失去分子筛的作用，对蛋白质丢失失去选择性而出现非选择性蛋白质丢失，导致广泛的低蛋白血症。

四、血清蛋白电泳图谱

血清蛋白电泳图谱是了解血清蛋白全貌的有价值的方法，在某些疾病时可作为较好的辅助诊断指标。

（一）血清蛋白电泳的正常组

正常血清蛋白经醋酸纤维素薄膜电泳后能很好地被分为清蛋白、α1-球蛋白、α2-球蛋白、β-球蛋白和 γ-球蛋白五个区带；有时 β-球蛋白区带中可分出 β1 区带和 β2 区带，β1 中主要是转铁蛋白，β2 中主要是 C3 区带；各条区带中多个蛋白质组分可有重叠、覆盖，如铜蓝蛋白常被 α2-巨球蛋白及结合珠蛋白所掩盖；两个区带之间也有少量蛋白质，如 IgA 存在于 β 区带和 γ 区带之间；某些蛋白质组分染色很浅，如脂蛋白和 α1-酸性糖蛋白，其中的脂类或糖类不能被蛋白质染料着色。

利用血清蛋白醋酸纤维素薄膜电泳测定各组分的含量，通常采用各区带的浓度百分比(%)表示，也可以绝对浓度(g/L)表示。正常参考值：清蛋白 57%～68%、α1-球蛋白 1.0%～5.7%、α2-球蛋白 4.9%～11.2%、β-球蛋白 7%～13%、γ-球蛋白 9.8%～18.2%；若用 g/L 表示，则清蛋白 35～52 g/L、α1-球蛋白 1.0～4.0 g/L、α2-球蛋白 4.0～8.0g/L、β-球蛋白 5.0～10.0 g/L、γ-球蛋白 6.0～13.0 g/L。

（二）异常电泳图谱的临床意义

异常电泳图谱的临床意义主要有以下几点：①异常血清蛋白电泳图谱分型；②在患有疾病的情况下血清蛋白可以出现多种变化。根据它们在电泳图谱上的异常特征，不少学者将其进行分型，使其有助于临床疾病的判断(表 10-2)。

表 10-2　异常电泳图谱分型

图谱类型	TP	Alb	α1	α2	β	γ
低蛋白血症	↓↓	↓↓	N↑	N	↓	N↑
肾病型	↓↓	↓↓	N↑	↑↑	↑	↓N↑
肝硬化型	N↓↑	↓↓	N↓	N↓	β-γ↑	(融合)
弥漫性肝损害型	N↓	↓↓	↑↓			↑
M 蛋白血症型	在 α-γ 区带中出现 M 蛋白区带					
慢性炎症型		↓	↑	↑		↑
急性时相反应型	N	↓N	↑	↑		N
高 α2(β)-球蛋白血症型		↓		↑↑	↑	
妊娠型	↓N	↓	↑		↑	N
蛋白质缺陷型	个别区带出现特征性缺乏					

注：TP 为总蛋白；Alb 为清蛋白；α1、α2、β、γ 皆为球蛋白；N 为正常；↑为升高；↓为下降。

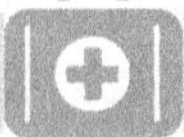

案例导入

患者，男，56 岁，10 余年来食欲差、无力、厌油食，近年来常出现头晕，眼发黑、心慌、无力，腹逐渐胀大，近 2 个月下肢水肿，经常牙龈出血。入院前一天进食鸡蛋和豆腐干后出现躁动不安、神志模糊而来院。

体检：面色灰黄，神志不清，巩膜轻度黄染，颈前右侧可见两蜘蛛痣，肝肋下 2 cm，脾肋下 4 cm，腹水(＋)，两下肢水肿。

实验室检查：ALT 180 U，血氨 120 μmol/L(正常，＜58 μmol/L)，血清清蛋白 26 g/L，球蛋白 31 g/L，A/G 0.78。

问题：1. 该患者可能的诊断是什么？为什么会出现 A/G 的值倒置？

2. 如需做出正确诊断，还应进行哪些生化项目检测？

任务一　血清总蛋白(TP)双缩脲法测定及临床意义

一、检测项目依据

血清总蛋白(total protein,TP)是血浆中含量最高的一类大分子化合物。其可以进行定量测定的结构或性质特征:①平均含氮量为16%;②重复的多肽链结构(双缩脲反应、肽键的紫外吸收);③含酪氨酸和色氨酸残基对酚试剂有反应或本身的紫外吸收;④为兼性离子且与某些染料有特异的结合能力;⑤沉淀反应(比浊法);⑥光折射(折射率法)。

二、实验原理

1. 凯氏定氮法

测定蛋白质样本中的总氮含量,根据蛋白质平均含氮量为16%,可计算出蛋白质的浓度。具体是将血清与强酸一起加热,使血清中的含氮化合物转化为铵盐,再加碱使铵盐转化为氨,经蒸馏分离出来,最后用酸滴定或用纳氏试剂显色测定其总氮量,用总氮量减去血清中的非蛋白氮量,将得到的蛋白质氮含量乘以6.25即可换算为蛋白质含量。

2. 双缩脲法

利用蛋白质中的肽键(—CONH—)在碱性条件下与Cu^{2+}配合生成紫红色复合物,产生的颜色深浅在一定范围内与蛋白质含量成正比。此反应和2分子尿素缩合后的产物双缩脲($H_2N—CO—NH—CO—NH_2$)与碱性铜溶液作用形成紫红色复合物的反应相似,故称为双缩脲反应。碱性铜溶液称为双缩脲试剂(表10-3)。

3. 酚试剂法

先用碱性铜溶液与蛋白质反应,生成紫红色配合物,再加入酚试剂(磷钨酸和磷钼酸),则铜-肽键配合物中的酪氨酸和色氨酸使酚试剂还原成蓝色的化合物钨蓝和钼蓝(最大吸收峰在745～750 nm)。

4. 染料结合法

利用蛋白质分子在酸性环境中可解离成带正电荷的基团——NH_3^+,后者可与阴离子染料结合产生颜色反应,进行比色分析。常用的染料有丽春红、氨基黑、考马斯亮蓝、邻苯三酚红钼(邻苯三酚红+钼酸铵)和溴甲酚绿等,不同的蛋白质与染料的结合能力不一致。氨基黑和丽春红常作为血清蛋白醋酸纤维素薄膜或琼脂糖凝胶电泳的染料;考马斯亮蓝常用于需更高呈色灵敏度的蛋白质电泳中;邻苯三酚红钼可用于测定尿液、脑脊液中的蛋白质。

5. 紫外分光光度法

利用蛋白质分子中的酪氨酸、色氨酸等芳香族氨基酸在280 nm波长处有一吸收峰,可进行蛋白质的定量测定。

6. 比浊法

利用血清蛋白与生物碱试剂(三氯乙酸磺基水杨酸等)结合产生沉淀,可进行比浊法分析。

7. 折射率法

利用溶解在溶液中的固体可增加溶液的光折射率，以此可测定血清蛋白的含量。在固定的波长和温度下，光折射率和血清中蛋白质的含量成正比。目前许多折射率计上刻有蛋白质浓度刻度，测定时可直接读出血清蛋白浓度。

三、检验步骤

1. 样本收集和储存

(1) 受检者的准备：受检者空腹 12 h、不饮酒 24 h 后采集血样，注意有无应用影响测试项目的药物，此外应嘱咐受检者在抽血前 24 h 内不做剧烈运动；体检者抽血前应有两周的正常状况记录，此外采血的季节都应做相关记录，因为样本中各项目的含量有季节性变动，为了前后比较，应在每年同一季节检验。

(2) 标本类型与标本量：血清或抗凝血浆，2 mL。

(3) 标本容器选择：血浆标本应使用肝素抗凝管或 EDTA 抗凝管，不可使用柠檬酸盐、草酸盐或氟化物抗凝管；血清标本应使用标准无菌促凝管或干燥管。

(4) 标本处理：血标本室温放置 30～45 min 后离心分离血清或血浆，置于洁净试管加盖低温保存。

2. 试剂

(1) 试剂要求：未打开的试剂盒，原包装试剂避光储存在 2～8 ℃至标签所示失效日期；试剂开瓶后，在仪器中至少可保存 30 天，试剂应避免污染；试剂颜色为淡蓝色，若试剂变色，按照试剂失效处理。

(2) 注意事项：仅供体外诊断使用，避免皮肤直接接触液体试剂，废弃物按生物危害垃圾处理。

试剂主要组成成分：酒石酸钾钠、硫酸铜、碘化钾、NaOH。

3. 仪器

(1) 全自动生化分析仪：检查探针和搅拌棒是否沾有水滴、污物，是否弯曲、堵塞；检查各清洗槽是否被污染、堵塞；检查各清洗液，不足需添加，倒掉废液，清理废液桶；检查水机供水是否充足，UPS 工作是否正常。接通仪器电源按钮，保证仪器自检后正常，仪器进入准备状态，点击仪器界面选择“TP”项目。

(2) 721 型分光光度计：波长为 550 nm。

双缩脲法测定实验见表 10-3。

表 10-3　双缩脲法测定实验

试剂	空白管	校准管	样本管
纯化水/μL	5	—	—
校准品/μL	—	5	—
样本/μL	—	—	5
测定试剂/μL	250	250	250
混匀，37 ℃孵育 10 min，校零，读取吸光度			

四、参考范围

成人为 65～85 g/L(中华人民共和国卫生行业标准,2013 年);血清 TP 随年龄增大有所增高,60 岁后则稍有下降,卧床比直立状态低;新生儿为 46～70 g/L,数月到 1 岁的婴幼儿为 51～73 g/L,1～2 岁的幼儿为 56～75 g/L,3 岁及以上幼儿为 60～80 g/L,成人直立行走者为 64～83 g/L,卧床者为 60～78 g/L。

五、临床意义

1. 血清总蛋白增高

(1) 血液浓缩,导致总蛋白浓度相对增高:严重腹泻、呕吐、高热时急剧失水,血清总蛋白浓度可明显升高;休克时,由于毛细血管通透性增加,血液中水分渗出血管,血液可发生浓缩;慢性肾上腺皮质功能减退患者,由于丢失钠的同时伴随水的丢失,血浆也可出现浓缩现象。

(2) 血浆蛋白质合成增加:主要见于球蛋白合成增加、多发性骨髓瘤患者。

2. 血清总蛋白降低

(1) 血液稀释,导致总蛋白浓度相对降低:如静脉注射过多低渗溶液或因各种原因引起的钠、水潴留。

(2) 摄入不足和消耗增加:食物中长期缺乏蛋白质或慢性胃肠疾病所引起的消化吸收不良;因患消耗性疾病,如严重结核病、甲状腺功能亢进、恶性肿瘤等,均可造成血清总蛋白浓度降低。

(3) 蛋白质丢失:严重烧伤时大量血浆渗出,大量失血,肾病综合征时大量蛋白尿,溃疡性结肠炎时,肠道长期丢失一定量的蛋白质,这些病理改变均可使血清总蛋白浓度降低。

六、安全防范

操作时必须穿戴手套和工作服,工作后的台面应消毒擦洗,用过的加样枪头等耗材应作为医用垃圾处理,为了避免形成气溶胶,所有样品尽可能不要在空气中暴露太长时间,遇到样本洒出,被污染的区域应立即用次氯酸钠溶液清洗,擦拭用的物品应丢弃在标有生物污染的垃圾桶中。

【任务评价】

"血清总蛋白(TP)双缩脲法测定及临床意义"任务学习自我检测单

<table>
<tr><td colspan="2">姓名:　　　　　　　专业:　　　　　　　班级:　　　　　　　学号:</td></tr>
<tr><td rowspan="2">安全防护基本规范</td><td>增强岗位职责,实施规范操作:</td></tr>
<tr><td>加强学习,完善各种安全措施:</td></tr>
</table>

续表

<table>
<tr><td colspan="2">姓名：　　　　　　专业：　　　　　　班级：　　　　　　学号：</td></tr>
<tr><td rowspan="2">仪器的使用</td><td>检测前的准备：</td></tr>
<tr><td>操作步骤：</td></tr>
<tr><td>临床意义</td><td></td></tr>
</table>

任务二　清蛋白(Alb)溴甲酚绿法测定及临床意义

一、检测项目依据

清蛋白(albumin,Alb)是585个氨基酸组成的单链多肽,不含糖,相对分子质量为66300,正常时每天肝脏合成11～14.7 g,血清Alb半衰期为15～19天。Alb占血浆TP的50%以上,若其含量下降,生理功能明显受影响:①Alb是最重要的血浆营养蛋白;②Alb是重要的血浆载体蛋白,Alb在生理pH环境中为负离子,每分子可以带200个以上负电荷,极易溶于水,能运载许多疏水分子,Alb运输的物质包括胆红素、长链脂肪酸、胆汁酸盐、前列腺素、类固醇激素、无机离子(如Ca^{2+}、Cu^{2+}、Ni^{2+})、药物(如阿司匹林、青霉素)等,与Alb结合的激素或药物可不表现活性,故当血清Alb含量或血液pH等变化时,这些激素和药物的游离型含量随之变化,可使其生理活性增强或减弱;③Alb是维持血浆胶体渗透压的最重要成分,血清Alb浓度下降时可出现水肿、腹水等症状;④蛋白质是两性电解质,具有缓冲酸碱物质的能力。

二、实验原理

1. 染料结合法

利用阴离子染料如溴甲酚绿(BCG)和溴甲酚紫(BCP)等，与血清清蛋白易结合而与球蛋白很少结合的特性，可在不分离清蛋白、球蛋白的情况下直接测定清蛋白的含量。染料结合法有很多种，最常用的两种染料是 BCG 和 BCP，BCG 法和 BCP 法灵敏度高、操作简便、重复性好，既适用于手工操作，也适用于自动化分析。其中 BCG 法比 BCP 法受其他血浆蛋白质的干扰虽大，但灵敏度较高，且与非人源性清蛋白结合力较强，更适合于测定动物样本中的清蛋白，且质控血清往往是动物血清，故 BCG 法的应用较 BCP 法普遍，为推荐的方法(表 10-4)。BCG 的全称是 3,3′,5,5′-四溴-间-甲酚磺肽，是一种带负电荷的染料，在 pH 为 4.2 的缓冲液中与带正电荷的清蛋白结合成蓝绿色复合物，在 630 nm 波长的吸光度与血清清蛋白浓度成正比。BCG 试剂除与清蛋白结合呈色外，也能与血清中的 α-球蛋白、铜蓝蛋白、C 反应蛋白、α1-酸性糖蛋白、结合珠蛋白等多种蛋白质结合呈色，但反应在 30 s 后发生，而清蛋白呈色在 30 s 之内完成，故要求血清清蛋白的测定在 30 s 内完成。

2. 电泳法

血清蛋白电泳(常采用醋酸纤维素薄膜电泳或琼脂糖凝胶电泳)可将血清中几种主要的血清蛋白分离。如用醋酸纤维素薄膜作支持物可将血清蛋白分为清蛋白、α1-球蛋白、α2-球蛋白、β-球蛋白和 γ-球蛋白五部分。将电泳后的各组分用适当的染料(如氨基黑、丽春红等)染色，然后将薄膜进行漂洗、晾干、透明处理后，用光密度仪进行吸光度扫描；或将各部分分别洗脱、比色，测出各蛋白质组分所占的百分比，用清蛋白的百分比乘以标本总蛋白质含量，即可得到清蛋白的绝对含量。

3. 盐析法

利用高浓度的中性盐使水溶液中的蛋白质沉淀的方法称为盐析，盐析沉淀蛋白质的机制主要是破坏了蛋白质的水化膜、中和其所带的表面电荷。

不同蛋白质的亲水性和所带电荷不同，因此不同的蛋白质盐析时所需的盐浓度及 pH 不同。在生理 pH 时，球蛋白所带的电荷及水化膜均比清蛋白少，能被较低浓度的中性盐沉淀，而清蛋白仍留在溶液中，即可分离出清蛋白并测定其含量；常用的中性盐有硫酸铵、硫酸钠等。盐析法因操作烦琐，且不能用于自动分析，现已基本不使用。

4. 免疫化学法

抗原与抗体在一定条件下结合成复合物后采用某种手段可用于检测，常用方法有免疫比浊法、免疫扩散法等。如果蛋白质含量极微，可采用放射免疫法(RIA)及酶免疫测定法(EIA)。

三、检验步骤

1. 样本收集和储存

(1) 受检者的准备：受检者空腹 12 h、不饮酒 24 h 后采集血样，注意有无应用影响测试项目的药物，此外应嘱咐受检者在抽血前 24 h 内不做剧烈运动；体检者抽血前应有两周的正常状况记录，此外采血的季节都应做相关记录，因为样本中各项目的含量有季节性变动，为了前后比较，应在每年同一季节检验。

(2) 标本类型与标本量：血清或抗凝血浆，2 mL。

(3) 标本容器选择：血浆标本应使用肝素抗凝管或 EDTA 抗凝管，不可使用柠檬酸盐、草酸盐或氟化物抗凝管。血清标本应使用标准无菌促凝管或干燥管。

(4) 标本处理：血标本室温放置 30～45 min 后离心分离血清或血浆，置于洁净试管加盖低温保存。

2. 试剂

(1) 试剂要求：未打开的试剂盒，原包装试剂避光储存在 2～8 ℃至标签所示失效日期。试剂开瓶后，在仪器中可保存 42 天，试剂应避免污染。试剂颜色为棕黄色，若试剂变色，按照试剂失效处理。

(2) 注意事项：仅供体外诊断使用，避免皮肤直接接触液体试剂，废弃物按生物危害垃圾处理。

试剂主要组成成分：溴甲酚绿、聚氧化乙烯月桂醚(Brij-35)、丁二酸。

3. 仪器

(1) 全自动生化分析仪：检查探针和搅拌棒是否沾有水滴、污物，是否弯曲、堵塞；检查各清洗槽是否被污染、堵塞；检查各清洗液，不足需添加，倒掉废液，清理废液桶；检查水机供水是否充足，UPS 工作是否正常。接通仪器电源按钮，保证仪器自检后正常，仪器进入准备状态，点击仪器界面选择“Alb”项目。

(2) 721 型分光光度计：波长为 630 nm。

清蛋白溴甲酚绿法的测定实验见表 10-4。

表 10-4　清蛋白溴甲酚绿法的测定实验

试剂	空白管	校准管	样本管
纯化水/μL	3	—	—
校准品/μL	—	3	—
样本/μL	—	—	3
测定试剂/μL	300	300	300
混匀，37 ℃孵育 10 min，校零，读取吸光度			

四、参考范围

血清 Alb 40～55 g/L，球蛋白 20～40 g/L，A/G 值(1.2～2.4)∶1(中华人民共和国卫生行业标准，2013 年)；血清 Alb 随年龄有所变化，0～4 天新生儿为 28～44 g/L，4 天～14 岁者为 38～54 g/L，此后下降，成人为 35～52 g/L，60 岁以上者为 32～46 g/L；走动者比卧床者平均高 3 g/L。

五、临床意义

1. 血清清蛋白增高

可能出现以下情况：①急性脱水，呕吐、腹泻和高热等。②休克，毛细血管通透性增加。③慢性肾上腺皮质功能减退：钠丢失继发水丢失。④其他，输入大量的清蛋白。

2. 血清清蛋白降低

(1) 肝功能下降：慢性肝病，如慢性肝炎、肝硬化以及重症肝炎早期等。

(2) 清蛋白丢失：Alb 由尿中丢失，如肾病综合征、慢性肾小球肾炎、糖尿病肾病、系统性红斑狼疮性肾病等；胃肠道蛋白质丢失，如肠道炎症性疾病时因黏膜炎症坏死而丢失；皮肤丢失，如烧伤及渗出性皮炎等。

(3) 清蛋白分解代谢增加：组织损伤，如外科手术和创伤；组织分解增加，如感染性炎症疾病等。

(4) 清蛋白的分布异常：门静脉高压时，大量蛋白质尤其是 Alb 从血管内漏入腹腔；肝硬化导致门脉高压时，由于 Alb 合成减少和大量漏入腹水的双重原因，使血清 Alb 显著下降。

(5) 无清蛋白血症：极少见的遗传性缺陷，血清 Alb 含量常低于 1 g/L，但可以没有水肿等症状，部分原因可能是血管中球蛋白含量代偿性升高。

(6) 蛋白质营养不良或吸收不良：血清 Alb 受饮食中蛋白质摄入量影响，可作为个体营养状态的评价指标，其评价标准：大于 35 g/L 时正常；28～34 g/L 为轻度缺乏；21～27 g/L 为中度缺乏；小于 21 g/L 则严重缺乏。当 Alb 低于 28 g/L 时，会出现组织水肿，但由于体内 Alb 总量多、生物半衰期长，早期缺乏时不易检出。

此外，妊娠者血清 Alb 浓度下降，是因其血容量增大以及胎儿生长所需。

六、安全防范

操作时必须穿戴手套和工作服，工作后的台面应消毒擦洗，用过的加样枪头等耗材应作为医用垃圾处理，为了避免形成气溶胶，所有样品尽可能不要在空气中暴露太长时间，遇到样本洒出，被污染的区域应立即用次氯酸钠溶液清洗，擦拭用的物品应丢弃在标有生物污染的垃圾桶中。

【任务评价】

“清蛋白(Alb)溴甲酚绿法测定及临床意义”任务学习自我检测单

姓名： 专业： 班级： 学号：	
安全防护基本规范	增强岗位职责，实施规范操作：
	加强学习，完善各种安全措施：
仪器的使用	检测前的准备：
	操作步骤：

续表

姓名：	专业：　　　班级：　　　学号：
临床意义	

任务三　前清蛋白(PA)免疫比浊法测定及临床意义

一、检测项目依据

前清蛋白(prealbumin,PA)即甲状腺素转运蛋白(transthyretin,TTR),正常情况下,50%～70%的 TTR 与视黄醇结合蛋白(retinol-binding protein,RBP)组成复合体。由于 TTR 电泳位置在 Alb 之前,故名为 PA,PA 和 TTR 名称可以通用。TTR 和 RBP 均由肝脏合成,为运载和营养蛋白。

TTR 相对分子质量为 54000,半衰期为 12 h。其必需氨基酸含量很高,可作为组织修补材料。TTR 能转运甲状腺素和三碘甲状腺原氨酸,大约结合 10%的甲状腺激素(甲状腺素约结合球蛋白的 75%,Alb 结合其余部分)。

RBP 是相对分子质量为 21000 的单体多肽链,携带视黄醇(维生素 A 的一种形式),半衰期为 12 h。RBP 将视黄醇从肝脏转运到各种靶组织,保护其不被氧化损伤。血浆中 RBP 与 TTR 以 1∶1 结合,可避免小分子 RBP 从肾小球滤过。在靶细胞中,随 TTR-RBP 复合物的降解,视黄醇被摄入细胞,循环中无视黄醇的 RBP 载体蛋白与 TTR 无亲和性,被肾小球滤出,然后被肾近端小管细胞重吸收并在其中降解。当肾小管细胞损伤时,重吸收 PA 减少,尿液中 RBP 增加,故尿 RBP 排泄量可作为肾脏近端小管损伤的标志物。

二、实验原理

利用特异性抗体与之结合形成抗原抗体复合物,产生的小颗粒使反应液出现混浊,当反应液中保持抗体过量时,形成的复合物随抗原量增加而增加,反应液的浊度也随之增加,与一系列浓度的校准品对照,即可算出样品中 PA 的含量。

三、检验步骤

1. 样本收集和储存

(1) 受检者的准备:受检者空腹 12 h、不饮酒 24 h 后采集血样,注意有无应用影响测试项目的药物，此外应嘱咐受检者在抽血前 24 h 内不做剧烈运动；体检者抽血前应有两周的正常状况记录，此外采血的季节都应做相关记录，因为样本中各项目的含量有季节性波动，为了前后比较，应在每年同一季节检验。

(2) 标本类型与标本量：血清或抗凝血浆，2 mL。

(3) 标本容器选择：血浆标本应使用肝素抗凝管或 EDTA 抗凝管，不可使用柠檬酸盐、草酸盐或氟化物抗凝管；血清标本应使用标准无菌促凝管或干燥管。

(4) 标本处理：血标本室温放置 30～45 min 后离心分离血清或血浆，置于洁净试管中加盖低温保存。

2. 试剂

(1) 试剂要求：未打开的试剂盒，原包装试剂避光储存在 2～8 ℃至标签所示失效日期；试剂开瓶后，在仪器中可保存 28 天，试剂应避免污染；试剂 R1、R2 为无色，若试剂变色，按照试剂失效处理。

(2) 注意事项：试剂仅供体外诊断，避免皮肤直接接触，废弃物按生物危害垃圾处理。

试剂主要组成成分如下：Tris-HCl 缓冲液（pH 7.4）、聚乙二醇-8000（PEG-8000）、吐温-20、叠氮钠、Tris-HCl 缓冲液（pH 7.4）、羊抗人前清蛋白抗体、叠氮钠。

3. 仪器

(1) 全自动生化分析仪：检查探针和搅拌棒是否沾有水滴、污物，是否弯曲、堵塞；检查各清洗槽是否被污染、堵塞；检查各清洗液，不足需添加，倒掉废液，清理废液桶；检查水机供水是否充足，UPS 工作是否正常。接通仪器电源按钮，保证仪器自检后正常，仪器进入准备状态，点击仪器界面选择“PA”项目。

(2) 721 型分光光度计：波长为 340 nm。

前清蛋白免疫比浊法的测定实验见表 10-5。

表 10-5　前清蛋白免疫比浊法的测定实验

	空白管	校准管	样本管
纯化水/μL	7	—	—
校准品/μL	—	7	—
样本/μL	—	—	7
测定试剂 R1/μL	200	200	200
混匀，37 ℃孵育 3～5 min，读取第一次吸光度（A_1），然后加入 R2			
测定试剂 R2/μL	75	75	75
混匀，37 ℃孵育 5 min，读取第二次吸光度（A_2）			

四、参考范围

参考范围：0.2～0.4 g/L。

五、临床意义

①作为营养不良的评价指标。其评价标准：PA 0.2～0.4 g/L 为正常，0.10～0.15 g/L 为轻度缺乏，0.05～0.10 g/L 为中度缺乏，小于 0.05 g/L 为严重缺乏。②作为肝损害的评价

指标。PA 作为营养不良和肝功能不全的指标比清蛋白和转铁蛋白敏感性更高。③属负性 APRP。在急性炎症、恶性肿瘤、创伤等任何急需合成蛋白质的情况下，血清 PA 均迅速下降。

六、安全防范

操作时必须穿戴手套和工作服，工作后的台面应消毒擦洗，用过的加样枪头等耗材应作为医用垃圾处理，为了避免形成气溶胶，所有样品尽可能不要在空气中暴露太长时间，遇到样本洒出，被污染的区域应立即用次氯酸钠溶液清洗，擦拭用的物品应丢弃在标有生物污染的垃圾桶中。

【任务评价】

“前清蛋白(PA)免疫比浊法测定及临床意义”任务学习自我检测单

姓名：　　专业：　　班级：　　学号：	
安全防护基本规范	增强岗位职责，实施规范操作：
	加强学习，完善各种安全措施：
仪器的使用	检测前的准备：
	操作步骤：
临床意义	

任务四　C反应蛋白(CRP)乳胶凝集法测定及临床意义

一、检测项目依据

在急性炎症患者血清中出现的可以结合肺炎球菌细胞壁C多糖的蛋白质，1941年被命名为C反应蛋白(C-reactive protein，CRP)。CRP由肝细胞合成，血浆中主要形式是相对分子质量为115000的五聚体。电泳分布在慢γ区带，有时可延伸到β区带，其电泳迁移率易受一些因素影响，如钙离子及缓冲液的成分。在钙离子存在下，CRP不仅可结合多种细菌、真菌及原虫等体内的多糖物质，还可以结合卵磷脂和核酸；结合后的复合体具有对补体系统的激活作用，引发对侵入病原体的免疫调理和吞噬，表现为炎症反应。CRP也能识别和结合由损伤组织释放的内源性毒性物质，然后将其去毒或从血液中清除，同时CRP自身降解。

二、实验原理

1. 胶乳凝集法

用纯化的抗人CRP抗体致敏的胶乳试剂，能和患者血清中的CRP发生专一性反应，数分钟内呈现清晰的凝集颗粒。测定其凝集程度来检测CRP含量的方法即为胶乳凝集法。

2. 双抗体夹心ELISA法

以酶联免疫吸附试验(ELISA)为基础。应用高选择性的抗CRP单克隆抗体作为载体，加样，洗板；然后加入含辣根过氧化物酶(horse-radish peroxidase，HRP)标记的抗CRP抗体，洗板，此时CRP分子被夹在固相抗体和酶联抗体之间；最后加入四甲基联苯胺(TMB)溶液，呈蓝色反应，用硫酸终止反应后变为黄色，与样本中CRP浓度成正比。

三、检验步骤

1. 样本收集和储存

(1) 受检者的准备：受检者空腹12 h、不饮酒24 h后采集血样，注意有无应用影响测试项目的药物，此外应嘱咐受检者在抽血前24 h内不做剧烈运动；体检者抽血前应有两周的正常状况记录，此外采血的季节都应做相关记录，因为样本中各项目的含量有季节性变动，前后对照应在每年同一季节检验。

(2) 标本类型与标本量：血清或抗凝血浆，2 mL。

(3) 标本容器选择：血浆标本应使用肝素抗凝管或EDTA抗凝管，不可使用柠檬酸盐、草酸盐或氟化物抗凝管；血清标本应使用标准无菌促凝管或干燥管。

(4) 标本处理：血标本室温放置30～45 min后离心分离血清或血浆，置于洁净试管加盖低温保存。

2. 试剂

(1) 试剂要求:未打开的试剂盒,原包装试剂避光储存在 2～8 ℃至标签所示失效日期;试剂开瓶后,在仪器中至少可保存 30 天,试剂应避免污染;试剂 R1、R2 为无色,若试剂变色,按照试剂失效处理。

(2) 注意事项:仅供体外诊断使用,避免皮肤直接接触液体试剂,废弃物按生物危害垃圾处理。

试剂主要组成成分:甘氨酸缓冲液(pH 8.6)、叠氮钠、CRP 致敏乳胶微粒、叠氮钠。

3. 仪器

全自动生化分析仪:检查探针和搅拌棒是否沾有水滴、污物,是否弯曲、堵塞;检查各清洗槽是否被污染、堵塞;检查各清洗液,不足需添加,倒掉废液,清理废液桶;检查水机供水是否充足,UPS 工作是否正常。接通仪器电源按钮,保证仪器自检后正常,仪器进入准备状态,点击仪器界面选择“CRP”项目。

四、参考范围

参考范围:小于 0.05 g/L。

五、临床意义

血清 CRP 测定主要意义在于其浓度增高。

(1) 作为急性时相反应的极灵敏指标:CRP 是第一个被认识的急性时相反应蛋白,血浆中 CRP 浓度在急性心肌梗死、创伤、感染、炎症、外科手术、恶性肿瘤等情况下迅速显著地增高,心肌梗死后 6～12 h 即升高,可达正常水平的 2000 倍。血浆浓度大于 5 mg/L 可作为明显的炎症信号或急性时相反应引发阶段;血浆浓度为 1～5 mg/L 可能表明慢性低程度的炎症或者急性时相反应的开始。CRP 是非特异性指标,主要用于结合临床监测疾病:①筛查微生物感染;②评估炎症性疾病的活动度;③监测系统性红斑狼疮、白血病和外科手术后并发的感染(血清中浓度再次升高);④新生儿败血症和脑膜炎的监测(此时做细菌培养可能较困难);⑤监测肾移植后的排斥反应;⑥观察抗生素的疗效等。脐血中 CRP 浓度很低,仅 10～350 μg/L,当宫内感染时,可升高到 260 mg/L。

(2) 血浆 CRP 浓度增高:可作为心血管疾病的独立危险因子,不过必须采用比常规 CRP 更灵敏的测定方法才能显示其增高程度,通常称为超敏 CRP,小于 1 mg/L 为低风险。

六、安全防范

操作时必须穿戴手套和工作服,工作后的台面应消毒擦洗,用过的加样枪头等耗材应作为医用垃圾处理,为了避免形成气溶胶,所有样品尽可能不要在空气中暴露太长时间,遇到样本洒出,被污染的区域应立即用次氯酸钠溶液清洗,擦拭用的物品应丢弃在标有生物污染的垃圾桶中。

"CRP 乳胶凝集法测定及临床意义"任务学习自我检测单

<table>
<tr><td colspan="2">姓名：　　　　专业：　　　　班级：　　　　学号：</td></tr>
<tr><td rowspan="2">安全防护基本规范</td><td>增强岗位职责，实施规范操作：</td></tr>
<tr><td>加强学习，完善各种安全措施：</td></tr>
<tr><td rowspan="2">仪器的使用</td><td>检测前的准备：</td></tr>
<tr><td>操作步骤：</td></tr>
<tr><td>临床意义</td><td></td></tr>
</table>

本章小结

血浆蛋白质含量高、种类多，在血浆中既有共同功能，又具有各自独特的功能。琼脂糖凝胶电泳可将其分为清蛋白、α1-球蛋白、α2-球蛋白、β1-球蛋白、β2-球蛋白、γ-球蛋白六个组分，含量最多的 12 种蛋白质总量占 95%以上，清蛋白超过总量的 50%，本章叙述主要血浆蛋白质的检测依据、检测方法以及临床意义等，包括前清蛋白、清蛋白、α1-抗胰蛋白酶、α1-酸性糖蛋白、触珠蛋白、α2-巨球蛋白、铜蓝蛋白、转铁蛋白、β2-微球蛋白和 C 反应蛋白等。

测定血浆的 CRP、降钙素原等对急性炎症如感染等具有较好的诊断和监测价值。血清总蛋白通常采用双缩脲法测定，清蛋白采用 BCG 法或 BCP 法测定，其他血清特定蛋白质通常采用免疫比浊法测定。

目标检测

一、A 型题

1. 血清清蛋白下降见于很多病理情况，但(　　)除外。
A. 手术后　B. 吸收功能紊乱　C. 营养不良
D. 肾病综合征　E. 急性肝炎早期
2. 清蛋白作为血浆载体蛋白，以下哪项特性错误？(　　)
A. 等电点 4.7 左右　B. 带许多负电荷
C. 能结合 Ca^{2+}、Mg^{2+}、Cu^{2+} 等正离子　D. 能运载水溶性好的物质
E. 能运载胆汁酸、类固醇激素、长链脂肪酸等
3. 以下哪项不是急性时相反应蛋白？(　　)
A. Alb　B. AAG　C. HP　D. C3　E. LDL
4. 在急性时相反应中，以下哪种蛋白质浓度不增高？(　　)
A. HP　B. CRP　C. AAG　D. Alb　E. Cp
5. 在急性时相反应时升高最早的是哪种蛋白质？(　　)
A. Cp　B. TRF　C. AAG　D. CRP　E. AMG
6. 哪种蛋白质减少与肝功能不全无关？(　　)
A. 清蛋白　B. 转铁蛋白　C. 前清蛋白
D. α2-巨球蛋白　E. α1-酸性糖蛋白
7. 诊断有无缺铁性贫血可检测以下哪项指标？(　　)
A. AAT　B. AAG　C. TRF　D. HP　E. AMG
8. 肾病综合征患者血清蛋白各电泳区带常有的变化是(　　)。
A. Alb 降低　B. α1 降低　C. α2 降低　D. β 降低　E. γ 降低
9. 肝硬化患者血清蛋白各电泳区带常有的变化是(　　)。
A. Alb 升高　B. α1 降低　C. α2 升高　D. β 升高　E. γ 融合

二、X 型题

1. 以下哪些是血浆蛋白的功能？(　　)
A. 营养作用　B. 维持血浆胶体渗透压　C. 运输载体
D. 代谢调控　E. 免疫防御
2. 肾病综合征患者血清蛋白各电泳区带常有的变化是(　　)。
A. Alb 降低　B. α1 降低　C. α2 升高　D. β 升高　E. γ 降低
3. 肝硬化患者血清蛋白各电泳区带常有的变化是(　　)。
A. Alb 降低　B. α1 降低　C. α2 升高　D. β 升高　E. γ 升高
4. 浆细胞病患者检测血清蛋白常有的变化是(　　)。
A. Alb 降低　B. α1 降低　C. α2 降低　D. γ 升高　E. 总蛋白升高
5. 哪种方法测定蛋白质需要较纯的蛋白质样品？(　　)
A. 凯氏定氮法　B. 双缩脲法　C. 比浊法

D. 紫外分光光度法　　　　　　　　　E. 染料结合法

参考答案

一、A 型题

1. E　2. D　3. E　4. D　5. D　6. D　7. C　8. E　9. E

二、X 型题

1. ABCDE　2. ACD　3. AB　4. ADE　5. AD

第十一章　诊断酶学

学习目标

1. 掌握：同工酶的概念及 LDH、CK 等同工酶的分布与临床意义。
2. 掌握：酶促反应的动力学特征，酶促反应的影响因素。
3. 掌握：酶活性浓度的测定技术。
4. 掌握：常用酶及同工酶测定的临床应用。

能力目标

1. 了解：酶活性测定技术、工具酶的应用。
2. 熟悉：常用酶及同工酶测定的注意事项、临床意义。

一、概述

（一）酶的概念与特征

酶(enzyme)是活细胞赖以生存的基础，它具有特殊的分子结构和功能。

1. 酶的化学本质和特性

绝大部分酶的本质是蛋白质(特殊的 RNA 亦具有酶活性)。酶除了具有蛋白质的理化性质、一般催化剂的共同性质外，还具有极高的催化效率、高度的特异性及催化作用的可调节性等特点。

由酶所催化的反应称为酶促反应。酶催化化学反应的能力称为酶活性(activity)。酶催化作用的物质称为底物(substrate)，酶促反应的生成物称为产物(product)。酶对作用物的选择性称为酶的特异性。加速酶促反应的物质称为激活剂(activator)，减慢甚至终止酶促反应的物质称为酶的抑制剂(inhibitor)。

2. 酶的分类与编号

根据酶所催化反应类型可将酶分为六大类，即氧化还原酶类(oxidoreductases)、转移酶类(transferases)、水解酶类(hydrolases)、裂解酶类(或裂合酶类)(lyases)、异构酶类(isomerases)、合成酶类(synthetases)或连接酶类(ligases)。

（二）同工酶的概念与特征

同工酶是指催化相同化学反应，但酶蛋白的分子结构、理化性质乃至免疫学性质不同的一组酶。

同工酶的分类与命名：同工酶的命名至今尚无确切的方法，常以组织名称、亚基的数目和组成或发现地的地名等命名。如乳酸脱氢酶（lactic dehydrogenase，LD）是四聚体酶，该酶的亚基有两种类型，骨骼肌型（M 型）和心肌型（H 型）。这两种亚基以不同比例组成 5 种同工酶：$LDH_1(H_4)$、$LDH_2(H_3M)$、$LDH_3(H_2M_2)$、$LDH_4(HM_3)$、$LDH_5(M_4)$。肌酸激酶（creatine kinase，CK）是二聚体酶，其亚型有 M（肌型）和 B（脑型）两种。脑中含 CK_1（BB 型），骨骼肌中含 CK_3（MM 型），而 CK_2（MB 型）仅见于心肌。

（三）工具酶

通常把酶学分析中作为试剂用于测定化合物浓度或酶活性浓度的酶称为工具酶。

1. 工具酶参与的指示反应

常用工具酶多为氧化还原酶类。在临床生化检验中，许多项目的测定均有工具酶参与，即所谓的共同（通用）反应。最常用的有两类分光光度法：一类是利用较高特异性的氧化酶产生过氧化氢（H_2O_2），再加氧化发色剂进行比色的方法；另一类是利用 NAD(P)H 在 340 nm 处具有特征性光吸收，$AND(P)^+$ 在 340 nm 处没有特征性光吸收，利用氧化-还原酶反应使其连接到 NAD(P)-NAD(P)H 的正、逆反应后，直接通过分光光度法或其他方法测定 NAD(P)H 的变化量。

2. 代谢物浓度的酶法测定技术

(1) 终点法。

在代谢物酶促反应中，随着时间的延续，待测物浓度逐渐减少而产物逐渐增多，一段时间后反应趋于平衡，测定反应达到平衡后待测物（底物）或产物变化的总量，即终点法（又称平衡法）。代谢物酶促终点法测定的基本条件：①待测物浓度[S]应远小于其米氏常数 K_m，此时任何时刻的反应速率 $V=V_{max}[S]/K_m$，呈一级反应；②反应配方中所用的酶量应足够大，而 K_m 应小，以保证有较快的反应速度完成测定。

①直接法：如果待测物与产物在理化性质上有可直接进行检测的差异，如吸收光谱不同，则可直接测定待测物或产物本身信号的改变来进行定量分析。

②酶偶联法：如果酶促反应的底物或产物无可直接检测的成分，则可将反应中某一产物偶联到另一个酶促反应中，而达到检测的目的，即为酶偶联法。一般把第一步反应称为辅助反应，所用工具酶称为辅助酶，偶联的反应称为指示反应，指示反应所用的工具酶称为指示酶。

(2) 动力学法。

根据米氏方程，当$[S]\ll K_m$，一般$[S]/K_m<0.2$，最好小于 0.05，$[S]+K_m\approx K_m$ 时，呈一级反应，反应初速度 $v=k[S]$。如果能准确测定反应的初速度（v），采用标准浓度对照法即可求得待测物的浓度。

二、酶测定技术

（一）酶活性测定

1. 定时法测定酶活性

定时法是根据固定时间内底物消耗量或产物的生成量计算酶活性的，这是早期测定酶活性浓度的方法。

2. 连续监测法测定酶活性

连续测定酶反应过程中某一反应产物或底物的浓度随时间变化的多点数据，求出酶反应初速度，间接计算酶活性浓度的方法称为连续监测法。该法已逐步取代定时法成为临床实验室测定酶活性浓度最常用的方法，又分为直接法和间接法。

(1) 直接法：在不终止酶促反应条件下，直接通过测定反应体系中底物或产物理化特性的变化如吸光度、荧光、旋光性、pH、电导率、黏度等计算出酶活性浓度。但只有底物与产物之间，在理化性质等方面有显著差异时，才能使用直接法。

(2) 间接法：采用酶偶联反应是间接法测定酶活性的主要技术特点。在酶活性测定时，如果底物或产物不能直接测定或难以准确测定，可采用酶偶联法测定，即在反应体系中加入一个或几个工具酶，将待测酶生成的某一产物转化为新的可直接测定的产物，从而达到检测目的。当加入酶的反应速率与待测酶的反应速率达到平衡时，可以用指示酶的反应速率来代表待测酶的活性。

3. 干扰因素

(1) 其他酶和物质的干扰。

(2) 酶的污染。

(3) 非酶反应。

(4) 分析容器的污染。

(5) 沉淀形成。

4. 部分分析前因素对酶活性测定的干扰

(1) 溶血：部分酶在红细胞膜或红细胞内的浓度远高于细胞外(如乳酸脱氢酶、苹果酸脱氢酶、己糖激酶等)，少量红细胞的破坏就可能引起血清中酶明显升高。

(2) 抗凝剂：草酸盐、柠檬酸盐和 EDTA 等抗凝剂为金属螯合剂，可抑制需 Ca^{2+} 的 AMY，也可抑制需 Mg^{2+} 的 CK 和 5′-NT；草酸盐既可与丙酮酸或乳酸发生竞争性抑制，又能与 LD 及 NADH 或 NAD^+ 形成复合物，从而抑制催化的还原或氧化反应。柠檬酸盐、草酸盐对 CP、ChE 均有抑制作用。EDTA 还能抑制 ALP；氟化物也可抑制 ChE。故上述抗凝剂分离的血浆一般不宜做酶活性测定。

(3) 标本储存温度：大部分酶在低温中可稳定较长时间，标本如在离体后不能及时测定，应及时分离血清或血浆并置冰箱冷藏。

5. 酶活性浓度的单位

(1) 酶活性单位。

①惯用单位。

②国际单位：在特定条件下，1 min 内使底物转变 1 μmol 的酶量为一个国际单位，以 IU 表示，1 IU＝1 μmol/min。

③Katal 单位：在规定条件下，每秒内催化转化 1 mol 底物的酶量，1 katal＝1 mol/s。

(2) 酶活性浓度单位。

临床上测定的不是酶的绝对量而是浓度。酶活性浓度以每单位体积所含的酶活性单位数表示。目前在临床化学中，各国学者几乎都习惯用 U/L 来表示体液中酶催化浓度。1 U/L＝16.67 nkatal/L。

（二）酶质量测定

1. 免疫化学法测定酶质量原理

利用酶蛋白的抗原性，制备特异性抗体，然后以免疫学方法测定酶蛋白质量。质量单位多以 ng/mL、μg/L 来表示。

(1) 放射免疫测定(RIA)：分为直接法与间接法。

(2) 其他方法：主要有免疫抑制法、化学发光免疫测定(CLIA)、酶免疫测定(EIA)、荧光酶免疫测定(FEIA)等。

2. 酶质量免疫化学测定法的优缺点

(1) 与传统的酶活性测定法相比，免疫化学测定法的优点主要有以下几点。

①灵敏度高。

②特异性高。

③能用于一些不表现酶活性的酶蛋白，如各种酶原或去辅基酶蛋白，或因遗传变异而导致合成无活性的酶蛋白的酶测定。

④特别适用于同工酶的测定。

(2) 酶免疫化学测定的局限性。

①要制备足够量的提纯酶作为抗原和具有免疫化学性质的抗血清常常是很困难的，且工作量较大。

②测定步骤多，操作烦琐。

③测定成本高。

三、常用酶及同工酶测定的临床应用

（一）血清酶

许多组织器官的疾病常表现为血液中的一些酶活性异常。正常情况下，在组织细胞内发挥催化作用的酶在血清中含量甚微，只有组织器官受损造成细胞破坏或细胞膜通透性增高时，细胞内的某些酶才可大量释放入血；细胞的转换率增高或细胞的增殖加快，其特异的标志酶可释放入血；以及细胞内酶的合成或诱导增强或酶的清除受阻也可引起血清酶活性升高。

1. 血清酶的来源与去路

(1) 血清酶的来源：根据酶的来源及其在血浆中发挥催化功能的情况，可将血清酶分为血浆特异酶和非血浆特异酶两类。前者主要是指在血浆中发挥特定的催化作用的酶，也称为血浆固有酶。如与凝血过程有关的凝血酶原及一些凝血因子，与纤溶有关的纤溶酶原等。大多数在肝脏合成，当肝功能减退时，血浆中这些酶的活性降低，如 ChE，铜氧化酶(铜蓝蛋白)，脂蛋白脂酶等。非血浆特异酶在血浆中浓度很低，分为外分泌酶(如胰淀粉酶、胰脂肪酶、胃蛋白酶等)和细胞酶(如转氨酶、LD、CK 等)。

(2) 血清酶的去路。

血清酶的半衰期是指酶失活至原来活性一半时所需时间，一般以半衰期来代表酶从血中清除的快慢。

2. 血清酶的生理差异

(1) 性别：多数血清酶的男女性别差异不大，但少数酶如 CK、ALP 及 γ-GT 等有性别差异，男性高于女性。

(2) 年龄：血清中有些酶的活性常随年龄增长而变化。

(3) 进食：血清中大多数酶不受进食的影响。但高脂、高糖饮食后血清 ALP 活性升高。而酗酒可使血清 γ-GT 升高，禁食数天可导致血清 AMY 下降。

(4) 运动：剧烈的肌肉运动可使血清中多种酶活性升高。

(5) 妊娠：妊娠时随着胎盘的形成和长大，胎盘组织可分泌一些酶进入母体血液，如耐热 ALP、LD、LAP 和 ALT(少数)等，引起血清中这些酶升高。

(6) 其他：血清中有些酶与同工酶有种族差异，此外，一些酶活性还与体重、身高的增长、体位改变、昼夜变化及家庭因素等有关。

(二) 尿液酶

正常尿液中含酶量极少，当患有肾脏疾病、泌尿道疾病时，不同相对分子质量的酶蛋白滤过肾小球或从肾小管、泌尿道上皮细胞分泌。

(1) AMY(淀粉酶)：主要由唾液腺或胰腺分泌，有 S 型(唾液腺型)和 P 型(胰腺型)两种同工酶，P 型同工酶在尿中比例较高。急性胰腺炎、急性腮腺炎时，血、尿 AMY 活性均升高。

(2) NAG(N-乙酰-β-D-氨基葡萄糖苷酶)：主要来自肾近曲小管上皮细胞，尿 NAG 活性升高，除可能有前列腺炎和精液混入外，是各种肾实质早期损伤的敏感标志物，也是糖尿病肾病早期发现和病程监测的重要项目。

另外，尿 NAG 升高直接反映肾病综合征、肾小球肾炎、高血压肾病以及狼疮性肾炎的发生和发展，并有重要的随访意义。尿 NAG 及其同工酶对肾盂肾炎、上下输尿管等尿路感染反应灵敏，对治疗药物的毒性反应强烈，并在肾脏重金属毒害、肾移植排异监测等方面具有重要意义。

(3) 白细胞酯酶：细胞质含嗜苯胺蓝颗粒的细胞，如中性粒细胞、嗜酸性粒细胞、嗜碱性粒细胞、单核细胞和淋巴细胞均含有白细胞酯酶。尿白细胞酯酶活性升高(或定性试验阳性)提示尿路炎症。

(三) 浆膜腔积液酶

人体胸腔、腹腔和心包腔、关节腔统称为浆膜腔(serous cavity)。病理情况下浆膜腔内有大量液体潴留而形成浆膜腔积液(serous effusion)，积液因部位不同可分为胸腔积液、腹腔积液、心包腔积液、关节腔积液，根据产生的原因和性质又可分为漏出液和渗出液。浆膜腔积液中的酶学检查有助于鉴别积液的来源，并对疾病诊断和治疗监测具有重要的意义。

腹腔内出现过多积液称为腹水，腹水含有 LD 和腺苷脱氨酶(ADA)等多种酶。漏出液 LD 活性与血清相近，积液 LD 与血清 LD 的比值大于 0.6。腹水 ADA 参考范围为 0～45 U/L(比色法或紫外分光光度法)，其升高主要见于结核性渗出液(约 10%的结核性腹水 ADA 活性不升高)，而恶性腹水中 ADA 多为低值。如腹水中 AMY 活性显著高于血清(几倍至几十倍)，则提示胰腺炎或胰腺创伤所致腹水。大多数小肠扭转穿孔患者的腹腔穿刺积液中 ALP 活性升高，约为血清 ALP 的 2 倍，并随病情进展而增加。

胸腔积液鉴别诊断以漏出液-渗出液鉴别为基础，漏出性胸腔积液最常见的病因是失偿性心力衰竭，而大多数渗出性胸腔积液是由肺炎、恶性肿瘤或肺部栓塞等原因诱发。LD 参考范围：LD＜200 U/L(漏出液，速率法)，LD＞200 U/L(渗出液，速率法)。胸腔积液 ADA 参考范围:0～45 U/L(比色法),胸腔积液中按 ADA 活性高低顺序,可能的病因依次为结核性、癌性、非炎症积液,该酶在结核性积液中显著升高的特点,对结核性胸腔积液的诊断具有极高的特异性。约 90%的急性胰腺炎患者、腺创伤等所致的胸腔积液中,AMY 含量可高达血清含量的 3 倍,若 AMY＞300 IU/L,则多见于原发或继发性腺癌。

正常情况下,心包囊内含 20 mL 左右的清澈、浆液性、淡黄色液体,若液体超过 50 mL,则视为心包积液。正常关节腔分泌极少量的滑膜液(synovial fluid,SF),但当关节有炎症、损伤等病变时,滑膜液增多,称为关节腔积液(joint effusion)。

(四) 脑脊液酶

临床上常用的有神经元特异性烯醇化酶(neuron specific enolase,NSE)、溶菌酶、ADA、CK 及脑型同工酶(CK-BB)、LD 及其同工酶、ALT、AST、谷氨酸脱羧酶(GAD)、α1-抗胰蛋白酶(α1-AT)、磷酸己糖异构酶(PHI)等。

1. CSF-ALT、CSF-AST

正常脑脊液 ALT、AST 活性约为血清酶活性的 1/2,CSF-ALT、CSF-AST 升高常见于脑梗死、脑萎缩、急性颅脑损伤、中毒性脑病及中枢神经系统转移癌等。

2. CSF-LD 及其同工酶

正常 CSF-LD 活性约为血清酶活性的 1/10,新生儿略高,CSF-LD 升高常见于细菌性脑膜炎、脑血管病、脑瘤及脱髓鞘病等有脑组织坏死时。脑梗死、脑出血或蛛网膜下腔出血的急性期患者 CSF-LD 明显升高。

3. CSF-NSE(神经元特异性烯醇化酶)

烯醇化酶是细胞代谢过程中参与糖酵解过程的关键酶。正常情况下,CSF 中 NSE 含量极低,当神经元受损以及血-脑脊液屏障被破坏时,存在于神经元和神经内分泌细胞中的 NSE 被释放入脑脊液。CSF-NSE 可用于诊断急性脑血管病病灶大小、脑损伤程度及预后。CSF-NSE 是癫痫持续状态(SE)后脑损伤的敏感指标,癫痫发作 60 min,CSF-NSE 升高到基础值的 3～4 倍,而此时血清 NSE 变化不明显。

4. CSF-ADA

ADA 来自 T 淋巴细胞,结核性脑膜炎患者脑脊液中 ADA 增高程度明显高于其他性质的脑脊液,且其阳性率可达 80%～90%。

5. CSF-CK、CSF-CK-CK-BB

正常脑脊液 CK 活性低于血清,CK 活性升高常见于化脓性脑膜炎、结核性脑膜炎、进行性脑积水、继发性癫痫、多发性硬化症、蛛网膜下腔出血、慢性硬膜下血肿、脑供血不足及脑肿瘤等,化脓性脑膜炎尤为明显。

(五) 同工酶的诊断价值

临床诊断常用的同工酶有 LD 同工酶、CK 同工酶、ALP 同工酶、ACP 同工酶、AST 同工酶、糖原磷酸化酶(GP)同工酶、芳香基硫酸酯酶(ARS)同工酶、醛缩酶(ALD)同工酶、γ-谷氨酰转肽酶(γ-GT)同工酶、谷胱甘肽 S 转移酶(GST)同工酶、淀粉酶(AMY)同工酶等,它们在心肌梗死、肝功能损伤、恶性肿瘤、肌肉疾病和神经系统疾病的诊断及鉴别诊断中起着重要的作用。

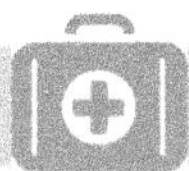

案例导入

患者，男，53岁，因心悸胸闷7天入院。活动后气短，并有下肢水肿。体格检查：体温36.8 ℃，脉搏110次/分，呼吸频率28次/分，血压100/60 mmHg，急性痛苦病容。【实验室检查】CK-MB160 U/L，心电图示Ⅱ、Ⅲ、aVF导联出现坏死性Q波，ST段呈弓背向上抬高，肌钙蛋白22.8 ng/mL，NT-proBNP1620 pg/mL。

问题：1. 该患者可能的诊断是什么？诊断依据有哪些？

2. 还应做哪些生化检验来协助诊断和治疗？并说明原因。

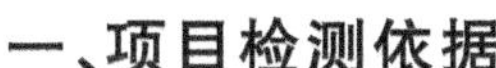

任务一　血清淀粉酶(AMY)测定及临床意义

一、项目检测依据

临床上测定血清淀粉酶主要用于诊断急性胰腺炎，常在腹痛后2～3 h开始升高(也有延至12 h后升高者)，多在12～24 h达峰值，2～5天恢复正常。此值越高，急性胰腺炎的可能性就越大，但此值高低和疾病预后关系不大，但若持续性升高达数周，常提示胰腺炎有反复，或有并发症发生。

二、实验原理

用亚乙基阻断的对硝基苯麦芽糖苷为底物，淀粉酶可以将底物水解为Et-Gx和Gy-pNP，Gy-pNP可被α-葡萄糖苷酶水解为葡萄糖和pNP-y催葡萄糖苷。淀粉酶水解反应和α-葡萄糖苷酶作用的最终结果是产生自由的p-NP。P-NP在405 nm波长处有特征吸收峰，可被检测出。P-NP的数量与样本中淀粉酶的活性呈正相关。

三、检验步骤

1. 样本收集和储存

(1) 标本类型与标本量：血清或肝素抗凝血浆2 mL。

(2) 标本处理：血标本室温放置30～45 min后离心分离血清或血浆，置于洁净试管中加盖低温保存。

2. 试剂

试剂储存和稳定性：存放在2～8 ℃，切勿倒置。未开封，可稳定至标明的保质期。开封后，2～8 ℃，12周。

3. 仪器

全自动生化分析仪。

四、参考范围

参考范围：25～104 U/L。

五、临床意义

淀粉酶是由胰和唾液腺产生淀粉分解和消化的酶。急性胰腺炎、胰腺溃疡或假性囊肿、胰腺创伤、淀粉样变、胆总管阻塞和胸部手术后，会使淀粉酶增加。流行性腮腺炎和肾功能不全也可能导致淀粉酶活性升高。

六、安全防范

操作时必须穿戴手套和工作服；工作后的台面应消毒擦洗；用过的加样枪头等耗材应作为医用垃圾处理；为了避免形成气溶胶，所有样本尽可能不要在空气中暴露太长时间；遇到样本洒出，被污染的区域应立即用次氯酸钠溶液清洗；擦拭用的物品应丢弃在标有生物污染的垃圾桶中。

【任务评价】

"血清淀粉酶测定及临床意义"任务学习自我检测单

姓名： 专业： 班级： 学号：	
安全防护基本规范	增强岗位职责，实施规范操作：
	加强学习，完善各种安全措施：
仪器的使用	检测原理：
	操作步骤：

续表

姓名：	专业：　　班级：　　学号：
临床意义	

任务二　血清肌酸激酶(CK)测定及临床意义

一、项目检测依据

肌酸激酶(CK)，又称肌酸磷酸激酶，为细胞内重要的能量代谢酶。CK 广泛存在于骨骼肌、心肌和脑组织中。目前最常用的检测 CK 的方法为速率法。

二、实验原理

磷酸肌酸＋ADP 肌酸激酶⟶肌酸＋ATP

ATP＋葡萄糖己糖激酶⟶ADP＋葡萄糖-6-磷酸

葡萄糖-6-磷酸＋NADP＋葡萄糖-6-磷酸脱氢酶⟶D-6-磷酸葡萄糖酸盐＋NADPH＋H^+

等量的 NADPH 和 ATP 以相同的速率形成。因此，采用分光光度法检测的 NADPH 生成速率与肌酸激酶的活性成正比。

三、检验步骤

1. 样本收集和储存

(1) 受检者的准备：患者空腹 12 h，不饮酒 24 h 后采集血样。体检对象抽血前应有两周的正常状况记录。注意有无应用影响测试项目的药物。应嘱体检对象在抽血前 24 h 内不做剧烈运动。

(2) 标本类型与标本量：血清或抗凝血浆 2 mL。

(3) 标本容器选择：血浆标本应使用肝素抗凝管，不可使用柠檬酸、草酸或氟化物抗凝，血清标本应使用标准无菌促凝管或干燥管。

(4) 标本处理：血标本室温放置 30～45 min 后离心分离血清或血浆，置于洁净试管中加盖低温保存。

2. 试剂

试剂稳定性：未开启试剂在 2～8 ℃避光保存，稳定期为 12 个月。已开启的试剂注意避免污染。

3. 仪器：

全自动生化分析仪。

四、参考范围

男性：CK≤190 U/L；女性：CK≤170 U/L。

五、临床意义

肌酸激酶是一种二聚体酶，存在于四种不同的形式中：线粒体同工酶和细胞溶质的线粒体CK-MM(肌型)，CK-BB(脑型)，以及CK-MB(心肌型)。肌酸激酶和肌酸激酶同工酶活性检测被用于诊断和监测心肌梗死和损伤，比如进行性假肥大性肌营养不良。一旦心肌损伤，受损心肌细胞就会释放肌酸激酶。早期情况下，心肌梗死 4 h 后就能检测到肌酸激酶升高。肌酸激酶活性在心肌损伤 12～24 h 后达到峰值，在 3～4 天后下降到正常范围。CK 增高还见于脑血管意外、脑膜炎、甲状腺功能减退等患者，还应注意到一些非疾病因素如剧烈运动、各种插管及手术、肌肉注射冬眠灵和抗生素等也可能引起 CK 活性增高。

六、安全防范

操作时必须穿戴手套和工作服；工作后的台面应消毒擦洗；用过的加样枪头等耗材应作为医用垃圾处理；为了避免形成气溶胶，所有样本尽可能不要在空气中暴露太长时间；遇到样本洒出，被污染的区域应立即用次氯酸钠溶液清洗；擦拭用的物品应丢弃在标有生物污染的垃圾桶中。

【任务评价】

“血清肌酸激酶(CK)测定及临床意义”任务学习自我检测单

姓名： 专业： 班级： 学号：	
安全防护基本规范	增强岗位职责，实施规范操作：
	加强学习，完善各种安全措施：
仪器的使用	检测前的准备：
	操作步骤：

续表

姓名：	专业：　　　　班级：　　　　学号：
临床意义	

本章小结

酶是能催化生物体内化学反应的一类特殊蛋白质。影响酶促反应的因素主要有酶浓度、底物浓度、pH、温度、电解质及辅酶、激活剂及抑制剂等。其中底物浓度对酶促反应的影响可用米-曼方程表示。

血浆酶可分成血浆特异酶和非血浆特异酶两大类，后者可再分为外分泌酶和细胞酶等。正常情况下血清中酶活性相对稳定。但一些病理情况常导致血清中酶活性的改变。性别、年龄、运动、妊娠、人种及环境因素等也可引起人血清中某些酶的生理性变化。

酶活性测定是临床酶学分析最为常用的方法。根据酶促反应中底物的减少量或产物的生成量，可计算出酶活性。酶活性的测定方法按反应时间分类，可分为定时法和连续监测法两大类。其中连续监测法是目前临床实验室最常用的方法，可分为直接法和间接法两大类。

直接法是在不终止酶促反应的条件下，直接通过测定吸光度、荧光强度等，从而计算出酶活性。其中以分光光度法应用最为广泛。

间接法以酶偶联法应用最多。最常用的偶联指示系统有两种：一种是过氧化物酶指示系统，即利用特异性较高的氧化酶产生过氧化氢（H_2O_2），再加入氧化发色剂进行比色，如临床实验室常用的 Trinder 指示反应；另一种是脱氢酶指示系统，即利用脱氢酶的氧化还原反应，根据 NAD(P)H 在 340 nm 处有吸收峰，通过分光光度法或其他方法直接测定 NAD(P)H 的变化量。

临床上还可利用酶的抗原性，通过免疫化学方法直接进行酶浓度测定。与传统的酶活性测定法相比，这些免疫化学法具有灵敏度高、特异性强等特点，能用于一些不表现酶活性或无活性的酶测定，而且特别适用于同工酶的测定。

同工酶是具有相同的催化功能，但其分子组成、空间构象、理化性质、生物学性质以及器官分布和细胞内定位不同的一类酶。

同工酶的分析大致可分为两步，即首先精确地分离出某酶的各同工酶组分，然后测定酶的总活性和各同工酶组分的活性。常用方法有电泳法、色谱法、免疫分析法、动力学分析法和蛋白酶水解法等。临床上以电泳法最常用。

临床上以检测血清酶和同工酶应用最广，根据需要也可测定其他各种体液（如尿液、胸腔积液、腹腔积液、脑脊液等）中的酶和同工酶或亚型。有时单凭某一种酶的活性变化，很难做出独立诊断。若同时测定一组性质不同的酶，比较各种酶活性的变化，就能根据酶增高或减少的“谱型”做出诊断。常用的酶谱如心肌酶谱、肌酶谱、肝酶谱、肿瘤酶谱和胰酶谱等。

目标检测

一、A 型题

1. 根据国际生化学会酶学委员会的决定，酶的一个国际单位是指(　　)。
A. 在最适条件下，每小时催化生成 1 mmol 产物所需的酶量
B. 37 ℃下，每分钟催化生成 1 μmol 产物所需的酶量
C. 25 ℃下，其他为最适条件，每分钟催化生成 1 μmol 产物所需的酶量
D. 30 ℃下，每小时催化生成 1 mmol 产物所需的酶量
E. 在特定条件下，每分钟转化 1 μmol 底物所需的酶量

2. 在何种情况下，酶促反应速率与酶量成正比？(　　)
A. 最适温度　B. 最适 pH　C. 底物浓度足够大
D. 酶量足够大时　E. 最适离子强度

3. 下列何种物质是淀粉酶的激活剂？(　　)
A. Ca^{2+}　B. Fe^{2+}　C. Cl^-　D. Zn^{2+}　E. Mg^{2+}

4. 下列哪一项酶学指标可以作为慢性乙醇中毒诊断的较敏感指标？(　　)
A. ALT　B. ALP　C. GGT　D. AST　E. LDH

5. SI 制中酶活性的单位为(　　)。
A. U/L　B. Katal/L　C. g/L　D. mL/L　E. %

6. 正常成人血清 LDH 同工酶电泳区带浓度结果为(　　)。
A. $LDH_2>LDH_1>LDH_3>LDH_4>LDH_5$
B. $LDH_5>LDH_1>LDH_2>LDH_3>LDH_4$
C. $LDH_3>LDH_1>LDH_2>LDH_4>LDH_5$
D. $LDH_1>LDH_2>LDH_3>LDH_4>LDH_5$
E. $LDH_4>LDH_1>LDH_2>LDH_3>LDH_5$

7. 判断有机磷农药中毒程度的检查是(　　)。
A. 血清丙氨基转移酶测定　B. 碳氧血红蛋白测定
C. 残留农药测定　D. 神经靶酯酶测定
E. 胆碱酯酶活性测定

8. 在酶活性测定时，底物浓度最好是 K_m 值的(　　)。
A. $\frac{1}{10}$　B. 1 倍　C. 1～5 倍　D. 10～20 倍　E. 50～100 倍

二、B 型题

(9、10 题共用备选答案)
A. 二聚体　B. 三聚体　C. 四聚体　D. 五聚体　E. 六聚体

9. CK 是由两种亚基(M 亚基和 B 亚基)组成的几聚体？(　　)

10. LDH 是由两种亚基(M 亚基和 H 亚基)组成的几聚体？(　　)

(11、12 题共用备选答案)

A. ASTm　　B. LD　　C. α-HBD　　D. CK　　E. ALT

11. 急性心肌梗死时血清酶出现最早的是(　　)。

12. 急性心肌梗死时血清酶出现最晚的是(　　)。

13. 为保证酶动力学分析,要求底物浓度必须是(　　)。

A. $>K_m$ 值 10 倍以上　　B. 与 K_m 值相同　　C. 等于$\frac{K_m}{2}$值

D. $<\frac{K_m}{2}$值　　E. $<\frac{K_m}{10}$值

14. LD 测定的全部方法中,所必需的物质是(　　)。

A. 丙酮酸　　B. 2,4-二硝基苯肼　　C. 乳酸

D. NAD^+或 NADH　　E. 氢氧化钠

15. 酶促反应进程曲线通常可用于确定(　　)。

A. 酶反应线性范围　　B. 适宜的 pH　　C. 适宜的酶量范围

D. 反应线性的时间范围　　E. 底物的浓度

参考答案

一、A 型题

1. E　2. C　3. C　4. C　5. B　6. A　7. E　8. D　9. A　10. D

二、B 型题

11. D　12. C　13. A　14. D　15. D

第十二章　脂代谢紊乱检验

学习目标

1. 掌握：血脂及血浆脂蛋白的概念、组成和分类，血清总胆固醇、甘油三酯、脂蛋白测定的基本原理，方法类别以及评价和临床意义。

2. 熟悉：血浆脂蛋白的基本结构特征，高脂蛋白血症的分型及实验室鉴别方法，脂蛋白代谢紊乱及其与动脉粥样硬化的关系，血清（浆）静置实验在高脂蛋白血症分型上的应用，血清 ApoAⅠ及 ApoB100 测定的基本原理、方法评价和临床意义。

3. 了解：血脂及血浆脂蛋白的代谢途径以及低脂蛋白血症的分类和主要特征。

脂类是机体能量的来源和组织结构的重要成分，体内脂代谢状况可通过血脂变化反映出来，血脂代谢异常不仅与动脉粥样硬化的发生和发展有密切关系，而且对冠心病急性事件的发生起重要作用。

（一）血脂

血脂是血浆中脂类的总称，包括甘油三酯、磷脂、游离胆固醇、胆固醇酯、游离脂肪酸等。其中总胆固醇（TC）包括游离胆固醇（FC）和胆固醇酯（CE）。血脂不溶于水，以脂蛋白的形式运输。血脂主要来源于食物、肝合成的脂类及脂肪组织。

（二）脂蛋白

1. 定义

脂蛋白是由蛋白质和甘油三酯、胆固醇、磷脂等组成的球形大分子复合物（图 12-1）。核心为不溶于水的 TG 和 CE。表面覆盖有少量蛋白质和极性的 PL、FFA，从而使脂蛋白颗粒能稳定地分散在血浆中。脂蛋白中的蛋白质部分称为载脂蛋白，具有结合与转运脂质及稳定脂蛋白结构等作用，在脂蛋白代谢中具有重要的生理作用。

2. 分类

通过超速离心法可将脂蛋白分为乳糜微粒 CM、极低密度脂蛋白 VLDL、中间密度脂蛋白 IDL、低密度脂蛋白 LDL、高密度脂蛋白 HDL。这五类脂蛋白密度依次增加。

通过电泳法可将脂蛋白分为 CM、preβ-Lp、β-Lp、α-Lp。相当于超速离心法的极低密度脂蛋白、低密度脂蛋白、高密度脂蛋白。

（三）血脂、脂蛋白与载脂蛋白的特性与功能

血浆脂蛋白特性及功能见表 12-1。

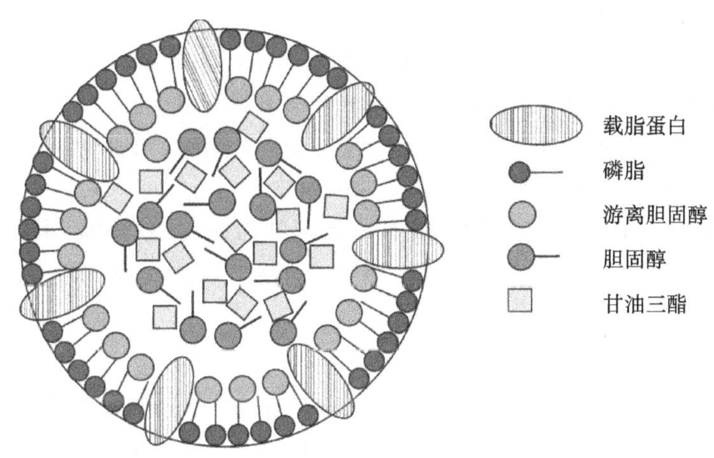

图 12-1　脂蛋白构成图

表 12-1　血浆脂蛋白特性及功能

超速离心	CM	VLDL	IDL	LDL	HDL	Lp(α)
电泳位置	原点	前	-和前之间	-	-	前-
主要脂质	外源性 TG	内源性 TG	内源性 TG、CE	CE	PL	CE、PL
主要载脂蛋白	B48、C、E	B100、C、E	B100	B100	AⅠ、C	(a),B100
合成部位	小肠黏膜细胞	肝细胞	血浆	血浆	肝、肠、血浆	肝细胞
功能	转运外源性 TG	转运内源性 TG	转运内源性 TG、CE	转运内源性 CE	逆向转运 CE	

血浆脂蛋白的几种主要载脂蛋白的特征见表 12-2。

表 12-2　血浆脂蛋白的几种主要载脂蛋白的特征

载脂蛋白	合成场所	脂蛋白中分布	生 理 功 能
ApoAⅠ	肝脏、小肠	HDL、CM	LCAT 激活剂,识别 HDL 受体
ApoAⅡ	肝脏、小肠	HDL、CM	LCAT 抑制;稳定 HDL 结构
ApoAⅣ;	肝脏、小肠	HDL、CM	参与胆固醇逆向转运;辅助激活 LPL
ApoB100	肝脏	VLDL、IDL、LDL	参与 VLDL 合成与分解;识别 LDL 受体
ApoB48	小肠	CM	参与 CM 合成与分解,输运外源性 TG
ApoCⅡ	肝脏	CM、VLDL、HDL	激活 LPL
ApoCⅢ	肝脏	CM、VLDL、HDL	抑制 LPL,抑制与肝细胞受体结合
ApoE	肝脏	CM、VLDL、HDL	促进 CM 残粒和 IDL 摄取,运输 TG

(四) 脂蛋白受体

脂类在血液中以脂蛋白形式进行运送,并可与细胞膜上存在的特异受体结合,被摄取进入细胞内进行代谢。迄今为止报道的受体已有很多种,主要有 LDL 受体、清道夫受体、VLDL 受体、LDL 受体相关蛋白(LRP)、HDL 受体。

LDL 受体(LDLR)是一种多功能蛋白，由五种不同结构域组成。LDL 受体对含 ApoB100 的 LDL，含 ApoE 的 VLDL、β-VLDL、VLDL 残粒均有高亲和性。

VLDLR 结构与 LDLR 类似，并非完全相同，仅对含 ApoE 的脂蛋白（VLDL、β-VLDL、CM 和 VLDL 残粒）有高亲和性结合，对 LDL 低亲和性。

清道夫受体主要存在于巨噬细胞和血管内皮细胞表面，介导修饰 LDL 从血液中清除。LDL 可在巨噬细胞、内皮细胞、平滑肌细胞中氧化，被巨噬细胞摄取使细胞泡沫化成泡沫细胞，促进粥样斑块的形成。

（五）高脂蛋白血症

高脂血症是指血浆中 TC 或 TG 水平升高。1967 年 Fredrickson 等用改进的电泳法分离血浆脂蛋白，将高脂血症分为Ⅰ、Ⅱ、Ⅲ、Ⅳ和Ⅴ五种类型。1970 年世界卫生组织(WHO)以临床表型为基础分为六种类型，如表 12-3 所示。

表 12-3　高脂蛋白血症 WHO 分型法

类型	血浆 4 ℃过夜外观	TC	TG	CM	VLDL	LDL	备注
Ⅰ	奶油上层，下层清	↑→	↑↑	↑↑	↑→	↓→	易发胰腺炎
Ⅱa	透明	↑↑	→	→	→	↑↑	易发冠心病
Ⅱb	透明	↑↑	↑↑	→	↑	↑	易发冠心病
Ⅲ	奶油上层，下层混浊	↑↑	↑↑	↑	↑	宽 B 带	易发冠心病
Ⅳ	混浊	↑	↑↑	→	↑↑	→	易发冠心病
Ⅴ	奶油上层，下层混浊	↑	↑↑	↑↑	↑	↓→	易发胰腺炎

任务一　TG 生化检测及临床意义

一、项目检测依据

甘油三酯的测定可用于急慢性胰腺炎、糖尿病、肾病、肝外胆道梗阻和其他涉及脂类代谢的疾病或者各种内分泌疾病的诊断和治疗。在临床上可用于帮助分类各种遗传性和代谢性脂蛋白失调，以及评价动脉粥样硬化和冠心病的危险因素。

二、实验原理

基于一系列偶联的酶促反应，样本中的甘油三酯被微生物的脂酶水解，形成甘油和脂肪酸。在甘油激酶(GK)的作用下，甘油被三磷酸腺苷(ATP)磷酸化，产生甘油-3-磷酸酯，在 GPO(磷酸甘油酯氧化酶)的作用下，甘油-3-磷酸酯被分子氧氧化，产生过氧化氢(H_2O_2)和磷酸二羟丙酮。在过氧化物酶(POD)的作用下，所形成的 H_2O_2 与 4-氨基比林和 N,N-二(4-磺丁基)-3,5-二甲苯胺二钠盐(MADB)发生反应,生成发色团,该物质可在 660～800 nm 处测定。660～800 nm 处的吸光度与样本中的甘油三酯含量成正比。

三、检验步骤

1. 样本收集和储存

(1) 患者准备:空腹和静息状态。

(2) 标本类型与标本量:血清或抗凝血浆 2 mL。

(3) 标本容器选择:血浆标本应使用肝素抗凝管或者 EDTA 抗凝管,不可使用柠檬酸、草酸或氟化物抗凝,血清标本应使用标准无菌促凝管或干燥管。

(4) 标本拒收原则。

①溶血＋＋,拒收。

②黄疸＋＋＋,拒收。

2. 试剂

磷酸甘油氧化酶法(GPO-PAP 法),反应如下:

$$TG+H_2O\xrightarrow{LPL}\text{甘油}+\text{脂肪酸}$$

$$\text{甘油}+ATP\xrightarrow{GK}\text{3-磷酸甘油}+ADP$$

$$\text{3-磷酸甘油}+H_2O+O_2\xrightarrow{GPO}\text{磷酸二羟丙酮}+H_2O_2$$

$$H_2O_2+\text{4-AAP}+\text{酚}\xrightarrow{POD}\text{红色醌亚胺}+H_2O\text{(Trinder 反应)}$$

3. 仪器(Instrument)

(1) 全自动生化分析仪:检查探针、搅拌棒是否沾有水滴、污物;是否弯曲、堵塞;各清洗槽是否被污物堵塞。检查各清洗液,不足时添加,倒掉废液,清理废液桶。检查水机供水是否充足,UPS 工作是否正常,接通仪器左侧前方按钮,仪器自检。

(2) 721 型分光光度计。

磷酸甘油氧化酶法检测实验见表 12-4。

表 12-4　磷酸甘油氧化酶法检测实验

加入物/mL	空白管	标准管	测定管
蒸馏水	0.02	—	—
标准血清	—	0.02	—
血清	—	—	0.02
工作试剂	3.0	3.0	3.0

四、参考范围

参考范围:0～1.7 mmol/L

五、临床意义

甘油三酯为心血管疾病的危险因素,其水平受年龄、性别和饮食的影响。甘油三酯增高可见于家族性高甘油三酯血症,食用大量甘油三酯和继发于某些疾病如糖尿病、甲状腺功能减退、肾病综合征和胰腺炎等，降低见于甲状腺功能亢进、肾上腺皮质功能降低，肝功能严重低下等。

六、安全防范

操作时必须穿戴手套和工作服，工作后的台面应消毒擦洗，用过的加样枪头等耗材应作为医用垃圾处理。为了避免形成气溶胶，所有样品尽可能不要在空气中暴露太长时间，遇到样本洒出，被污染的区域应立即用次氯酸钠溶液清洗，擦拭用的物品应丢弃在标有生物污染的垃圾桶中。

【任务评价】

“TG 生化检测及临床意义”任务学习自我检测单

姓名：	专业：　　　班级：　　　学号：
安全防护基本规范	增强岗位职责，实施规范操作：
	加强学习，完善各种安全措施：
仪器的使用	检测前的准备：
	操作步骤：
	注意事项：
临床意义	

任务二　TC 生化检测及临床意义

一、项目检查依据

胆固醇在全身均可合成，它是细胞膜和脂蛋白的主要成分，还是留体激素和胆汁酸合成的前体，体内 3/4 的胆固醇均为合成的，只有 1/4 来源于饮食，胆固醇的监测用于评估罹患动脉粥样硬化的风险以及对脂类及蛋白质的代谢紊乱进行诊断和监测治疗。

二、实验原理

胆固醇酯经胆固醇酯酶酶解，生成游离胆固醇和脂肪酸，接着胆固醇氧化酶催化胆固醇氧化为胆甾-4-烯-3-酮和过氧化氢。在过氧化物酶的作用下，形成的过氧化氢会影响酚和 4-氨基比林的氧化偶合，形成红色的醌亚胺。在 540 或 600 nm 波长处，醌亚胺的吸光度与胆固醇的浓度成正比，通过测定吸光度可计算胆固醇的浓度。

三、检验步骤

1. 样本收集和储存

(1) 患者准备：空腹和静息状态。

(2) 标本类型与标本量：血清或抗凝血浆 2 mL。

(3) 标本容器选择：血浆标本应使用肝素抗凝管或者 EDTA 抗凝管，不可使用柠檬酸、草酸或氟化物抗凝，血清标本应使用标准无菌促凝管或干燥管。

(4) 标本拒收原则。

①溶血＋＋，拒收。

②黄疸＋＋＋，拒收。

2. 试剂

胆固醇氧化酶法（COD-PAP 法），反应式如下：

$$\text{胆固醇酯} + H_2O \xrightarrow{\text{胆固醇酯酶}} \text{胆固醇} + \text{游离脂肪酸}$$

$$\text{胆固醇} + O_2 \xrightarrow{COD} \Delta^4\text{-胆甾烯-3-酮} + H_2O_2$$

$$H_2O_2 + \text{4-AAP} + \text{酚} \xrightarrow{POD} \text{红色醌亚胺} + H_2O\text{（Trinder 反应）}$$

3. 仪器

(1) 全自动生化分析仪：检查探针、搅拌棒是否沾有水滴、污物；是否弯曲、堵塞；各清洗槽是否被污物堵塞。检查各清洗液，不足时添加，倒掉废液，清理废液桶，检查水机供水是否充足；UPS 工作是否正常。接通仪器左侧前方按钮，仪器自检后待机准备，在自选项目上选择 TG 项目，仪器开始启动检测。

(2) 721 型分光光度计。

胆固醇氧化酶法测定实验见表 12-5。

表 12-5 胆固醇氧化酶法测定实验

加入物	空白管/mL	标准管/mL	测定管/mL
蒸馏水	0.02	—	—
标准血清	—	0.02	—
血清	—	—	0.02
工作试剂	3.0	3.0	3.0

四、参考范围

参考范围:0～5.2 mmol/L。

五、临床意义

高胆固醇血症与动脉粥样硬化的形成有明确关系;降低血清胆固醇水平可使冠心病的发病率降低,血清胆固醇水平受年龄、性别等影响。除家族性高胆固醇血症(FH)外,血清胆固醇水平增高多见于肾病综合征、甲状腺功能减退、糖尿病和胆道梗阻等,胆固醇水平降低见于甲状腺功能亢进、营养不良和肝功能严重低下等。

六、安全防范

操作时必须穿戴手套和工作服,工作后的台面应消毒擦洗,用过的加样枪头等耗材应作为医用垃圾处理。为了避免形成气溶胶,所有样本尽可能不要在空气中暴露太长时间,遇到样本洒出,被污染的区域应立即用次氯酸钠溶液清洗,擦拭用的物品应丢弃在标有生物污染的垃圾桶中。

【任务评价】

"TC 生化检测及临床意义"任务学习自我检测单

姓名: 专业: 班级: 学号:	
安全防护基本规范	增强岗位职责,实施规范操作:
安全防护基本规范	加强学习,完善各种安全措施:

续表

<table>
<tr><td colspan="2">姓名：　　　　　　专业：　　　　　　班级：　　　　　　学号：</td></tr>
<tr><td rowspan="3">仪器的使用</td><td>检测前的准备：</td></tr>
<tr><td>操作步骤：</td></tr>
<tr><td>注意事项：</td></tr>
<tr><td>临床意义</td><td></td></tr>
</table>

任务三　HDL-C 生化检测及临床意义

一、检验目的

总血清胆固醇中约有 25%是在高密度脂蛋白组分中运输的，高密度脂蛋白胆固醇（HDL-C）负责将周围组织中的胆固醇反转运入肝脏。然后胆固醇转化为胆酸，通过胆道进入肠道排除。因为 HDL-C 的浓度与动脉粥样硬化的发病率相关，所以监测血清中的 HDL-C 有助于防止罹患冠心病，而 HDL-C 浓度降低，尤其伴有甘油三酯浓度升高时，会增加心血管疾病的危险，高密度脂蛋白胆固醇的测定有助于早期发现动脉粥样硬化的危险，还可在使用降脂药物治疗时对个体进行监测。

二、实验原理

R1 中的抗人-B-脂蛋白抗体与高密度脂蛋白之外的脂蛋白(低密度脂蛋白,极低密度脂蛋白和乳糜微粒)结合。当添加 R2 时,所形成的抗原抗体复合物会阻断酶反应,使用酶色原体系统,对 HDL-C 进行定量测定。

三、检测步骤

1. 样本收集和储存

(1) 患者准备:空腹和静息状态。

(2) 标本类型与标本量:血清或抗凝血浆 2 mL。

(3) 标本容器选择:血浆标本应使用肝素抗凝管,不可使用柠檬酸、草酸或氟化物抗凝,血清标本应使用标准无菌促凝管或干燥管。

(4) 标本拒收原则。

①溶血++,拒收。

②脂血+++,拒收;脂血+++,高速离心后取下清液进行检测。

③黄疸+++,拒收。

2. 试剂

试剂要求:未打开的试剂盒,28 ℃下有效期为 24 个月。

注意:仅供体外诊断使用,避免皮肤直接接触液体试剂;废弃物按生物危害垃圾处理。

3. 仪器

(1) 全自动生化分析仪和半自动生化分析仪检查项目。

①检查探针、搅拌棒是否沾有水滴、污物,是否弯曲、堵塞;各清洗槽是否被污物堵塞。

②检查各清洗液,不足时添加,倒掉废液,清理废液桶。

③检查水机供水是否充足,UPS 工作是否正常。

④接通仪器左侧前方按钮,仪器自检。

(2) 721 型分光光度计。

HDL-C 生化检测实验见表 12-6。

表 12-6 HDL-C 生化检测实验

加入物	空白管/mL	标准管/mL	测定管/mL
蒸馏水	0.02	—	—
标准血清	—	0.02	—
血清	—	—	0.02
工作试剂	3.0	3.0	3.0

四、参考范围

参考范围:1.03～1.55 mmol/L。

五、临床意义

HDL-C 对防止动脉粥样硬化具有保护作用，高浓度的 HDL-C 有助于防止罹患冠心病，而 HDL-C 浓度降低，尤其伴有甘油三酯浓度升高时，会增加心血管疾病的危险。

(1) HDL-C 升高：可见于慢性肝炎、原发性胆汁性肝硬化。有些药物如雌激素、苯妥英、烟酸等可以使 HDL-C 升高，绝经后的妇女常用雌激素作为替代物，此法有升高 HDL-C、降低冠心病危险性的作用。

(2) HDL-C 降低：可见于急性感染、DM、慢性肾衰竭，肾病综合征等。雌激素、孕酮等药物可导致雌激素降低。

六、安全防范

操作时必须穿戴手套和工作服，工作后的台面应消毒擦洗，用过的加样枪头等耗材应作为医用垃圾处理。为了避免形成气溶胶，所有样品尽可能不要在空气中暴露太长时间，遇到样本洒出，被污染的区域应立即用次氯酸钠溶液清洗，擦拭用的物品应丢弃在标有生物污染的垃圾桶中。

【任务评价】

"HDL-C 生化检测及临床意义"任务学习自我检测单

姓名：　　　　专业：　　　　班级：　　　　学号：	
安全防护基本规范	增强岗位职责，实施规范操作：
	加强学习，完善各种安全措施：
仪器的使用	检测前的准备：
	操作步骤：
	注意事项：

续表

姓名：	专业： 班级： 学号：
临床意义	

任务四 LDL-C 生化检测及临床意义

一、检验目的

低密度脂蛋白胆固醇 LDL-C 占低密度脂蛋白分子的大部分，它是通过脂蛋白脂肪酶对极低密度脂蛋白作用而形成的。LDL-C 在动脉粥样硬化的发生及发展的过程中起到重要的作用，在多种脂溶酶的作用下，极低密度脂蛋白胆固醇转化成 LDL-C，此过程在肝脏中完成。血浆中的 LDL-C 主要由肝实质细胞通过 LDL-C 受体来清除。血液中升高的 LDL-C 浓度以及其中血液中停留时间过长常伴有生物代谢的加速，这将导致细胞内皮功能的破坏并且会增加血管壁等处的平滑肌中单核细胞、巨噬细胞的吞噬功能，来源于低密度脂蛋白的胆固醇将存在于动脉粥样硬化的斑块中，对于评估罹患冠状动脉综合防治症的风险，可用于判断患者对降脂药物治疗的反应。高水平的 LDL-C 与心血管疾病危险升高和家族性高血症有关。在吸收功能障碍和营养不良中，会出现 LDL-C 水平降低。

二、实验原理

R1 中的保护剂能够保护低密度脂蛋白不参与酶促反应，通过胆固醇酯酶和胆固醇氧化酶的反应，将所有非低密度脂蛋白(高密度脂蛋白、极低密度脂蛋白、乳糜颗粒)分解。这一反应产生的过氧化氢(POD)被 R1 中的过氧化氢酶分解。在添加 R2 时，保护试剂从低密度脂蛋白中释放出来，过氧化氢酶被灭活。随后即可通过 CHO/PAP 系统，定量测定低密度脂蛋白。

三、检验步骤

1. 样本收集和储存

(1) 患者准备：空腹和静息状态。

(2) 标本类型与标本量：血清或抗凝血浆 2 mL。

(3) 标本容器选择：血浆标本应使用肝素抗凝管，不可使用柠檬酸、草酸或氟化物抗凝，血清标本应使用标准无菌促凝管或干燥管。

(4) 标本拒收原则。

①溶血++，拒收。

②脂血+++，拒收；脂血+++，高速离心后取下清液进行检测。

③黄疸+++，拒收。

2. 试剂

试剂要求：未打开的试剂盒，28 ℃下有效期为 24 个月。

注意：仅供体外诊断使用，避免皮肤直接接触液体试剂，废弃物按生物危害垃圾处理。

3. 仪器

(1) 全自动生化分析仪和半自动生化分析仪检查项目。

①检查探针、搅拌棒是否沾有水滴、污物；是否弯曲、堵塞；各清洗槽是否被污物堵塞。

②检查各清洗液，不足时添加，倒掉废液，清理废液桶。

③检查水机供水是否充足，UPS 工作是否正常。

④接通仪器左侧前方按钮，仪器自检。

(2) 721 型分光光度计。

LDL-C 生化检测实验见表 12-7。

表 12-7　LDL-C 生化检测实验

加入物	空白管/mL	标准管/mL	测定管/mL
蒸馏水	0.02	—	—
标准血清	—	0.02	—
血清	—	—	0.02
工作试剂	3.0	3.0	3.0

四、参考范围

参考范围：1.89～4.21 mmol/L。

五、临床意义

LDL-C 是动脉粥样硬化的危险因素。LDL-C 浓度以及其在血液中停留时间过长常伴有生物代谢的加速，这将导致细胞内皮功能的破坏并且会增加血管壁等处的平滑肌中单核细胞/巨噬细胞的吞噬功能。对于评估罹患冠心病的风险，作为一个单独的指标，LDL-C 的浓度检测是最有临床意义的指标。因此在治疗检测过程中，其浓度降低说明内皮细胞的吞噬功能加强，动脉粥样硬化的形成速度减慢或者停止斑块的捕获。

(1) LDL-C 水平升高：见于遗传性高脂蛋白血症、甲状腺功能减退、肾病综合征、梗阻性黄疸、慢性肾衰竭等。高脂肪食物、肥胖和用某些药物如雄激素、环孢霉素、糖皮质激素都可使其升高。妊娠早期开始缓慢升高，至最后 3 个月时可高于基线 50%，产后恢复至原水平。成人 LDL-C 逐渐升高，女性高于男性。

(2) LDL-C 水平降低：可见于甲状腺功能亢进、消化吸收不良、营养吸收不良、肝硬化、恶性肿瘤等。低脂肪食物和运动，应用雌激素等，也都会使 LDL-C 降低。

六、安全防范

操作时必须穿戴手套和工作服，工作后的台面应消毒擦洗，用过的加样枪头等耗材应作为医用垃圾处理。为了避免形成气溶胶，所有样品尽可能不要在空气中暴露太长时间，遇到样本洒出，被污染的区域应立即用次氯酸钠溶液清洗，擦拭用的物品应丢弃在标有生物污染的垃圾桶中。

【任务评价】

"LDL-C 生化检测及临床意义"任务学习自我检测单

姓名： 专业： 班级： 学号：	
安全防护基本规范	增强岗位职责，实施规范操作：
	加强学习，完善各种安全措施：
仪器的使用	检测前的准备：
	操作步骤：
	注意事项：
临床意义	

任务五 ApoAⅠ生化检测及临床意义

一、项目检测依据

载脂蛋白是脂蛋白的蛋白质组成部分，脂蛋白可以按照超速离心进行分类。ApoAⅠ是HDL的主要组成部分，HDL通过小肠和肝脏进行合成。其功能是将肝外组织细胞中多余的胆固醇转运至肝脏细胞中。另外ApoAⅠ可以激活卵磷脂胆固醇酰基转移酶，它可以催化胆固醇的酯化作用，可以加强脂蛋白携带脂类的能力。

结合检测ApoB并计算其比值能够反应脂类代谢异常以及患有动脉硬化和冠心病的危险程度。高浓度的ApoAⅠ和低浓度的ApoB与这些疾病的低风险相关良好。

二、实验原理

免疫透射比浊法：当样本与R1缓冲液和R2抗血清溶液混合时，ApoAⅠ特异地与抗人ApoAⅠ抗体作用，形成不溶的聚集物。这些聚集物的吸光度与样本中的ApoAⅠ浓度成正比。

三、检验步骤

1. 样本收集和储存

(1) 患者准备：空腹和静息状态。

(2) 标本类型与标本量：血清或抗凝血浆2 mL。

(3) 标本容器选择：血浆标本应使用肝素抗凝管，不可使用柠檬酸、草酸或氟化物抗凝，血清标本应使用标准无菌促凝管或干燥管。

(4) 标本拒收原则

①溶血＋＋，拒收。

②脂血＋＋＋，拒收；脂血＋＋＋，高速离心后取下清液进行检测。

③黄疸＋＋＋，拒收。

2. 试剂

试剂要求：未打开的试剂盒，28 ℃下有效期为24个月。

注意：仅供体外诊断使用，避免皮肤直接接触液体试剂，废弃物按生物危害垃圾处理。

3. 仪器

(1) 全自动生化分析仪和半自动生化分析仪检查项目。

①检查探针、搅拌棒是否沾有水滴、污物；是否弯曲、堵塞；各清洗槽是否被污物堵塞。

②检查各清洗液，不足时添加，倒掉废液，清理废液桶。

③检查水机供水是否充足，UPS工作是否正常。

④接通仪器左侧前方按钮，仪器自检。

(2) 721 型分光光度计。

ApoAⅠ生化检测实验见表 12-8。

表 12-8　ApoAⅠ生化检测实验

加入物	空白管/mL	标准管/mL	测定管/mL
蒸馏水	0.02	—	—
标准血清	—	0.02	—
血清	—	—	0.02
ApoAⅠ工作试剂	3.0	3.0	3.0

四、参考范围

男:1.05～1.75 g/L;女:1.05～2.05 g/L。

五、临床意义

ApoAⅠ浓度与冠心病及动脉粥样硬化的发生率呈负相关,是体内抗动脉粥样硬化的影响因素,也是预测冠心病发病危险性的最佳指标。另外,在肝脏疾病,怀孕及服用雌性激素(如口服避孕药物)的情况下,ApoAⅠ的水平升高。在遗传性低脂蛋白血症、动脉硬化、胆汁淤积及脓毒血症的情况下,ApoAⅠ的水平会降低。结合检测 ApoAⅠ和 ApoB 并且计算其比值,能够反映脂类代谢异常以及患有动脉粥样硬化和冠心病的危险程度,高浓度的 ApoAⅠ和低浓度的 ApoB 与这些疾病的低风险相关良好。

六、安全防范

操作时必须穿戴手套和工作服,工作后的台面应消毒擦洗,用过的加样枪头等耗材应作为医用垃圾处理。为了避免形成气溶胶,所有样品尽可能不要在空气中暴露太长时间,遇到样本洒出,被污染的区域应立即用次氯酸钠溶液清洗,擦拭用的物品应丢弃在标有生物污染的垃圾桶中。

【任务评价】

"ApoAⅠ生化检测及临床意义"任务学习自我检测单

姓名:	专业:　　　　　班级:　　　　　学号:
安全防护基本规范	增强岗位职责,实施规范操作:
	加强学习,完善各种安全措施:

续表

姓名： 专业： 班级： 学号：	
仪器的使用	检测前的准备：
	操作步骤：
	注意事项：
临床意义	

任务六 ApoB 生化检测及临床意义

一、检验目的

载脂蛋白是脂蛋白的蛋白质组成部分，脂蛋白可以按照超速离心进行分类。肝脏合成极低密度脂蛋白，其中主要包含甘油三酯和胆固醇，在脂蛋白脂肪存在的情况下，甘油三酯被水解成为 LDL 和大量的胆固醇。ApoB 是 LDL 的主要组成部分，大约三分之一的 LDL 可以将胆固醇运输到外周细胞，其余的三分之二在肝脏中代谢。在这些组织中 LDL 通过 LDL 受体进行摄取，结合检测 ApoAⅠ和 ApoB 并且计算其比值能够反映脂类代谢异常以及患有动脉粥样硬化和冠心病的危险程度，高浓度的载脂蛋白 ApoAⅠ和低浓度的 ApoB 与这些疾病的低风险相关良好。

二、实验原理

免疫透射比浊法：当样本与 R1 缓冲液和 R2 抗血清溶液混合时，ApoAⅠ特异地与抗人 ApoAⅠ抗体作用，形成不溶的聚集物。这些聚集物的吸光度与样本中的 ApoAⅠ浓度成正比。

三、检验步骤

1. 样本收集和储存

(1) 患者准备：空腹和静息状态。

(2) 标本类型与标本量：血清或抗凝血浆 2 mL。

(3) 标本容器选择：血浆标本应使用肝素抗凝管，不可使用柠檬酸、草酸或氟化物抗凝，血清标本应使用标准无菌促凝管或干燥管。

(4) 标本拒收原则。

①溶血++，拒收。

②脂血+++，拒收；脂血+++，高速离心后取下清液进行检测。

③黄疸+++，拒收。

2. 试剂

试剂要求：未打开的试剂盒，28 ℃下有效期为 24 个月。

注意：仅供体外诊断使用，避免皮肤直接接触液体试剂。废弃物按生物危害垃圾处理。

3. 仪器

(1) 全自动生化分析仪和半自动生化分析仪检查项目。

①检查探针、搅拌棒是否沾有水滴、污物；是否弯曲、堵塞；各清洗槽是否被污物堵塞。

②检查各清洗液，不足时添加，倒掉废液，清理废液桶。

③检查水机供水是否充足，UPS 工作是否正常。

④接通仪器左侧前方按钮，仪器自检。

(2) 721 型分光光度计。

ApoB 生化检测实验见表 12-9。

表 12-9　ApoB 生化检测实验

加入物	空白管/mL	标准管/mL	测定管/mL
蒸馏水	0.02	—	—
标准血清	—	0.02	—
血清	—	—	0.02
ApoB 工作试剂	3.0	3.0	3.0

四、参考范围

中青年:0.8～0.9 g/L;老年人:0.95～1.05 g/L。

五、临床意义

ApoB浓度与冠心病及动脉粥样硬化的发生率呈正相关,是体内抗动脉粥样硬化的影响因素,也是预测冠心病发病危险性的最佳指标。

另外,在肝脏疾病,怀孕及服用雌性激素(如口服避孕药物)的情况下,ApoAⅠ的水平会升高,在遗传性低脂蛋白血症、动脉粥样硬化、胆汁淤积及脓毒血症的情况下,ApoAⅠ的水平会降低。结合检测ApoAⅠ和ApoB并且计算其比值,能够反映脂类代谢异常以及患有动脉粥样硬化和冠心病的危险程度,高浓度的ApoAⅠ和低浓度的ApoB与这些疾病的低风险相关良好。

六、安全防范

操作时必须穿戴手套和工作服,工作后的台面应消毒擦洗,用过的加样枪头等耗材应作为医用垃圾处理。为了避免形成气溶胶,所有样品尽可能不要在空气中暴露太长时间,遇到样本洒出,被污染的区域应立即用次氯酸钠溶液清洗,擦拭用的物品应丢弃在标有生物污染的垃圾桶中。

【任务评价】

"ApoB生化检测及临床意义"任务学习自我检测单

姓名: 专业: 班级: 学号:	
安全防护基本规范	增强岗位职责,实施规范操作:
	加强学习,完善各种安全措施:
仪器的使用	检测前的准备:
	操作步骤:
	注意事项:

续表

姓名：	专业： 班级： 学号：
临床意义	

任务七 综合训练

患者，男，56 岁，反复发作胸痛 10 年，活动后心悸、气短 2 年，3 年前曾患急性心肌梗死，心电图检查示前壁心肌梗死，血压 130/86 mmHg，心率 98 次/分，节律齐，无心脏杂音，未发现任何黄色瘤。血脂测定结果为 TG 2.2 mmol/L，TC 5.1 mmol/L，HDLC 0.8 mmol/L，LDLC 3.4 mmol/L，Lp(α)20 mg/dL。其父亲死于冠心病，其他家族史无特殊，该患者属于哪种血脂异常？该患者还可检查哪些项目？

若该患者血标本 4 ℃过夜后血清外观混浊，液面有“奶油样”上层，胆固醇及甘油三酯均升高，电泳后呈现乳糜微粒区带，此病诊断是什么？

本章小结

血脂的主要成分是 TG、TC 和 LP，在血浆中它们与特殊的载体蛋白结合成微溶于水的脂蛋白而被运输。血浆脂蛋白因其结构及组成的差异，用超速离心法或电泳分离法均可分为四大类，CM 主要转运来自食物中的外源性 TG，VLDL 主要转运肝脏合成的内源性 TG，LDL 主要将肝脏合成的内源性胆固醇转运至肝外组织，而 HDL 则将外周组织中的胆固醇逆向转运至肝脏代谢。载脂蛋白具有结合与转运脂质及稳定脂蛋白结构等功能，在脂蛋白代谢中具有重要的生理功能。

高脂蛋白血症主要有按临床表型分类、按是否继发于全身性疾病分类及基因分型三种分类法。高脂血症是促进动脉粥样硬化发病全过程的三大主要因素之一，且高胆固醇血症是缺血性心脏疾病、动脉粥样硬化症的独立危险因素。

目前临床上开展的血脂测定项目包括 TC、TG、HDL 及其亚类胆固醇、LDL-C、Lp(α)以及部分载脂蛋白如 ApoAⅠ、ApoB 等。其中 TC、TG、HDL-C、LDL-C 测定是血脂测定的四个基本指标。

血清 TC 测定的决定性方法为同位素稀释-质谱法；参考方法为化学法中的 AL BK 法；常

规方法为酶法(COD-PAP法)。在我国,高效液相色谱(HPLC)法也被推荐作为TC测定的参考方法。血清TG测定的决定性方法为同位素稀释-质谱法;目前尚无公认的TG测定的参考方法,二氯甲烷-硅酸-变色酸法是美国疾病预防与控制中心采用的参考方法;常规方法为酶法(GPO-PAP法)。

血清脂蛋白电泳分析支持物可选用醋酸纤维素薄膜、琼脂糖凝胶和聚丙烯酰胺凝胶等,其中琼脂糖凝胶电泳最为常用。血浆脂蛋白电泳结合TC、TG水平有助于高脂血症分型。

血清Lp(α)水平是动脉粥样硬化性疾病的独立危险因素,与动脉粥样硬化呈正相关。冠心病、肾病综合征和糖尿病等都有ApoAⅠ下降和ApoB升高。总之,血脂、血浆脂蛋白及载脂蛋白分析已成为AS和心、脑血管疾病诊断,治疗和预防的重要实验室指标,并应用于糖尿病、肾脏疾病及绝经期后妇女内分泌改变等临床相关疾病的研究中。

目标检测

一、A_1 型题

1. 能代表HDL水平的载脂蛋白是(　　)。

A. ApoAⅠ　B. ApoAⅡ　C. ApoB　D. ApoCⅠ　E. ApoCⅢ

2. 乳糜微粒中含最多的成分是(　　)。

A. 甘油三酯　B. 蛋白质　C. 胆固醇　D. 磷脂　E. 糖脂

3. 酶法测定血清胆固醇中用到的酶有(　　)。

A. 甘油激酶、过氧化物酶　B. 胆固醇酯酶、胆固醇氧化酶、过氧化物酶

C. 胆固醇氧化酶、甘油激酶　D. 胆固醇氧化酶、甘油氧化酶

E. 胆固醇氧化酶、过氧化物酶、甘油氧化酶

4. 合成VLDL的场所主要是在(　　)。

A. 肾脏　B. 血浆　C. 脂肪组织　D. 小肠黏膜　E. 肝脏

5. 对LDL描述正确的是(　　)。

A. 运输内源性胆固醇　B. 运输外源性胆固醇

C. 运输内源性甘油三酯　D. 运输外源性甘油三酯

E. 既有内源性胆固醇,又有外源性胆固醇

6. 目前测定血清总胆固醇最常用的方法为(　　)。

A. 比色法　B. 气相色谱法　C. 核素稀释质谱法

D. 高效液相色谱法　E. 酶法

7. ⅡA型高脂蛋白血症的血清检查特点是(　　)。

A. 血清透明,胆固醇明显增加,甘油三酯正常

B. 血清透明,胆固醇明显增加,甘油三酯稍高

C. 血清混浊,胆固醇稍高,甘油三酯增高

D. 血清混浊,胆固醇正常,甘油三酯稍高

E. 血清乳白色,胆固醇正常或稍高,甘油三酯明显增加

8. ApoB主要存在于(　　)。

A. HDL　B. LDL　C. VLDL　D. CM　E. FFA

9. 与血清呈乳糜样关系最大的脂蛋白是(　　)。

A. VLDL　B. HDL　C. CM　D. LDL　E. IDL

10. 含有总胆固醇最多的脂蛋白是(　　)。

A. CM　B. VLDL　C. LDL　D. IDL　E. HDL

11. 与动脉粥样硬化发生率呈负相关的脂蛋白是(　　)。

A. HDL　B. VLDL　C. CM　D. LDL　E. IDL

12. 目前常规检验方法中通常测定下述何种物质来反映人体内 HDL 的含量?(　　)

A. HDL 中的甘油三酯　B. HDL 中的胆固醇　C. HDL 中的磷脂

D. HDL 中的载脂蛋白　E. HDL 中的脂蛋白(α)

13. 下列各项中,哪项为目前我国"血脂异常防治建议"中规定的总胆固醇(TC)合适水平?(　　)

A. <5.72 mmol/L　B. <3.64 mmol/L　C. <4.68 mmol/L

D. <3.12 mmol/L　E. <5.17 mmol/L

14. 下列各项中,哪项为目前我国"血脂异常防治建议"中规定的甘油三酯(TG)合适水平?(　　)

A. <1.70 mmol/L　B. <1.58 mmol/L　C. <1.47 mmol/L

D. <1.36 mmol/L　E. <1.24 mmol/L

15. 空腹时血液中的甘油酯类主要以什么形式转运?(　　)

A. 与清蛋白结合的形式　B. 游离形式　C. VLDL 的形式

D. LDL 的形式　E. HDL 的形式

16. 将乳糜血浆放置 4 ℃环境中过夜,次晨血浆出现"奶酪"上层,说明下列何种脂蛋白增多?(　　)

A. CM　B. VLDL　C. LDL　D. HDL　E. Lp(a)

17. Ⅰ型高脂蛋白血症的血清检查特点是(　　)。

A. 冰箱放置过夜后,血清乳白,胆固醇正常,甘油三酯稍高

B. 冰箱放置过夜后,血清上为奶油层,下清澈,胆固醇正常或稍高,甘油三酯明显增加

C. 冰箱放置过夜后,血清上为奶油层,下乳白,胆固醇稍高,甘油三酯增高

D. 冰箱放置过夜后,血清透明,胆固醇明显增加,甘油三酯正常

E. 冰箱放置过夜后,血清透明,胆固醇正常,甘油三酯稍高

18. ApoAⅠ主要存在于(　　)。

A. LDL 和 HDL　B. VLDL 和 CM　C. HDL

D. CM 和 HDL　E. LDL 和 VLDL

19. 将胆固醇从肝外组织转运至肝进行代谢的是哪一种脂蛋白?(　　)

A. HDL　B. CM　C. VLDL　D. LDL　E. Lp(a)

20. 低密度脂蛋白中含量最多的载脂蛋白是(　　)。

A. ApoAⅠ　B. ApoAⅡ　C. ApoB　D. ApoE　E. ApoCⅡ

21. 测定血清载脂蛋白的方法很多。如考虑测定速度及自动化程度,则临床实验室最可能选择的方法是(　　)。

A. 单向免疫扩散法　B. 酶联免疫吸附试验　C. 火箭电泳法

D. 免疫比浊法　E. 放射免疫测定法

22. 催化胆固醇酯生成作用的酶主要是(　　)。

A. 卵磷脂胆固醇酯酰转移酶　B. 肉毒碱脂肪酰转移酶
C. 脂蛋白脂肪酶　D. 磷脂酶　E. 过氧化物酶

二、A_2 型题

1. 某实验室收到一个血标本，脂蛋白检查获得下列结果：4 ℃过夜后血清外观混浊，液面有"奶油样"上层，胆固醇及甘油三酯均升高，电泳后呈现乳糜微粒区带，此病诊断为(　　)。

A. Ⅰ型高脂蛋白血症　B. Ⅱ型高脂蛋白血症　C. Ⅲ型高脂蛋白血症
D. Ⅳ型高脂蛋白血症　E. Ⅴ型高脂蛋白血症

2. 患者，男，56 岁，反复发作胸痛 10 年，活动后心悸、气短 2 年，3 年前曾患急性心肌梗死，心电图检查示前壁心肌梗死，血压 130/86 mmHg，心率 98 次/分，节律齐，无心脏杂音，未发现任何黄色瘤。血脂测定结果为 TG 2.2 mmol/L，TC 5.1 mmol/L，HDL-C 0.8 mmol/L，LDL-C 3.4 mmol/L，Lp(a) 20 mg/dL。其父亲死于冠心病，其他家族史无特殊，该患者属于哪种血脂异常？(　　)

A. 高胆固醇血症　B. 高甘油三酯血症　C. 混合型高脂血症
D. 低 HDL 血症　E. 高 Lp(a)血症

三、A_3/A_4 型题

患者，男，20 岁，长期患腹部疾病，多次剧烈腹痛，血浆呈奶油样乳白色，但经 1500 r/min 离心 30 min，血浆清亮很多，且标本表层浮有一厚层"乳脂"。

1. 该患者血浆中哪些脂类成分显著升高？(　　)

A. 内源性甘油三酯　B. 外源性甘油三酯　C. 内源性胆固醇
D. 外源性胆固醇　E. 内源性甘油三酯和胆固醇

2. 该型高脂蛋白血症的空腹血浆表现为(　　)。

A. CM 升高　B. VLDL 升高　C. LDL 升高　D. IDL 升高　E. HDL 升高

3. 该患者最有可能为(　　)。

A. Ⅰ型高脂蛋白血症　B. Ⅱ型高脂蛋白血症　C. Ⅲ型高脂蛋白血症
D. Ⅳ型高脂蛋白血症　E. Ⅴ型高脂蛋白血症

参考答案

一、A_1 型题

1. A　2. A　3. B　4. E　5. A　6. E　7. A　8. B　9. C　10. C
11. A　12. B　13. E　14. A　15. C　16. A　17. B　18. C　19. A　20. C
21. D　22. A

二、A_2 型题

1. E　2. D

三、A_3/A_4 型题

1. B　2. A　3. A

第十三章　体液电解质检验

学习目标

1. 掌握：火焰光度法测定钾和钠的原理、注意事项及主要临床意义。
2. 掌握：离子选择电极分析法测定钾、钠、氯的原理。

能力目标

1. 掌握：能够正确采取标本。
2. 掌握：火焰光度法的原理和流程。

体液中的 Na^+、Cl^- 和 K^+ 等离子，对维持细胞内、外液中渗透压平衡及酸碱平衡起着重要作用。机体通过各种途径调节细胞内外液中 Na^+、Cl^- 和 K^+ 等离子的分布，使机体细胞内、外液的渗透压和容量保持平衡。同时体液酸碱度的改变也与细胞内、外液中电解质和水的分布有关。在临床上，水、电解质紊乱及酸碱平衡失调是相互影响、相互联系的。因此，检测体液中电解质的含量及酸碱平衡的指标对疾病的诊断及治疗具有重要作用。电解质的生理功能具体如下所述。

（一）维持体液的渗透压和酸碱平衡

Na^+、Cl^- 是维持细胞外液渗透压的主要离子，K^+、HPO_4^{2-} 是维持细胞内液渗透压的主要离子。体液中的电解质还可形成缓冲对，对维持体液的酸碱平衡起着重要作用。

（二）维持神经肌肉的应激性

多种无机离子与神经肌肉的应激性有关，关系式为

$$\text{神经肌肉的应激性} \propto \frac{[Na^+]+[K^+]}{[Ca^{2+}]+[Mg^{2+}]+[H^+]}$$

无机离子对心肌细胞的应激性也有影响，关系式为

$$\text{心肌细胞的应激性} \propto \frac{[Na^+]+[Ca^{2+}]+[OH^-]}{[K^+]+[Mg^{2+}]+[H^+]}$$

（三）维持细胞正常的新陈代谢

（1）作为酶的辅助因子或激活剂。

(2) 参与或影响物质代谢。

(四) 其他

钙、磷是构成骨骼和牙齿的主要成分；磷是构成磷脂、核酸等的重要元素。铁可构成血红蛋白、肌红蛋白、细胞色素等。

一、钠、氯代谢及其平衡紊乱

(一) 钠、氯代谢

1. 来源与分布

正常成人钠、氯的来源主要是食物中的 NaCl，每日需要量为 4.5～9 g。60 kg 体重的成人体内含 Na^+ 总量约为 60 g，其中约 50%存在于细胞外液，Na^+ 为细胞外液的主要阳离子，血钠含量为 135～145 mmol/L，另有 40%～45%存在于骨骼中。细胞内液中含钠量较少，占总量的 5%～10%，且主要存在于肌细胞中。Cl^- 也主要存在于细胞外液，为细胞外液的主要阴离子，血清氯含量为 96～105 mmol/L。

2. 吸收与排泄

Na^+ 和 Cl^- 的排泄主要通过肾脏，少量由汗液排出。肾脏对 Na^+ 的排泄有严格的调节作用，尿中排出 Na^+ 量随摄入 Na^+ 量的多少而增减。正常人摄入过量 NaCl 时，可以很快由肾脏排出体外。当体内 Na^+ 减少时，Na^+ 的排泄量可以降至很低，甚至接近于零，即“多吃多排，少吃少排，不吃不排”，这对于维持体内 Na^+ 含量的恒定有重要意义。

(二) 钠、氯与体液平衡紊乱

体液平衡主要由体液中水和电解质的含量和比例决定。

1. 脱水

人体体液丢失造成细胞外液的减少。根据失水和失 Na^+ 的比例不同，可将脱水分为高渗性脱水(hypertonic dehydration)、等渗性脱水(isotonic dehydration)和低渗性脱水(bypotonic dehydration)。高渗性脱水为进水量不足，而每天由皮肤、呼吸失水约 100 mL，或由高热出汗过多，或由胃肠道、泌尿道丢失大量低渗液体，使总体水减少而使血浆渗透压增高；等渗性脱水是由于等渗溶液的丢失如烧伤、失血及胃肠液的丢失等，此型为过渡型，不补充水，由于呼吸、皮肤蒸发及必需的尿量，使脱水转为高渗性脱水；若只补充水，则可转为低渗性脱水；低渗性脱水可见于等渗或低渗性液体丢失后，只补充大量水分，如大汗、呕吐、腹泻或利尿后，大量喝无盐水(表 13-1)。

表 13-1 脱水分类表

	高渗性脱水	等渗性脱水	低渗性脱水
特点	水丢失多于 Na^+ 丢失，血浆渗透压升高	丢失的水和电解质基本平衡，血浆渗透压变化不大	电解质丢失多于水的丢失，血浆渗透压降低
原因	水摄入不足或丢失过多	为消化液丢失；大面积烧伤；反复放出胸腔积液、腹水等	丢失体液时，只补充水而不补充电解质
临床表现	口渴、尿少、体温上升及出现各种神经精神症状	血容量不足，血压下降，脉搏细速，肢端湿冷	无口渴感，患者易恶心、呕吐、四肢麻木、无力及出现神志不清等症状

续表

	高渗性脱水	等渗性脱水	低渗性脱水
实验室检查	血浆[Na^+]>150 mmol/L 或[Cl^-]+[HCO_3^-]>140 mmol/L	血浆[Na^+]为 150 mmol/L 或[Cl^-]+[HCO_3^-]为 120～140 mmol/L	血浆[Na^+]<130 mmol/L 或[Cl^-]+[HCO_3^-]<120 mmol/L

2. 水肿

机体摄入水过多或排出减少，使体液中水分含量过多时，称为水肿，也称为水中毒。水肿也分为高渗性水肿、等渗性水肿和低渗性水肿。高渗性水肿比较少见；等渗性水肿也称全身性水肿，可原发于心脏疾病、肝疾病或肾疾病，通过醛固酮或(和)ADH，使排出的水、钠减少而潴留；低渗性水肿见于急慢性肾衰竭、肾血流量明显减少患者，又见于摄入过多水分或 ADH 分泌过多，且排钠增强时。

二、钾代谢及其平衡紊乱

(一) 钾的代谢

1. 来源与分布

人体 K^+ 主要来自食物。成人每日需 K^+ 的量为 2～3 g，一个体重 60 kg 的成人体内 K^+ 总量为 120 g 左右，其中 98%存在于细胞内液，K^+ 为细胞内液的主要阳离子，仅有 2%存在于细胞外液。因而血清 K^+ 浓度很低，为 3.5～5.5 mmol/L，而细胞内液中 K^+ 浓度为 150 mmol/L 左右。

2. 吸收与排泄

食物中所含的钾 90%在消化道以离子的形式吸收。正常饮食提供的钾一般足以维持生理需要。钾代谢平衡包括两个方面：①摄入与排出平衡，人体钾的来源完全从外界摄入，K^+ 的排泄约 80%通过肾脏随尿排出。其他可随粪便或通过皮肤排出。②细胞内外平衡，细胞内液的钾约为细胞外液的 40 倍，维持两者正常梯度平衡，主要依赖于细胞膜上的 Na^+-K^+-ATP 酶所起的“钠-钾泵”作用，使细胞排钠储钾。排钾特点为“多吃多排，少吃少排，不吃也排”。

(二) 钾代谢平衡

(1) 细胞内、外钾的分布极不均匀，两者相差 30 倍，主要是细胞膜上钠泵的作用。因此，测定血钾时，应防止溶血。

(2) K^+ 进入细胞速度非常缓慢，需钠泵的转运，15 h 才能达到细胞内、外的平衡。

(3) K^+ 的平衡受物质代谢的影响，每合成 1 g 糖原有 0.15 mmol K^+ 进入细胞内；每合成 1 g 蛋白质有 0.45 mmol K^+ 进入细胞内。当糖原蛋白质分解时有同样多的 K^+ 释放到细胞外。

(4) 钾的平衡受血浆 H^+ 浓度影响，酸中毒时血浆 H^+ 浓度增高，进入细胞内，K^+ 与之交换，使细胞外液 K^+ 浓度增高，引起高血钾。碱中毒时则反之。

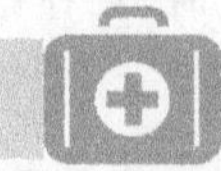

案例导入

患者，女，32 岁，消瘦待诊。有 15 年神经性厌食病史，并有间断呕吐和自服泻药的情况。近来体重进一步下降而收治入院。

体检体重 38.6 kg，血压 10.6/6.7 kPa，脉搏 50 次/分，肌强直体征。

实验室检查见表 13-2。

表 13-2　实验室检查

检测项目	结果	参考范围
Uera(mmol/L)	3.8	3.0～7.0
Na^+(mmol/L)	131	133～143
K^+(mmol/L)	1.9	3.6～4.6
Cl^-(mmol/L)	68	95～105
Ca^{2+}(mmol/L)	2.31	2.25～2.6
Alb(mmol/L)	34	35～55
尿液 pH	5.8	

问题：患者有哪些生化异常？结合病史加以讨论。

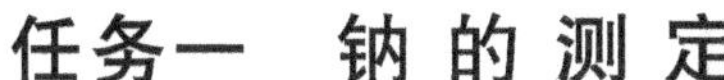

任务一　钠的测定

一、项目检测依据

Na^+ 是细胞外液中主要阳离子，对保持细胞外液容量、调节酸碱平衡、维持正常渗透压和细胞生理功能有重要意义。临床上细胞外液[Na^+]<130 mmol/L 称为低钠血症；[Na^+]>150 mmol/L 称为高钠血症。

二、实验原理

1. 火焰光度法(FAES)

火焰光度法为钠测定的参考方法。含有钠的标本和助燃气进入雾化室雾化后喷入火焰，在高温下钠原子获得能量被激发成为激发态，又迅速释放出已获能量回到基态，发射出各种元素特有波长的辐射光谱。钠的辐射波长为 589 nm，而常作为内标使用的锂和铯的辐射波长分别为 671 nm 和 852 nm。特异光谱照射在光电池或光电管上产生电流。经放大器放大在电流表显示器上显示电流大小。标本中钠浓度越大，发射的光谱强度越强，发射光谱强度与钠浓度成正比。

2. 离子选择电极法(ISE)

离子选择电极法是测定钠浓度的常用方法。通常 Na^+ 电极离子交换膜的主要成分是硅酸锂，它对 Na^+ 的选择性比对 K^+ 高数千倍。K^+ 电极选用缬氨霉素的中性载体膜制成，对 K^+

有很高的选择性，尽管血清中 Na^+ 浓度比 K^+ 浓度大 30 倍，也不受干扰。

Na^+ 的 ISE 定量方法分为直接电位法和间接电位法。直接电位法是指样品（血清血浆、全血）和标准溶液不经稀释直接进行电位分析，能较真实地反映样品中的离子活度，使用后要注意管道的清洗，防止堵塞。间接电位法是指样品（血清血浆、全血）和标准溶液用一定离子强度和 pH 的稀释液进行定量稀释，再进行电位分析，测定结果与火焰光度法接近。

ISE 误差的原因有三个方面：①电极选择性减弱，如 Cl^- 电极对其他卤化物离子有影响，选择性降低；②蛋白质沉积在敏感膜上或膜被污染；盐桥被离子竞争或与某些离子反应等会改变对选择离子的响应；③“电解质排斥效应”，在间接法样品中脂质和蛋白质的溶剂置换效应，造成结果降低。

3. 酶动力学法

此法具有较好的稳定性，易于自动化，可利用全自动生化分析仪对钠测定，适合于急诊及常规检查，具有很好的发展前景。Na^+ 的测定：主要应用钠-依赖性 β-半乳糖苷酶，在 Na^+ 存在下 β-半乳糖苷酶水解邻-硝基酚-β-D-半乳吡喃糖苷，生成可测定产物邻-硝基酚（发色团），在 420 nm 波长比色分析。

三、检验步骤

（一）标本的采集和处理

标本类型：血清、肝素化的抗凝全血、尿液和其他体液均可作为钠、钾测定的标本。

（二）注意事项

避免溶血时使用含钾、钠的抗凝剂，尿标本注意防腐。

（三）仪器

电解质分析仪，检查探针是否沾有水滴、污物；是否弯曲、堵塞。检查各清洗液，不足时添加，倒掉废液，清理废液桶。检查校正液是否充足，待仪器校正定标正常后，仪器进入准备加样状态，抬起加样针进行加样。

四、参考范围

血钠：135～145 mmol/L。

尿钠：儿童（每 24 小时）低于 5.0 mmol/kg；成人（每 24 小时）130～260 mmol/kg。

汗液钠：10～40 mmol/L。

五、临床意义

低钠血症可根据渗透压不同分为等渗性低钠血症、低渗性低钠血症和高渗性低钠血症。等渗性低钠血症又称假性低钠血症，如严重的高脂血症或高蛋白血症时，因电解质排斥效应而出现的低钠血症；低渗性低钠血症因钠过度丢失（缺失性低钠血症）和 ECF 容量增加（稀释性低钠血症）引起；高渗性低钠血症发生在血浆渗透压增高时，其原因是 ECF 中其他溶质的增加。最典型的是严重的高糖血症。

高钠血症主要见于水的摄入减少（如下丘脑损害引起的原发性高钠血症）、排水过多（尿崩症）、钠的潴留（原发性醛固酮增多症 Cushing 综合征）。

任务二　钾的测定

一、项目检测依据

钾平衡对机体影响较大，钾浓度不但影响神经肌的兴奋性，更影响心肌的应激性和传导性。血清 K^+ 浓度很低，为 3.5～5.5 mmol/L。

二、实验原理

1. 火焰光度法(FAES)

火焰光度法为钾测定的参考方法。和测定钠离子原理一样，含有钾的标本和助燃气进入雾化室雾化后喷入火焰，钾原子也会发射出特有波长的辐射光谱。与钠不同的是钾的辐射波长为 766 nm，特异光谱经各自相应波长滤色片过滤后照射在光电池或光电管上产生电流。经放大器放大在电流表显示器上显示电流大小。标本中钾浓度越大，发射的光谱强度越强，发射光谱强度与钾浓度成正比。

2. 离子选择电极法(ISE)

离子选择电极法是以测定电池的电位为基础的定量方法，其原理和测定钠的含量一样，是测定钠浓度的常用方法。

3. 酶动力学法

此法具有较好的稳定性，易于自动化，可利用全自动生化分析仪对钠进行测定，适合于急诊及常规检查，具有很好的发展前景。K^+ 的测定：应用钾依赖性丙酮酸激酶，利用 K^+ 对丙酮酸激酶的激活作用来测定。

三、检验步骤

(一) 标本的采集和处理

标本类型：血清、肝素化的抗凝全血、尿液和其他体液均可作为钠、钾测定的标本。血浆或全血钾比血清低 0.2～0.5 mmol/L，因为血液凝固时血小板破裂释放出一部分钾，因此报告时需注明是血清还是血浆。

(二) 注意事项

避免溶血，避免使用含钾、钠的抗凝剂，尿标本注意防腐。

测定血钾时，标本轻微溶血就可以使血钾浓度升高 3%。如果标本分离前被冷藏过，糖酵解被抑制，Na^+-K^+-ATP 酶不能维持内外平衡，造成细胞内钾外移测定结果升高。在 25 ℃存放 1.5 h 血钾浓度增高 0.2 mmol/L，4 ℃存放 5 h 血钾浓度增高 2 mmol/L。相反，标本分离前在 37 ℃孵育，由于糖酵解增强，K^+ 进入细胞内，血钾浓度降低。

(三) 仪器

电解质分析仪，检查探针是否沾有水滴、污物；是否弯曲、堵塞；检查各清洗液，不足时添加，倒掉废液，清理废液桶；检查校正液是否充足，待仪器校正定标正常后，仪器进入准备加样状态，抬起加样针进行加样。

四、参考范围

血钾：3.5～5.5 mmol/L。

尿钾：儿童(每 24 h)(1.03±0.7) mmol/kg；成人(每 24 h)50～102 mmol/kg。

汗液钾：5～17 mmol/L。

五、临床意义

低钾血症([K^+]<3.5 mmol/L)：胃肠道失钾是低钾血症的重要原因，如严重腹泻。其他如原发的肾小管疾病、碱中毒等也可引起。高钾血症([K^+]>5.5 mmol/L)：①多种原因引起的少尿、无尿(肾衰竭)。②大量溶血(溶血、输库存血)。③酸中毒、休克脱水、创伤、手术等。④应用利尿剂。⑤静脉补钾过多或过快。

任务三　氯的测定

一、项目检测依据

血清氯化物降低临床多见，血清氯离子变化与钠离子基本呈平行关系，低钠血症常伴低氯血症。Cl^- 主要存在于细胞外液，为细胞外液的主要阴离子，血清氯含量为 96～105 mmol/L。

二、实验原理

(一) 滴定法

用标准硝酸汞溶液滴定血清或尿液中的 Cl^-，Cl^- 与 Hg^{2+} 结合生成可溶但不解离的氯化汞，当滴定到达终点时，标本中全部 Cl^- 与 Hg^{2+} 结合，过量的 Hg^{2+} 与指示剂二苯卡巴腙作用生成紫色配合物。根据硝酸汞的消耗量可以计算出氯化物的浓度。用硝酸汞溶液滴定有指示剂的无蛋白液，用钨酸沉淀蛋白质。

$$2Cl^- + Hg(NO_3)_2 \longrightarrow HgCl_2 + 2NO_3^-$$

过量的硝酸汞与二苯卡巴腙形成紫色配合物，滴入硝酸汞的量与氯浓度相关。

(二) 分光光度法

Cl^- 与硫氰酸汞反应生成 $HgCl_2$ 和 SCN^-，后者与 Fe^{2+} 反应生成红色的硫氰酸铁。在 460 nm 波长处进行比色。

$$Hg(SCN)_2 + 2Cl^- \longrightarrow HgCl_2 + 2SCN^-$$

$$3SCN^- + Fe^{3+} \longrightarrow Fe(SCN)_3$$

血浆球蛋白升高会产生干扰出现混浊，分析范围为 80～150 mmol/L，反应对温度非常敏感。

(三) 电量分析法

在标本中放置银电极，在不断搅拌的条件下导入恒定电流，银电极在电压作用下不断产生银离子，释放入标本溶液中，并与 Cl^- 结合生成不溶性的 AgCl 沉淀。当 Cl^- 全部与 Ag^+ 结合完毕时，溶液中就会有游离 Ag^+ 出现，使溶液电导率明显增加。通过测定标本中消耗 Cl^- 所需时间，并与标准溶液所需时间进行比较，可换算出标本中 Cl^- 的浓度(单位：mmol/L)。

(四) 离子选择电极法(ISE)

ISE 是目前测定 Cl^- 最好的方法。利用氯电极对样品中的 Cl^- 有特殊响应，与参比电极组合在一起形成复合电极，对氯离子进行测量。实际常与 Na^+、K^+ 电极组装在同一台仪器上，使用较方便，在临床上得到了广泛使用。目前使用的氯电极大多为均相晶体膜电极，一般为 AgCl 晶体，也有非均相晶体膜电极，即将卤化银晶体分散并固定在惰性基质上(常用的为硅橡胶)。

三、检验步骤

(一) 标本的采集和处理

标本类型：血清、肝素化的抗凝全血、尿液和其他体液均可作为钠、钾测定的标本。

(二) 注意事项

避免溶血时使用含钾、钠的抗凝剂，尿标本注意防腐。

(三) 仪器

电解质分析仪，检查探针是否沾有水滴、污物，是否弯曲、堵塞。检查各清洗液，不足时添加，倒掉废液，清理废液桶。检查校正液是否充足，待仪器校正定标正常后，仪器进入准备加样状态，抬起加样针进行加样。

四、参考范围

血清(浆)氯化物：96～105 mmol/L。

脑脊液氯化物：120～132 mmol/L。

尿氯化物排出量：儿童(每 24 h)＜4.0 mmol/kg；成人(每 24 h)170～255 mmol/kg。

五、临床意义

当大量损失胃液时，才以失氯为主而失钠很少；若大量丢失肠液时，则失钠甚多而失氯较少。低氯血症还见于大量出汗、长期应用利尿剂等引起氯离子丢失过多。

血清氯化物增高见于过量补充 NaCl、$CaCl_2$、NH_4Cl 溶液，高钠血症性脱水、肾功能不全、尿路梗阻或心力衰竭等所致的肾脏排氯减少。

任务四　钙的测定

一、项目检测依据

血清中钙主要以离子钙和结合钙两种形式存在，约各占 50%。结合钙大部分与蛋白质结合，少部分与柠檬酸等结合；发挥血钙生理作用的是离子钙。临床上通常是测定血清总钙量以观察血清离子钙的变化情况，但有时血清总钙量变化并不影响血清离子钙浓度，所以，离子钙的测定已逐步引起临床的重视。

二、实验原理

血清钙测定可用原子吸收分光光度法、甲基麝香草酚蓝比色法、邻甲酚酞络合酮比色法、乙二胺四乙酸二钠滴定法和离子选择电极分析法。

乙二胺四乙酸二钠滴定法：在碱性溶液中，乙二胺四乙酸二钠与钙红指示剂结合形成可溶性复合物，使溶液呈淡红色。$EDTA-Na_2$ 对钙离子的亲和力很大，能夺取复合物中的钙离子并与钙离子络合，使钙红指示剂游离，溶液变成蓝色（即滴定终点）。根据测定管 $EDTA-Na_2$ 的滴定用量，与标准管 $EDTA-Na_2$ 的滴定用量比较，可计算出血清钙的含量。

甲基麝香草酚蓝比色法：血清中钙离子在碱性溶液中与甲基麝香草酚蓝（MTB）结合，生成蓝色的络合物。加入适量的 8-羟基喹啉，可消除镁离子对测定的干扰，与同样处理的钙标准液进行比较，可求得血清总钙的含量。

ISE 是目前最好的方法，目前临床上常将 K^+、Na^+、Cl^-、Ca^{2+} 电极装在同一台仪器上，使用比较方便，在临床上得到广泛应用。

三、检验步骤

（一）标本的采集和处理

标本类型：血清、肝素化的抗凝全血、尿液和其他体液均可作为钠、钾测定的标本。

（二）注意事项

避免溶血避免使用含钾、钠的抗凝剂，尿标本注意防腐。

（三）仪器

电解质分析仪，检查探针是否沾有水滴、污物，是否弯曲、堵塞。检查各清洗液，不足时添加，倒掉废液，清理废液桶。检查校正液是否充足，待仪器校正定标正常后，仪器进入准备加样状态，抬起加样针进行加样。

四、参考范围

血清钙：1.10～1.34 mmol/L。

五、临床意义

血清钙升高的情况比较少见，引起钙增加的原因有溶骨作用增强，小肠吸收作用增强及肾对钙的吸收增加等；血清钙降低临床上较多见，尤多见于婴幼儿。

第十四章　肝胆功能检验

学习目标

1. 掌握：黄疸的分类、发生机制、肝功能生化检验指标的种类和重点项目的检测方法、评价、临床意义。

2. 掌握：各型黄疸的代谢特点及实验室鉴别诊断要点。

3. 理解：胆红素代谢过程。

4. 简述：肝脏的生物化学功能，肝功能实验项目选择的原则。

能力目标

1. 掌握：进行肝功能检验项目的手工和自动化测定操作。

2. 掌握：解释肝功能指标异常的意义。

肝脏是人体内较大的多功能实质性器官之一，正常成人肝重 1200～1500 g，占体重的 2.0%～2.5%。它几乎参与体内一切物质的代谢，不仅在糖类、脂质、蛋白质、维生素和激素等物质代谢中起着重要作用，而且还具有分泌、排泄和生物转化等重要功能，故肝脏有“物质代谢中枢”之称。在病毒感染、毒物、缺氧或营养不良等因素的影响下，肝脏的结构和功能将受到不同程度的损害，进而引起疾病。因此，临床上常通过一些生物化学实验对某些生化指标的监测，有利于肝脏功能的评价和肝胆疾病的早期诊断、预后判断、病程监测和治疗。

一、肝脏的基本结构

肝脏具有双重的血流输入系统：门静脉和肝动脉输入系统。门静脉是肝脏的功能性血管，它汇集了胃肠、脾及胰腺的静脉血，流入肝脏，给肝脏带来肠道吸收营养物质和腐败物。门静脉血占肝总血流量的 75%。肝动脉是肝脏的营养性血管，给肝脏带来大量的氧气，同时也带来肝外组织代谢产生的大量废物。其血流量占肝总血流量的 25%。

肝脏具有双重的输出系统即血液输出系统和胆管输出系统。肝静脉出肝脏后经下腔静脉与体循环相通，使经肝脏处理后的代谢物通过肾脏随尿排出。胆管输出系统是指肝细胞分泌的胆汁通过胆管排入肠道，随胆汁排出的有胆汁酸盐及其代谢产物。

二、肝脏的主要生物化学功能

肝脏主要由肝细胞、窦内皮细胞、库普弗细胞和胆道、血管系统等组成。肝细胞含有丰富的膜结构及有关酶系，是进行物质代谢和生物转化的主要场所。其功能主要表现如下。

（一）合成和分泌

可以合成除 γ-球蛋白以外的几乎所有的血浆蛋白质，如清蛋白、纤维蛋白原、凝血因子和转运蛋白等。它还可以合成并分泌胆汁酸，此为肝脏特有的功能，调节体内胆固醇水平并促进脂类和脂溶性物质的消化和吸收。

（二）加工和储存

能将从肠道吸收经门静脉进入肝脏的营养物质进行加工，将它们变成人体内自己的成分供应全身，并将多余的物质加以储存，如氨基酸、糖类、脂肪酸、胆固醇、脂类、维生素和矿物质等；还可以对从动脉血带来的代谢产物进行加工利用。

（三）生物转化

生物转化是将来自体内外的非营养物质在肝脏经过代谢转变的过程。在人体整个生命活动过程中，经常伴有各种外界异物（如毒物、药物、致癌物）或机体自身代谢产生的物质（如胆红素、氨等）进入体内。这些物质一方面可逆地与血浆蛋白质结合，使其失活，另一方面经肝脏有关酶的作用，通过化学修饰增加其极性和水溶性，使其易于随胆汁和尿液排出体外，起到灭活、解毒作用，从而维持和调节人体内环境的稳定。但是有些物质经处理后其毒性或药理作用会增强。

（四）激素灭活

肝脏也是多种激素（如甲状腺素、类固醇激素等）在发挥调节作用后降解的主要部位，将肝脏调节血浆激素水平的这一过程称为激素的灭活。

三、肝胆疾病的主要代谢紊乱

当炎症刺激、胆道结石、肿瘤或毒物损伤等多种因素造成肝细胞损害或胆管系统受阻时，体内众多物质的生物化学反应将受到不同程度的影响，进而引起相应的病理生理改变和功能障碍。现就肝胆疾病状态下蛋白质、糖、脂质、胆红素及胆汁酸的代谢异常作用做简要介绍。

（一）蛋白质代谢异常

肝脏在蛋白质代谢中的作用主要表现为以下几点。①肝脏不仅能合成肝细胞自身所需要的蛋白质，还能合成和分泌各种血浆蛋白（除 γ-球蛋白外）。②转化和分解氨基酸，除支链氨基酸（亮氨酸、异亮氨酸和缬氨酸）外，其余氨基酸尤其是芳香族氨基酸主要在肝脏代谢（苯丙氨酸、络氨酸、缬氨酸），以调节血液氨基酸的比例。③合成尿素以解除氨毒。

肝功能受到损害时，蛋白质代谢变化主要表现为以下几点。①血浆蛋白浓度降低，降低的程度取决于肝损害的类型，严重程度以及持续时间。②血氨升高、血尿素降低，晚期肝病患者尿素合成能力低下，血浆尿素水平呈低值，而氨清除障碍造成的高氨血症，是肝性脑病的重要诱因。③血浆氨基酸比例失调，血液中芳香族氨基酸代谢下降，表现为支链氨基酸和芳香族氨基酸的比值（支/芳）下降。

（二）糖代谢异常

肝脏是调节血糖浓度的重要器官。通过肝糖原的合成与分解、糖异生作用和其他单糖的转化来维持血糖浓度的恒定。同时，也是体内糖转化成脂肪、胆固醇及磷脂的主要场所。

当肝细胞发生严重的弥漫性损害时，肝脏不能及时把摄入的葡萄糖转化为肝糖原，从而导致血糖升高。肝疾病对糖类代谢的影响表现为以下几点：①丙酮酸含量增高；②血糖平衡紊乱；③血清半乳糖浓度升高。

(三) 脂质代谢变化

肝脏在脂质的消化、吸收、运输、合成和分解等过程中均起重要作用。

1. 脂质的消化吸收异常

肝脏分泌的胆汁酸中含有胆汁酸盐，是较强的乳化剂，有利于脂肪和类脂的消化。在肝炎、肝硬化等疾病中，肝实质细胞的损伤使胆汁酸的合成、结合、代谢紊乱，引起胆汁中的胆汁酸含量下降和胆汁分泌减少；胆囊、胆总管延迟排空或阻塞会导致胆汁排出障碍，肠道内胆汁酸缺乏，就会出现脂质消化、吸收不良，患者出现厌油腻、水性腹泻并伴有脂肪泻等临床症状。

2. 脂质分解、合成和改造的异常

肝脏是氧化分解脂肪酸的主要场所，通过脂肪酸的β-氧化释放能量，以供肝脏自身需要。酮体是脂肪酸在肝脏分解氧化时特有的中间代谢产物，因肝脏具有活性较强的合成酮体的酶系，而缺乏利用酮体的酶系，生成的酮体运输到肝外组织分解供能。肝脏也是合成脂肪酸、脂肪和胆固醇的主要场所，合成的胆固醇是血浆胆固醇的主要来源。此外肝脏也是合成磷脂的重要器官，肝内磷脂的合成与甘油三酯的合成及转运有密切的关系。但肝脏发生疾病时，肝内脂肪氧化分解降低，合成增加。肝内磷脂合成过程的中间产物(甘油二酯)有两条去路：即合成磷脂和合成脂肪，当磷脂合成障碍时，甘油二酯生成甘油三酯明显增多；同时磷脂合成障碍会导致脂蛋白合成障碍，使肝内脂肪不能顺利运出。因此，过多的脂肪在肝类堆积，形成脂肪肝。在某些肝脏慢性损伤过程中，血糖浓度不能维持正常的恒定水平，导致体内脂肪动员加强，血中游离脂肪酸浓度升高而使肝摄取游离脂肪酸增多，酮体生成增加，在超过肝外组织利用能力时，血中酮体浓度升高。

当肝脏严重损伤时，不仅胆固醇合成减少，血浆胆固醇酯的降低往往出现更明显，血浆脂蛋白电泳谱中低密度脂蛋白增多。

(四) 胆红素代谢异常

1. 胆红素的来源和生成

胆红素是由卟啉类化合物在体内分解代谢生成的，正常成人每天可产生 250～350 mg 胆红素，其来源如下：①衰老红细胞破坏、降解；②无效红细胞生成；③小部分胆红素来自组织(特别是肝细胞)中非血红蛋白的血红素蛋白质(如肌红蛋白、细胞色素 P450、细胞色素 b5、过氧化氢酶等)的血红素辅基产生，后两者生成的胆红素约占 20%，称为流胆红素。胆红素的生成过程包括以下几个方面：①衰老的红细胞在单核巨噬细胞系统被破坏，首先除去珠蛋白而分离出血红素；②血红素在单核-巨噬细胞内微粒体的血红素加氧酶(heme oxygenase)的作用下，形成具有线状四吡咯结构的胆绿素Ⅸ；③胆绿素在细胞液中胆绿素还原酶催化下接受NADPH 提供的氢，被还原成胆绿素Ⅸα。此时生成的胆红素呈游离状态，故称为游离胆红素，也称为未结合胆红素。未结合胆红素分子很小，具有亲脂性，故容易透过细胞膜，对细胞产生毒性作用，因其不能与偶氮试剂直接起反应，必须加入乙醇或尿素等加速剂破坏分子内部的氢键后才能反应，故又称间接胆红素。胆红素必须经过血液运输到肝内才能进行生物转化，它在血液中主要以胆红素-清蛋白复合物的形式存在和运输。

2. 肝脏对胆红素的摄取、转化及排泄

当胆红素随血液运输到肝时，肝细胞能够迅速选择性地从血浆中摄取胆红素，其机制如下。①胆红素与肝细胞膜上特异的载体蛋白结合，从膜的外表面转移至内表面，进入胞质。每当清蛋白-胆红素复合物通过肝脏一次，即有 40% 的胆红素与清蛋白解离并且被肝细胞所摄取。②肝细胞内有两种载体蛋白，即 Y 蛋白和 Z 蛋白。Y 蛋白为酸性蛋白质，在肝细胞内含量较大，是肝细胞内的主要载体蛋白，其次，它与胆红素的亲和力高于 Z 蛋白。对胆红素有高亲和力的 Y 蛋白和 Z 蛋白从细胞膜上接受进入胞质的胆红素，形成"胆红素-Y 蛋白"或"胆红素-Z 蛋白"复合物，在肝细胞内储存或运送到滑面内质网。

在肝细胞的滑面内质网上胆红素尿苷二磷酸葡萄糖醛酸基转移酶（UDP-glucuronyltransferase）的催化下，胆红素的丙酸基迅速与尿苷二磷酸-α-葡萄糖醛酸（uridinediphosphate glucuronic acid，UDPGA）反应，生成胆红素葡萄糖醛酸单酯和双酯。1 分子胆红素和 2 分子葡萄糖醛酸结合形成的胆红素葡萄糖醛酸双酯是主要产物，约占 95%。极性低、亲脂性强的未结合胆红素在肝细胞内经结合转化成结合胆红素后，极性增强，水溶性明显提高，不易透过生物膜，既起到解毒作用，又有利于胆红素从胆道排泄。结合胆红素能与偶氮试剂直接反应，又称直接胆红素。结合胆红素在肝细胞内质网合成后由高尔基体排入毛细胆管，最终通过胆总管排入小肠。

3. 胆红素的肝肠循环

结合胆红素随胆汁排泄进入十二指肠后，在回肠末端至结肠部位，在肠道细菌 UDP-葡萄糖醛酸基酶作用下，大部分被水解脱下葡萄糖醛酸基，转变为未结合胆红素。然后再经肠道厌氧菌的还原作用，逐步还原成二氢胆红素、中胆红素、二氢中胆红素、中胆素原、粪胆原及尿胆原，后三者与重氮试剂的呈色反应相同，统称为尿胆原簇化合物（胆素原）。三种胆素原在肠道下段接触空气后分别被氧化成为中胆素、粪胆素和尿胆素（三者统称为胆素），随粪便排出，为棕黄色，是粪便的主要色素。在小肠下段生成的胆素原有 10%～20% 可被肠黏膜细胞重吸收，再经门静脉入肝，重吸收入肝的胆素原大部分（95%）以原形再次排入胆道，此过程称为胆素原的肠肝循环。被肠道吸收的胆素原小部分（2%～5%）可进入体循环，经肾小球滤过随尿排出，即为尿胆素原，并可进一步氧化成尿胆素（urobilin），是尿液颜色的主要来源。尿胆素原、尿胆素、尿胆红素临床上称为尿三胆，正常人每天排出 0.85～6.8 μmol。

4. 胆红素代谢异常和黄疸

通过以上代谢过程，人体内正常产生的胆红素基本被清除，血中胆红素浓度维持在较低水平，正常成人血清总胆红素不高于 17.2 μmol/L（1.0 mg/dL），而且大部分（80%）为未结合胆红素；尿液中胆素原、胆素含量也很低，无胆红素；粪便中有粪胆原和粪胆素。在胆红素生成过多，或肝处理胆红素能力下降，或胆红素的排泄存在障碍时，均可导致血中胆红素浓度增高，出现高胆红素血症（hyperbilirubinemia）（表 14-1）。胆红素是金黄色的色素，在组织细胞内沉积而造成的黄染现象称为黄疸（jaundice）。在血清中胆红素浓度超过 34.2 μmol/L（2.0 mg/dL）时，含有较多弹性蛋白的巩膜、黏膜及皮肤与胆红素有较强的亲和力，最容易导致胆红素沉积，出现黄染现象，称为显性黄疸。如果血清中胆红素浓度超过正常值，但低于 34.2 μmol/L 时，则无肉眼可见黄疸，称为隐性或亚临床黄疸。血中大量的胆红素还可通过血脑屏障，与脑部基底核的脂类结合，将神经核染黄，导致核黄疸，影响神经组织功能，出现胆红素脑病。

黄疸按照病变部位可分为肝前性黄疸、肝性黄疸和肝后性黄疸；按照病因可分为溶血性黄疸、肝细胞性黄疸和梗阻性黄疸；按照血中升高的胆红素的类型可分为高未结合胆红素性黄疸和高结合胆红素性黄疸。

黄疸发生的原因主要包括以下几个方面。①胆红素形成过多，超过肝脏处理胆红素的能力时，大量未结合胆红素即在血中积聚而发生黄疸。②未结合型胆红素形成过多，其原因如下：一是肝细胞处理胆红素的能力下降，肝细胞对血中未结合胆红素的摄取、转化和排泄发生障碍；二是肝细胞不能将未结合胆红素转变为结合胆红素，使血中未结合胆红素增高；三是肝内毛细胆管受压迫或堵塞，使生成的结合胆红素反流入血，导致血中结合胆红素也增高。③胆红素在肝外的排泄障碍。

表 14-1　高胆红素血症病因及分类

分类		发生机制	临床原因	
高未结合胆红素血症	肝前性	胆红素形成过多	溶血性	先天性 红细胞膜、酶或血红蛋白的遗传性缺陷 获得性 物理因素：严重烫伤等 化学因素：硝基苯等 生物因素：败血症、疟疾、蛇毒等 免疫因素：血型不合输血等 其他因素：脾功能亢进等
			非溶血性	造血系统功能紊乱： 恶性贫血、珠蛋白生成障碍性贫血、铅中毒等引起的无效造血 先天性代谢异常： 半乳糖血症 酪氨酸血症 果糖血症 α-抗胰蛋白酶缺乏症
	肝性	肝细胞处理胆红素能力下降	胆红素摄取障碍	新生儿生理性黄疸 Grigler-Najjar 综合征
			胆红素结合障碍	酶缺乏：体质性黄疸（重型慢性间歇性幼年性黄疸） 酶不足：新生儿生理性黄疸 酶抑制：哺乳性黄疸，药物（新生霉素）引起的黄疸 Lucey-Driscoll 综合征
			胆红素转运障碍	Gilbert 综合征
高结合胆红素血症	肝性	肝细胞排泄胆红素障碍	—	肝内淤积性黄疸：如胆汁淤积性肝炎、妊娠复发性黄疸、药物引起的胆汁淤积 体质性黄疸：慢性家族性非溶血性黄疸、慢性特发性黄疸、感染、化学试剂、毒物、营养不良、代谢障碍、肿瘤等所致的肝病变
	肝后性	胆红素肝外排泄障碍	胆道梗阻	结石、肿瘤、狭窄、炎症、寄生虫等所致的胆道梗阻

新生儿生理性黄疸可见于50%～60%出生后第1周的新生儿，血浆胆红素浓度一般不超过86 μmol/L。形成原因：新生儿体内红细胞溶解致胆红素产生过多，肝细胞内胆红素UDP-葡萄糖醛酸基转移酶活性不高；新生儿肝细胞内缺乏Y蛋白，胆红素的摄取能力较成人差；母乳中含有孕二醇，对葡萄糖醛酸基转移酶有抑制作用；无效红细胞生成；肝细胞胆汁分泌功能不完善。新生儿生理性黄疸以血清中未结合胆红素增多为主，如无先天性胆红素代谢缺陷，黄疸可以逐步自然消退。如果发生病理性变化，新生儿黄疸的特征和成人相似。

（五）胆汁酸的代谢异常

1. 胆汁酸的代谢

胆汁酸(bile acid)是胆汁中存在的由胆固醇转变生成的一类24碳胆烷酸的羟基衍生物。在肝细胞内以胆固醇为原料合成的胆汁酸称为初级胆汁酸(primary bile acid)，包括胆酸(cholic acid，CA)和鹅脱氧胆酸(chenodeoxycholic acid，CDCA)；初级胆汁酸在肠道中经肠菌酶作用生成次级胆汁酸(secondary bile acid)，包括脱氧胆酸(deoxycholic acid，DCA)、石胆酸(lithocholic acid，LCA)等。在胆汁中，初级胆汁酸和次级胆汁酸均以钠盐或钾盐的形式存在，即为胆汁酸盐(bile salts)。上述胆汁酸又称为游离型胆汁酸，在和甘氨酸或牛磺酸结合后，称为结合型胆汁酸。人胆汁中的胆汁酸以结合型为主。

在肝细胞内，胆固醇经7α-羟化酶(7α-hydroxylase)的催化生成7α-羟胆固醇，再经氧化、异构、还原和侧链修饰等，逐步进行12α-羟化和烷基的氧化，生成初级游离胆汁酸(CA、CDCA)，两者可以是游离型的，也可与甘氨酸或牛磺酸结合生成相应的初级结合型胆汁酸。胆汁酸随胆汁排入肠道，发挥乳化作用，促进脂类物质消化吸收。当胆汁酸到达回肠和结肠上段时，受细菌的作用，先被水解生成游离胆汁酸，再经7α-脱羟酶作用，CA和CDCA分别转变为DCA和LCA，生成次级游离胆汁酸。

在肠道中有95%以上的胆汁酸可被肠黏膜细胞主动或被动重吸收。重吸收的胆汁酸经门静脉入肝，在肝细胞内游离胆汁酸被重新合成为次级结合型胆汁酸，与新合成的初级结合型胆汁酸一同再随胆汁排入小肠，这样便构成了胆汁酸的肠肝循环(图14-1)。胆汁酸的肠肝循环使有限量的胆汁酸被反复利用，最大限度地发挥其促进脂类物质消化、吸收的生理作用。

2. 胆汁酸的代谢异常　胆汁酸的合成、分泌、重吸收及加工转化等均与肝、胆、肠等密切相关，肝、胆、肠的疾病必然会导致胆汁酸的代谢异常。因此，血清胆汁酸测定对于诊断肝、胆、肠疾病具有重要临床意义。

(1) 肝胆疾病胆汁酸的代谢异常。

①急性肝炎：肝细胞摄取胆汁酸减少、合成胆汁酸下降，导致胆汁中的胆汁酸浓度降低，而血清中的胆汁酸浓度急剧升高。在急性病毒性肝炎康复期，餐后血清胆汁酸浓度持续升高，说明病毒性肝炎正在向慢性转化。

②慢性肝炎：肝细胞摄取胆汁酸障碍和肝内胆汁淤积，导致血清胆汁酸浓度升高。血清胆汁酸水平可作为检测慢性肝炎中肝损伤的一个敏感指标，用来区分活动性与非活动性肝炎。血清胆汁酸测定还有助于对慢性肝炎的治疗监控。

③肝硬化：肝硬化时，肝细胞受损、肝实质细胞数量减少以及门静脉系统分流等因素，导致

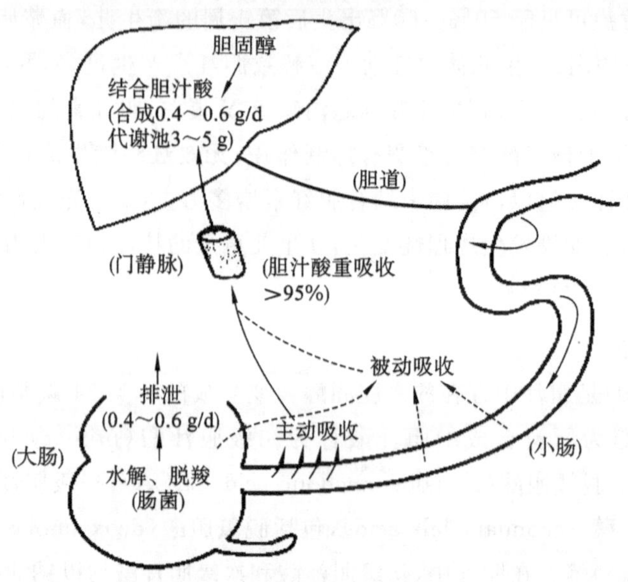

图 14-1　胆汁酸肠肝循环的过程

尽管胆汁酸合成总量有所下降，但是血清胆汁酸水平仍然升高（血清总胆汁酸大于 30 μmol/L），以肝硬化后期最为明显。此外，当肝硬化活动性较低，其他常规肝功能检查正常时，血清胆汁酸浓度仍然可见持续升高。

④胆汁淤积：在肝内胆汁淤积和肝外胆道梗阻导致胆汁淤积时，胆汁分泌下降，胆汁酸的分布改变，使得血清和尿液中的胆汁酸浓度显著升高，并在此后长期的阻塞过程中基本保持不变。血清中升高的胆汁酸为胆酸（CA）和鹅脱氧胆酸（CDCA），但以 CA 为主，CA/CDCA 的值大于 1。

（2）肠道疾病中的胆汁酸代谢异常：在小肠疾病时，如回肠切除、炎症或造瘘等，引起胆汁酸吸收障碍及腹泻，粪便胆汁酸排出量升高，返回肝脏的胆汁酸总量减少，血清胆汁酸水平下降，并且血清胆汁酸的异常程度常随小肠病变程度的不同而改变。因此，餐后血清胆汁酸水平检测可以作为回肠吸收功能状况的一个指标。相反，在小肠细菌过度繁殖所引起的腹泻、脂肪痢、维生素 B_{12} 吸收障碍等疾病中，由于肠道内胆汁酸的降解率明显升高，血清胆汁酸中的非结合胆汁酸水平升高。

（3）高脂血症时的胆汁酸代谢异常：在各型高脂血症时，血浆的胆固醇浓度均有不同程度的增高，而胆汁酸的代谢与体内胆固醇的平衡密切相关，主要表现为以下几个方面：①内源性胆固醇的主要代谢去路是生成胆汁酸，在肝细胞内的胆汁酸合成过程中存在着负反馈调控；②肝细胞通过胆汁排泄胆固醇，主要依靠胆汁酸的乳化及形成混合微团的作用，因此胆汁酸合成、分泌的质和量都对胆固醇的排泄有影响；③食物胆固醇的吸收需要肠道中胆汁酸的协助，同时，吸收的胆固醇可直接调控肠壁细胞及肝细胞内胆固醇的合成。因此，高脂血症时的代谢紊乱必然会导致胆汁酸代谢异常。

任务一 血清清蛋白(Alb)溴甲酚绿法、总蛋白(TP)双缩脲法及清蛋白与球蛋白比值(A/G值)测定及临床意义

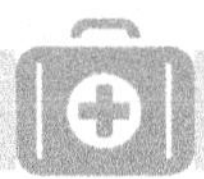

案例导入

患者，男，57岁，三个月前开始无明显诱因出现右上腹疼痛，呈持续性胀痛，无放射，逐渐加重，未诊治。10天来发热，体温最高达37.8 ℃，伴乏力，腹胀、纳差、尿少、尿黄。无咳嗽、咳痰。近日自觉腹围较前增加。发病以来，食欲差，睡眠不佳，大便如常，体重下降4 kg。既往发现HBsAg(+)10年，无烟酒嗜好。无遗传家族史。

实验室检查：血常规红细胞4.7×10^{12}个/L，血红蛋白128 g/L，白细胞2.4×10^{9}/L个，PLT 60×10^{9}/L。粪常规：镜检(−)，隐血(−)。血总胆红素38.5 μmol/L，直接胆红素23.2 μmol/L，清蛋白28 g/L，球蛋白38 g/L，ALT 60 U/L，AST 98 U/L，

PT 14.5 s(对照13 s)，HBsAG(+)，AFP 412 ng/mL。

腹部B超：肝右叶近肝门见一大小约为7.0 cm×5.5 cm病灶，边界不清，内部回声不均匀。

问题：1. 该患者可能的诊断是什么？诊断依据是什么？

2. 还应做哪些生化检验来协助诊断和治疗？并说明原因。

一、项目检测依据

血清蛋白大部分是由肝脏合成的，当肝脏发生病变时，血清蛋白含量及种类会发生改变。由于肝脏具有很大的代偿能力，病变早期这些改变不明显，胆随着肝脏病变的进展，血清蛋白的变化越来越显著，并且其变化程度与肝病的严重性相关。肝脏合成的血清蛋白中分子较小的包括前清蛋白、清蛋白、凝血因子。脂蛋白、转铁蛋白铜蓝蛋白等，其中以清蛋白为主，占血清蛋白总量的2/3，其余1/3是由单核吞噬细胞系统合成的分子比较大的球蛋白。慢性肝病时，清蛋白合成量减少，而免疫系统、单核吞噬系统合成大分子球蛋白的能力则反应性增强，结果使血清A/G值下降，严重时出现倒置，即A/G值小于1，同时测定血清中的总蛋白和清蛋白含量，总蛋白和清蛋白差值代表球蛋白量，即可求出A/G值。

二、实验原理

清蛋白：在pH 4.2环境中，血清清蛋白与指示剂BCG定量结合，形成蓝绿色复合物，Alb-BCG复合物的吸收峰在600 nm处左右。

总蛋白:在碱性环境中,二价铜离子与蛋白质中的多肽键反应生成有色络合物,总蛋白的含量与络合物颜色的深浅成正比。

A/G 值:清蛋白与(总蛋白－清蛋白)的比值。

三、检验步骤

1. 样本收集和储存

(1) 受检者的准备:患者空腹 12 h,不饮酒 24 h 后采集血样。体检对象抽血前应有两周的正常状况记录。注意有无应用影响测试项目的药物。此外,对于体检者,采血的季节都应做相关记录,因为样本中各项目的含量有季节性变动,为了前后比较,应在每年同一季节检验。应嘱体检对象在抽血前 24 h 内不做剧烈运动。

(2) 标本类型与标本量:血清或抗凝血浆 2 mL。

(3) 标本容器选择:血浆标本应使用肝素抗凝管或者 EDTA 抗凝管,不可使用柠檬酸、草酸或氟化物抗凝,血清标本应使用标准无菌促凝管或干燥管。

(4) 标本处理:血标本室温放置 30～45 min 后,离心分离血清或血浆,置于洁净试管加盖低温保存。

2. 试剂

试剂要求:未打开的试剂盒,原包装试剂储存在 2～8 ℃至标签所示失效日期。注意:仅供体外诊断使用;避免皮肤直接接触液体试剂;废弃物按生物危害垃圾处理。

试剂各组分如下。

清蛋白测定试剂组成:琥珀酸缓冲液、溴甲酚绿、Brij-35。

总蛋白测定试剂组成:氢氧化钠、酒石酸钾钠、碘化钾、硫酸铜。

3. 仪器

(1) 全自动生化分析仪:检查探针、搅拌棒是否沾有水滴、污物,是否弯曲、堵塞;各清洗槽是否被污物堵塞;检查各清洗液,不足时添加,倒掉废液,清理废液桶。检查水机供水是否充足,UPS 工作是否正常,接通仪器左侧前方按钮,仪器自检正常后,仪器准备状态,点击仪器界面分别选择 Alb、TP 项目。

(2) 721 型分光光度计。

A/G 值测定实验见表 14-2。

表 14-2　A/G 值测定实验

加入物	空白管/mL	标准管/mL	测定管/mL
蒸馏水	0.02	—	—
标准血清	—	0.02	—
血清	—	—	0.02
工作试剂	3.0	3.0	3.0

四、参考范围

清蛋白:40～55 g/L。总蛋白:66～87 g/L。

球蛋白:15～32 g/L。A/G 值:1.2～2.4。

五、临床意义

严重肝病时，肝脏合成小分子蛋白质能力降低，血红蛋白质浓度减小，而免疫系统、单核吞噬系统细胞合成球蛋白增加，导致 A/G 值降低。严重出血时 A/G 值小于 1，称为 A/G 值倒置，表示肝功能损害严重。

六、安全防范

操作时必须穿戴手套和工作服；工作后的台面应消毒擦洗；用过的加样枪头等耗材应作为医用垃圾处理；为了避免形成气溶胶，所有样本尽可能不要在空气中暴露太长时间；遇到样本洒出，被污染的区域应立即用次氯酸钠溶液清洗；擦拭用的物品应丢弃在标有生物污染的垃圾桶中。

【任务评价】

“Alb 溴甲酚绿法、TP 双缩脲法及 A/G 值测定及临床意义”任务学习自我检测单

姓名：　专业：　班级：　学号：	
安全防护基本规范	增强岗位职责，实施规范操作：
	加强学习，完善各种安全措施：
仪器的使用	检测前的准备： 操作步骤：
临床意义	

任务二 血清胆红素(氧化酶法)测定及临床意义

一、项目检测依据

血清胆红素包括未结合胆红素(又称间接胆红素)和结合胆红素(又称直接胆红素)。胆红素是体内铁卟啉化合物分解代谢的产物。临床上常用测定血清总胆红素、结合胆红素含量以及两者比值来判断黄疸程度及鉴别黄疸类型。

二、实验原理

在 pH 3 附近,将界面活性剂和钒酸作用,标本中的胆红素被氧化成胆绿素。此时胆红素所呈的黄色减少,由此而测定钒酸作用前后吸光度的差,与已知浓度标准液比较,可求得标本中的胆红素的总浓度。

$$\text{胆红素} \xrightarrow{\text{钒 酸}} \text{胆绿素}$$

三、检验步骤

1. 样本收集和储存

(1) 受检者的准备:患者空腹 12 h,不饮酒 24 h 后采集血样。体检对象抽血前应有两周的正常状况记录。注意有无应用影响测试项目的药物。此外,对于体检者,采血的季节都应做相关记录,因为样本中各项目的含量有季节性变动,为了前后比较应在每年同一季节检验。应嘱体检对象在抽血前 24 h 内不做剧烈运动。

(2) 标本类型与标本量:血清或抗凝血浆 2 mL。

(3) 标本容器选择:血浆标本应使用肝素抗凝管或者 EDTA 抗凝管,不可使用柠檬酸、草酸或氟化物抗凝,血清标本应使用标准无菌促凝管或干燥管。

(4) 标本处理:血标本室温放置 30~45 min 后,离心分离血清或血浆,置于洁净试管加盖低温保存。

2. 试剂

试剂要求:未打开的试剂盒,原包装试剂储存在 2~8 ℃至标签所示失效日期。试剂开瓶后,在仪器中至少可保存 30 天。试剂储存在 18~22 ℃稳定 28 天,试剂应避免污染。试剂 R1 为无色,试剂 R2 为浅黄色,若试剂变色,按照试剂失效处理。注意:仅供体外诊断使用;避免皮肤直接接触液体试剂;废弃物按生物危害垃圾处理。

试剂各组分如下。

结合胆红素试剂组成:R1:酒石酸缓冲液、表面活性剂;R2:磷酸缓冲液、偏钒酸钠。

总胆红素测定试剂组成:R1:檬酸缓冲液、表面活性剂;R2 磷酸缓冲液、偏钒酸钠防腐剂。

3. 仪器

(1) 全自动生化分析仪：检查探针、搅拌棒是否沾有水滴、污物；是否弯曲、堵塞；各清洗槽是否被污物堵塞。检查各清洗液，不足时添加，倒掉废液，清理废液桶。检查水机供水是否充足，UPS 工作是否正常，接通仪器左侧前方按钮，仪器自检后正常。仪器准备状态，点击仪器界面分别选择 TBil，DBil 项目。

(2) 721 型分光光度计。

血清胆红素氧化酶法测定实验见表 14-3。

表 14-3　血清胆红素氧化酶法测定实验

加入物	空白管/mL	标准管/mL	测定管/mL
蒸馏水	0.02	—	—
标准血清	—	0.02	—
血清	—	—	0.02
工作试剂	3.0	3.0	3.0

四、参考范围

DBil：不大于 8.0 μmol/L。

TBil：不大于 23.0 μmol/L。

五、临床意义

正常人血清胆红素浓度低于 23.0 μmol/L。血清总胆红素测定对诊断黄疸及判断黄疸程度有非常重要的意义，总胆红素 17.1～34.0 μmol/L 为隐性黄疸；总胆红素大于 34.0 μmol/L 时，皮肤、黏膜、巩膜出现黄染，称临床黄疸。黄疸是临床上重要症状之一。黄疸的鉴别诊断也是临床上重要课题之一。

六、安全防范

操作时必须穿戴手套和工作服；工作后的台面应消毒擦洗；用过的加样枪头等耗材应作为医用垃圾处理；为了避免形成气溶胶，所有样本尽可能不要在空气中暴露太长时间；遇到样本洒出，被污染的区域应立即用次氯酸钠溶液清洗；擦拭用的物品应丢弃在标有生物污染的垃圾桶中。

【任务评价】

"胆红素(氧化酶法)测定及临床意义"任务学习自我检测单

姓名：	专业：　　　　班级：　　　　学号：
安全防护基本规范	增强岗位职责，实施规范操作：
	加强学习，完善各种安全措施：

续表

姓名： 专业： 班级： 学号：	
721 型分光光度计的使用	检测前的准备：
	操作步骤：
临床意义	

任务三 总胆汁酸(TBA)酶循环法测定及临床意义

一、项目检测依据

肝脏在胆汁酸的生成、分泌、排泄和摄取等代谢过程中具有极其重要的作用。血液流经肝脏一次约 90%的胆汁酸被摄取，故正常人血清 TBA 含量很低。任何引起肝细胞病理性损伤的过程都可使肝脏摄取胆汁酸能力降低，而导致血清 TBA 升高，故血清 TBA 测定是目前认为较敏感的肝功能实验项目之一。

二、实验原理

胆汁酸被 3α-羟甾醇脱氢酶（3α-HSD）及氧化型 β-硫代烟酰胺腺嘌呤二核苷酸（Thio-NAD）特异性氧化，生成 3α-酮类固醇和还原型 β-硫代烟酰胺腺嘌呤二核苷酸（Thio-NADH）。3α-酮类固醇在 3α-HSD 和 NADH 作用下，还原生成胆汁酸及 NAD^+。如此，血清中微量的胆汁酸在多次酶循环中被放大，同时可使生成的 Thio-NADH 扩增。测定生成物 Thio-NADH 在 405 nm 处吸光度的变化率，即得胆汁酸的浓度。

三、检验步骤

1. 样本收集和储存

(1) 受检者的准备：患者空腹 12 h，不饮酒 24 h 后采集血样。体检对象抽血前应有两周的正常状况记录。注意有无应用影响测试项目的药物。此外，对于体检者，采血的季节都应做相关记录，因为样本中各项目的含量有季节性变动，为了前后比较，应在每年同一季节检验。应嘱体检对象在抽血前 24 h 内不做剧烈运动。

(2) 标本类型与标本量：血清或抗凝血浆 2 mL。

(3) 标本容器选择：血浆标本应使用肝素抗凝管或者 EDTA 抗凝管，不可使用柠檬酸、草酸或氟化物抗凝，血清标本应使用标准无菌促凝管或干燥管。

(4) 标本处理：血标本室温放置 30～45 min 后，离心分离血清或血浆，置于洁净试管加盖低温保存。

2. 试剂

试剂要求：未打开的试剂盒，原包装试剂储存在 2～8 ℃至标签所示失效日期。试剂开瓶后，试剂储存在 18～22 ℃稳定 28 天，试剂应避免污染。若试剂变色，按照试剂失效处理。注意：仅供体外诊断使用；避免皮肤直接接触液体试剂；废弃物按生物危害垃圾处理。

试剂各组分如下。

R1：氧化型 β-硫代烟酰胺脲嘌呤二核苷酸(Thio-NAD)、Goods 缓冲液、防腐剂。

R2：还原型 β-硫代烟酰胺腺嘌呤二核苷酸(Thio-NADH)、3α-羟甾醇脱氢酶(3α-HSD)、Goods 缓冲液、防腐剂。

3. 仪器

全自动生化分析仪：检查探针、搅拌棒是否沾有水滴、脏污；是否弯曲、堵塞；各清洗槽是否脏污造成堵塞。检查各清洗液，不足时添加，倒掉废液，清理废液桶。检查水机供水是否充足，UPS 工作是否正常，接通仪器左侧前方按钮，仪器自检后正常。仪器准备状态，点击仪器界面选择 TBA 项目。

四、参考范围

参考范围：0～6.71 μmol/L。

五、临床意义

血清总胆汁酸的测定是反映肝细胞损害的一个敏感指标，它不仅用于临床诊断，而且还能反映病情和估计疾病预后。生理性胆汁酸增高见于进食后一过性升高；病理性胆汁酸增高见于肝细胞损害(急慢性肝炎、肝硬化、肝癌、酒精肝及中毒性肝病)、胆道梗阻(肝内外胆管梗阻)、门脉分流(肠道中次级胆汁酸经分流的门脉系统直接进入体循环)。餐后 2 h 血清 TBA 测定对各种肝病诊断的敏感度优于空腹血清 TBA，若餐后 2 h 血清 TBA 不升高，则胆汁酸重吸收受阻，提示回肠部位有病变。

六、安全防范

操作时必须穿戴手套和工作服；工作后的台面应消毒擦洗；用过的加样枪头等耗材应作为医用垃圾处理；为了避免形成气溶胶，所有样本尽可能不要在空气中暴露太长时间；遇到样本洒出，被污染的区域应立即用次氯酸钠溶液清洗；擦拭用的物品应丢弃在标有生物污染的垃圾桶。

【任务评价】

"TBA 酶循环法测定及临床意义"任务学习自我检测单

姓名： 专业： 班级： 学号：	
安全防护基本规范	增强岗位职责，实施规范操作：
	加强学习，完善各种安全措施：
仪器的使用	检测前的准备：
	操作步骤：
临床意义	

任务四 丙氨酸氨基转移酶(ALT)速率法测定及临床意义

一、项目检测依据

ALT 大量存在于肝脏组织中，其次为肾、心、骨骼肌等。血清 ALT 活性升高，通常表示肝脏损伤。ALT 有两种不同活性的同工酶 ALTs 和 ALTm，分别存在于细胞质及线粒体中，后者的活性为前者的 16 倍。肝细胞坏死血清中以 ALTm 为主。

二、实验原理

$$\text{内源性丙酮酸} + \text{NADH} \longrightarrow \text{L-乳酸} + \text{NAD}^+$$

$$\text{L-丙氨酸} + \alpha\text{-酮戊二酸} \xrightarrow{\text{ALT}} \text{丙酮酸} + \text{L-谷氨酸}$$

$$\text{丙酮酸} + \text{NADH} + \text{H}^+ \xrightarrow{\text{LDH}} \text{L-乳酸} + \text{NAD}^+ + \text{H}_2\text{O}$$

在波长 340 nm 处连续监测 NADH 吸光度的变化率，与样品中 ALT 的活性成正比。

三、检验步骤

1. 样本收集和储存

(1) 受检者的准备：患者空腹 12 h，不饮酒 24 h 后采集血样。体检对象抽血前应有两周的正常状况记录。注意有无应用影响测试项目的药物。此外，对于体检者，采血的季节都应做相关记录，因为样本中各项目的含量有季节性变动，比较应在每年同一季节检验。应嘱体检对象在抽血前 24 h 内不做剧烈运动。

(2) 标本类型与标本量：血清或抗凝血浆 2 mL。

(3) 标本容器选择：血浆标本应使用肝素抗凝管或者 EDTA 抗凝管，不可使用柠檬酸、草酸或氟化物抗凝，血清标本应使用标准无菌促凝管或干燥管。

(4) 标本处理：血标本室温放置 30～45 min 后离心分离血清或血浆，置洁净试管加盖低温保存。

2. 试剂

试剂要求：未打开的试剂盒，原包装试剂储存在 2～8 ℃至标签所示失效日期。试剂开瓶后，在仪器中至少可保存 30 天。试剂储存在 18～22 ℃稳定 28 天，试剂应避免污染。试剂 R1 为淡黄色，试剂 R2 为无色，若试剂变色或出现沉淀，按照试剂失效处理。注意：仅供体外诊断使用；避免皮肤直接接触液体试剂；废弃物按生物危害垃圾处理。

试剂各组分如下：

R1：Tris 缓冲液(pH＝7.50)、L-丙氨酸、LDH。

R2：NADH、α-酮戊二酸。

3. 仪器

全自动生化分析仪：检查探针、搅拌棒是否沾有水滴、脏污；是否弯曲、堵塞；各清洗槽是否被污物堵塞。检查各清洗液，不足时添加，倒掉废液，清理废液桶。检查水机供水是否充足，UPS 工作是否正常，接通仪器左侧前方按钮，仪器自检后正常。仪器准备状态，点击仪器界面选择 ALT 项目。

四、参考范围

血浆/血清 ALT 活性(U/L)	30 ℃	37 ℃
男性	0～30 U/L	0～42 U/L
女性	0～23 U/L	0～32 U/L

五、临床意义

ALT存在于各组织细胞中，以肝细胞中含量最多，其次是肾脏和心脏，通常只有极少量释放入血，所以血清中此酶的活性很低，当这些组织发生病变时，细胞坏死或通透性增加，细胞内该酶大量释放入血，使血清中该酶活性显著增高。血清ALT活性增高主要见于下述疾病：传染性肝炎、肝癌、肝硬化活动期、中毒性肝炎、脂肪肝、胆管炎和胆囊炎等。骨骼肌疾病多发性肌炎、肌营养不良等。一些药物和毒物可引起ALT活性升高，如氯丙嗪、异烟肼、利福平、奎宁、地巴唑、水杨酸制剂、乙醇、铅、汞和有机磷等。停药后ALT活性下降。

六、安全防范

操作时必须穿戴手套和工作服；工作后的台面应消毒擦洗；用过的加样枪头等耗材应作为医用垃圾处理；为了避免形成气溶胶，所有样本尽可能不要在空气中暴露太长时间；遇到样本洒出，被污染的区域应立即用次氯酸钠溶液清洗；擦拭用的物品应丢弃在标有生物污染的垃圾桶中。

【任务评价】

“ALT速率法测定及临床意义”任务学习自我检测单

姓名： 专业： 班级： 学号：	
安全防护基本规范	增强岗位职责，实施规范操作：
	加强学习，完善各种安全措施：
仪器的使用	检测前的准备：
	操作步骤：
临床意义	

任务五 天门冬氨酸氨基转移酶(AST)速率法测定及临床意义

一、项目检测依据

AST 广泛分布于心、肝、骨骼肌和肾等,肝中 70%的 AST 存在于肝细胞线粒体中。AST 有两种同工酶:ASTs 和 ASTm,分别存在于可溶性的细胞质和线粒体。细胞轻度损伤时,ASTs 活性显著升高;而严重损伤时,血清中则出现大量 ASTm。正常血清所含 AST 的同工酶主要为 ASTs,但在病理状态下,若细胞坏死,则血清中以 ASTm 为主。

二、实验原理

$$\text{内源性丙酮酸} + \text{NADH} \xrightarrow{\text{LDH}} \text{L-乳酸} + \text{NAD}^+$$

$$\text{L-天门冬氨酸} + \alpha\text{-酮戊二酸} \xrightarrow{\text{AST}} \text{草酰乙酸} + \text{L-谷氨酸}$$

$$\text{草酰乙酸} + \text{NADH} + \text{H}^+ \xrightarrow{\text{MDH}} \text{苹果酸} + \text{NAD}^+ + \text{H}_2\text{O}$$

在波长 340 nm 处连续监测 NADH 吸光度的变化率,与样品中 AST 的活性成正比。

三、检验步骤

1. 样本收集和储存

(1) 受检者的准备:患者空腹 12 h,不饮酒 24 h 后采集血样。体检对象抽血前应有两周的正常状况记录。注意有无应用影响测试项目的药物。此外,对于体检者,采血的季节都应做相关记录,因为样本中各项目的含量有季节性变动,比较应在每年同一季节检验。应嘱体检对象在抽血前 24 h 内不做剧烈运动。

(2) 标本类型与标本量:血清或抗凝血浆 2 mL。

(3) 标本容器选择:血浆标本应使用肝素抗凝管或者 EDTA 抗凝管,不可使用柠檬酸、草酸或氟化物抗凝,血清标本应使用标准无菌促凝管或干燥管。

(4) 标本处理:血标本室温放置 30～45 min 后,离心分离血清或血浆,置于洁净试管加盖低温保存。

2. 试剂

试剂要求:未打开的试剂盒,原包装试剂储存在 2～8 ℃至标签所示失效日期。试剂开瓶后,在仪器中至少可保存 30 天。试剂储存在 18～22 ℃稳定 28 天,试剂应避免污染。试剂 R1 为淡黄色澄清液体,R2 为无色液体,若试剂变色或有沉淀,按照试剂失效处理。注意:仅供体外诊断使用;避免皮肤直接接触液体试剂;废弃物按生物危害垃圾处理。

试剂各组分如下。

R1:Tris 缓冲液(pH=9.0)、L-天门冬氨酸、NADH、防腐剂。

R2：Tris 缓冲液（pH=5.0）、α-酮戊二酸、LDH、MDH、防腐剂。

3. 仪器

全自动生化分析仪：检查探针、搅拌棒是否沾有水滴、污物；是否弯曲、堵塞；各清洗槽是否被污物堵塞。检查各清洗液，不足时添加，倒掉废液，清理废液桶。检查水机供水是否充足，UPS 工作是否正常，接通仪器左侧前方按钮，仪器自检后正常。仪器准备状态，点击仪器界面选择 AST 项目。

四、参考范围

	30 ℃	37 ℃
男性	0～25 U/L	0～40 U/L
女性	0～21 U/L	0～31 U/L

五、临床意义

AST 在心肌细胞中含量较多，患者发生心肌梗死时，血清中 AST 活性增高。一般在发病后 6～12 h 显著增高，16～48 h 达到高峰，在 3～5 天恢复正常。血清中的 AST 也可来源于肝细胞，各种肝病患者也可引起血清 AST 活性升高，有时可达 1200 单位，中毒性肝炎患者还可更高。肌炎、胸膜炎、肾炎及肺炎等患者血清 AST 活性也可以轻度增高。

六、安全防范

操作时必须穿戴手套和工作服；工作后的台面应消毒擦洗；用过的加样枪头等耗材应作为医用垃圾处理；所有样本尽可能不要在空气中暴露太长时间；遇到样本洒出，被污染的区域应立即用次氯酸钠溶液清洗；废物应丢弃在标有生物污染的垃圾桶中。

【任务评价】

“AST 速率法测定及临床意义”任务学习自我检测单

姓名： 专业： 班级： 学号：	
安全防护基本规范	增强岗位职责，实施规范操作：
	加强学习，完善各种安全措施：
仪器的使用	检测原理：
	操作步骤：

任务六　碱性磷酸酶(ALP)速率法测定及临床意义

一、项目检测依据

ALP广泛存在于机体各组织器官中，其含量以肝脏为最多，其次为肾脏、胎盘、小肠、骨骼等。一般认为ALP参与成骨作用，此外，还参与胆小管、肠黏膜和肾小管等处物质的吸收和运转过程。正常人血清中的ALP主要来自肝和骨骼，生长期儿童血清内ALP大多数来自骨母细胞和生长中的软骨细胞，少量来自肝。ALP经肝胆系统进行排泄，当ALP产生过多或排泄受阻时，均可使血中ALP发生变化。尿中ALP直接来自肾小管细胞。碱性磷酸酶测定主要用于诊断肝胆和骨骼系统疾病，是反映肝外胆道梗阻、肝内占位性病变和佝偻病的重要指标。

二、实验原理

$$\text{p-硝基苯磷酸} + H_2O \xrightarrow{ALP} \text{p-硝基酚} + \text{磷酸盐}$$

在碱性条件下，无色的p-硝基苯转化成黄色的4-氧化硝基苯酚；黄色的强度与碱性磷酸酶的活性成正比。

三、检验步骤

1. 样本收集和储存

(1) 受检者的准备：患者空腹12 h，不饮酒24 h后采集血样。体检对象抽血前应有两周的正常状况记录。注意有无应用影响测试项目的药物。此外，对于体检者，采血的季节都应做相关记录，因为样本中各项目的含量有季节性变动，比较应在每年同一季节检验。应嘱体检对象在抽血前24 h内不做剧烈运动。

(2) 标本类型与标本量：血清或抗凝血浆2 mL。

(3) 标本容器选择：血浆标本应使用肝素抗凝管或者EDTA抗凝管，不可使用柠檬酸、草酸或氟化物抗凝，血清标本应使用标准无菌促凝管或干燥管。

(4) 标本处理：血标本室温放置30～45 min后，离心分离血清或血浆，置于洁净试管加盖低温保存。

2. 试剂

试剂要求：未打开的试剂盒，原包装试剂储存在2～8 ℃至标签所示失效日期。注意：仅供体外诊断使用；避免皮肤直接接触液体试剂；废弃物按生物危害垃圾处理。

试剂各组分如下。

R1：硫酸镁、硫酸锌、EDTA、2-氨基-2-甲基-1-丙醇(pH 10.4)。

R2(缓冲液)：p-硝基苯磷酸。

3. 仪器

(1) 全自动生化分析仪：检查探针、搅拌棒是否沾有水滴、脏污；是否弯曲、堵塞；各清洗槽是否被污物堵塞。检查各清洗液，不足时添加，倒掉废液，清理废液桶。检查水机供水是否充足，UPS工作是否正常，接通仪器左侧前方按钮，仪器自检后正常。仪器准备状态，点击仪器界面选择ALP项目。

(2) 721型分光光度计。

ALP速率法测定实验见表14-4。

表14-4　ALP速率法测定实验

加入物	空白管/mL	标准管/mL	测定管/mL
蒸馏水	0.02	—	—
标准血清	—	0.02	—
血清	—	—	0.02
工作试剂	3.0	3.0	3.0

四、参考范围

ALP活性：45～135 U/L。

五、临床意义

除妊娠、儿童生长期、骨折愈合期等ALP活性生理性增高外，临床上测定ALP活性主要用于骨骼、肝胆系统疾病的诊断或鉴别诊断，尤其是黄疸的鉴别诊断。对于原因不明的ALP活性增高，还可测定同工酶以协助明确其器官来源。

血清ALP活性病理性增高：①肝胆疾病：如阻塞性黄疸、急性或慢性黄疸型肝炎、肝癌等；②骨骼疾病：如纤维性骨炎、成骨不全病、佝偻病、骨软化病、骨转移癌和骨折修复愈合期。③其他肿瘤，如乳腺瘤、肺癌、卵巢癌、骨细胞癌、骨肉瘤等，碱性磷酸酶增高时，提示有肝脏转移。

血清ALP活性病理性减少：较少见，主要见于重症慢性肾炎、贫血、儿童甲状腺功能减退、维生素C缺乏症、营养不良、呆小症等。

六、安全防范

操作时必须穿戴手套和工作服；工作后的台面应消毒擦洗；用过的加样枪头等耗材应作为医用垃圾处理；为了避免形成气溶胶，所有样本尽可能不要在空气当中暴露太长时间；遇到样本洒出，被污染的区域应立即用次氯酸钠溶液清洗；擦拭用的物品应丢弃在标有生物污染的垃圾桶中。

【任务评价】

"ALP速率法测定及临床意义"任务学习自我检测单

姓名：	专业：　　　班级：　　　学号：
安全防护基本规范	增强岗位职责，实施规范操作：

续表

姓名： 专业： 班级： 学号：	
安全防护基本规范	加强学习，完善各种安全措施：
仪器的使用	检测前的准备：
	操作步骤：
临床意义	

任务七 γ-谷氨酰转移酶(GGT)氧化酶法测定及临床意义

一、项目检测依据

γ-谷氨酰转移酶(γ-GT)或(GGT)又称 γ-谷氨酰转肽酶，是一种含巯基的线粒体酶。其作用是催化 γ-谷氨酰基从谷胱甘肽(GSH)或其他含 γ-谷氨酰基物质中转移到另一氨基酸或多肽上。γ-GT 的组织分布以肾脏含量最多，其次为胰腺、肺脏、肝脏、肠等。血清中的 γ-GT 则主要来自肝胆，红细胞中几乎无 γ-GT，因此溶血对其测定影响不大。

二、实验原理

在双甘氨肽存在的条件下，血清中 γ-GT 作用于基质中的 L-γ-谷氨酰-3-羧基-4-硝基苯胺，生成 L-γ-谷氨酰-双甘氨肽和 5-氨基-2-硝基苯甲酸。测定此时生成的 5-氨基-2-硝基安息香酸的吸光度的增加量，即可以求得 γ-GT 的活性。

L-γ-谷氨酰-3-羧基-4-硝基苯胺＋双甘肽 $\xrightarrow{\gamma\text{-GT}}$ L-γ-谷氨酰-双甘氨肽＋5-氨基-2-硝基苯甲酸。

三、检验步骤

1. 样本收集和储存

(1) 受检者的准备：患者空腹 12 h，不饮酒 24 h 后采集血样。体检对象抽血前应有两周的正常状况记录。注意有无应用影响测试项目的药物。此外，对于体检者，采血的季节都应做相关记录，因为样本中各项目的含量有季节性变动，为了前后比较，应在每年同一季节检验。应嘱体检对象在抽血前 24 h 内不做剧烈运动。

(2) 标本类型与标本量：血清或抗凝血浆 2 mL。

(3) 标本容器选择：血浆标本应使用肝素抗凝管或者 EDTA 抗凝管，不可使用柠檬酸、草酸或氟化物抗凝，血清标本应使用标准无菌促凝管或干燥管。

(4) 标本处理：血标本室温放置 30～45 min 后离心分离血清或血浆，置于洁净试管加盖低温保存。

2. 试剂

试剂要求：未打开的试剂盒，原包装试剂储存在 2～8 ℃至标签所示失效日期。试剂开瓶后，在仪器中至少可保存 30 天。试剂储存在 18～22 ℃稳定 28 天，试剂应避免污染。试剂 R1 为无色澄清液体，试剂 R2 为浅黄色或黄色澄清液体，若试剂变色，按照试剂失效处理。注意：仅供体外诊断使用；避免皮肤直接接触液体试剂；废弃物按生物危害垃圾处理。

试剂各组分如下。

R1：双甘肽(pH 7.9 30 ℃)、稳定剂、防腐剂。

R2：L-γ-谷氨酰-3-羧基-4-硝基苯胺、稳定剂、防腐剂。

3. 仪器

(1) 全自动生化分析仪：检查探针、搅拌棒是否沾有水滴、污物；是否弯曲、堵塞；各清洗槽是否被污物堵塞。检查各清洗液，不足时添加，倒掉废液，清理废液桶。检查水机供水是否充足，UPS 工作是否正常，接通仪器左侧前方按钮，仪器自检后正常。仪器准备状态，点击仪器界面选择 GGT 项目。

(2) 721 型分光光度计。

GGT 氧化酶法测定实验见表 14-5。

表 14-5　GGT 氧化酶法测定实验

加入物	空白管/mL	标准管/mL	测定管/mL
蒸馏水	0.02	—	—
标准血清	—	0.02	—
血清	—	—	0.02
工作试剂	3.0	3.0	3.0

四、参考范围

男性：11～50 U/L。女性：7～32 U/L。

五、临床意义

人体各器官GGT含量不同，肾脏最高，其次是前列腺、胰、肝脏等器官。肾脏中GGT含量虽高，但肾脏疾病时，血液中该酶活性增高并不明显，可能是肾单位病变时，GGT经尿排出，所以测定尿中GGT活性可能有助于诊断肾疾病，血清GGT活性测定主要用于诊断肝胆疾病。

(1) 原发性或转移性肝癌其血清中GGT活性可高于正常的几倍至几十倍，且GGT活性与肿瘤大小及病情严重程度呈平行关系，对GGT活性动态观察，有助于判断疗效及预后。

(2) 阻塞性黄疸肝内或肝外性胆管阻塞时，GGT活性明显升高。阻塞发生越快，GGT活性上升越迅速，阻塞越严重，上升也越显著。

(3) 病毒性肝炎和肝硬化肝炎时GGT活性升高，上升幅度低于ALT；肝炎恢复期，GGT是唯一活性仍然升高的酶；如长期升高可能有肝坏死的倾向。

(4) 酒精性肝炎酒精性肝硬化、肝炎者血清GGT活性几乎都上升，为酒精性肝病的特征。

六、安全防范

操作时必须穿戴手套和工作服；工作后的台面应消毒擦洗；用过的加样枪头等耗材应作为医用垃圾处理；为了避免形成气溶胶，所有样本尽可能不要在空气中暴露太长时间；遇到样本洒出，被污染的区域应立即用次氯酸钠溶液清洗；擦拭用的物品应丢弃在标有生物污染的垃圾桶中。

【任务评价】

"GGT氧化酶法测定及临床意义"任务学习自我检测单

姓名： 专业： 班级： 学号：	
安全防护基本规范	增强岗位职责，实施规范操作：
	加强学习，完善各种安全措施：
721仪器的使用	检测前的准备：
	操作步骤：

续表

姓名：	专业： 班级： 学号：
临床意义	

任务八　5′-核苷酸酶(5′-NT)过氧化物酶法测定及临床意义

一、项目检测依据

5′-核苷酸酶(5′-NT)是一种催化核苷-5′-单磷酸水解生成核苷和无机磷酸盐的酶。该酶最适 pH 为 6.6～7.0。此酶广泛存在于人体各组织，如肝、胆、肠、脑、心、胰等，定位于细胞质膜上。在肝内，此酶主要存在于胆小管和窦状隙膜内。5′-核苷酸有助于肝胆系统疾病的诊断及骨骼系统疾病的鉴别。

二、实验原理

$$\text{5}'\text{-次黄嘌呤核苷酸}+H_2O\xrightarrow{5'\text{-NT}}\text{次黄嘌呤核苷}+\text{磷酸}$$

$$\text{次黄嘌呤核苷}+Pi\xrightarrow{PNP}\text{次黄嘌呤}+\text{磷酸核糖}$$

$$\text{次黄嘌呤}+2H_2O+2O_2\xrightarrow{XOD}2H_2O_2+\text{尿酸}$$

$$2H_2O_2+\text{4-APP}+\text{ALPS}\xrightarrow{POD}\text{醌化合物}$$

在波长 546 nm 处测定醌化合物生成速率，计算 5′-NT 活性。

三、检验步骤

1. 样本收集和储存

(1) 受检者的准备：患者空腹 12 h，不饮酒 24 h 后采集血样。体检对象抽血前应有两周的正常状况记录。注意有无应用影响测试项目的药物。此外，对于体检者，采血的季节都应做相关记录，因为样本中各项目的含量有季节性变动，为了前后比较，应在每年同一季节检验。应嘱体检对象在抽血前 24 h 内不做剧烈运动。

(2) 标本类型与标本量：血清或抗凝血浆 2 mL。

(3) 标本容器选择：血浆标本应使用肝素抗凝管或者 EDTA 抗凝管，不可使用柠檬酸、草酸或氟化物抗凝，血清标本应使用标准无菌促凝管或干燥管。

(4) 标本处理：血标本室温放置 30～45 min 后离心分离血清或血浆，置于洁净试管中加盖低温保存。

2. 试剂

试剂要求：未打开的试剂盒，原包装试剂储存在 2～8 ℃至标签所示失效日期。试剂开瓶后，试剂储存在 18～22 ℃稳定 28 天，试剂应避免污染。试剂 R1 为无色澄清液体，试剂 R2 为浅褐色澄清液体，若试剂变色，按照试剂失效处理。注意：仅供体外诊断使用；避免皮肤直接接触液体试剂；废弃物按生物危害垃圾处理。

试剂各组分如下。

R1：Goods 缓冲液(pH 7.6)、4-氨基氨替吡啉、核苷酸磷酸化酶、黄嘌呤氧化酶、过氧化氢酶、稳定剂、防腐剂。

R2：Goods 缓冲液(pH 7.6)、5′-次黄嘌呤核苷酸、EHSPT、防腐剂。

3. 仪器

全自动生化分析仪：检查探针、搅拌棒是否沾有水滴、污物；是否弯曲、堵塞；各清洗槽是否被污物堵塞。检查各清洗液，不足时添加，倒掉废液，清理废液桶。检查水机供水是否充足，UPS 工作是否正常，接通仪器左侧前方按钮，仪器自检后正常。仪器准备状态，点击仪器界面选择 5′-NT 项目。

四、参考范围

参考范围：0～11 U/L。

五、临床意义

(1) 5′-NT 活性增高常见于原发性和转移性肝癌、慢性肝炎、肝硬化、病毒性肝炎、胆结石、胆囊炎等，其活性增高可达 2～6 倍，且与病情严重程度呈正相关。

(2) 5′-NT 活性是诊断肝肿瘤及消化道肿瘤的非常灵敏的酶学指标，在病变早期，当肝功能、肝扫描等有关肝病检查阴性时此酶活性已明显增高，能提高 AFP 阴性肝癌的检出率。

(3) 5′-NT 活性能协助判断 ALP 升高是肝胆系统疾病还是骨骼系统疾病，5′-NT 活性在骨骼系统疾病中一般不升高。

(4) 有助于鉴别诊断肝细胞性黄疸和阻塞性黄疸，后者 5′-NT 活性明显高于前者。

此外，5′-NT 活性还在肺癌、白血病、乳腺癌等疾病中具有重要诊断价值。

六、安全防范

操作时必须穿戴手套和工作服；工作后的台面应消毒擦洗；用过的加样枪头等耗材应作为医用垃圾处理；为了避免形成气溶胶，所有样本尽可能不要在空气中暴露太长时间；遇到样本洒出，被污染的区域应立即用次氯酸钠溶液清洗；擦拭用的物品应丢弃在标有生物污染的垃圾桶中。

【任务评价】

"5′-NT 过氧化物酶法测定及临床意义"任务学习自我检测单

姓名：	专业：	班级：	学号：
安全防护基本规范	增强岗位职责，实施规范操作：		
	加强学习，完善各种安全措施：		
仪器的使用	检测前的准备：		
	操作步骤：		
临床意义			

任务九　综合知识临床运用

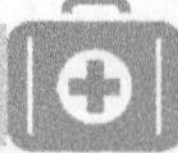

案例导入

患者，男，57 岁，三个月前开始无明显诱因出现右上腹疼痛，呈持续性胀痛，无放射，逐渐加重，未诊治。10 天来发热，体温最高达 37.8 ℃，伴乏力，腹胀、纳差、尿少、尿黄。无咳嗽、咳痰。近日自觉腹围较前增加。发病以来，食欲差，睡眠不佳，大便如常，体重下降 4 kg。既往发现 HBsAg(+)10 年，无烟酒嗜好。无遗传家族史。

血常规：红细胞 4.7×10^{12} 个/L，血红蛋白 128 g/L，白细胞 2.4×10^{9} 个/L，PLT 60×10^{9}/L。粪常规：镜检(－)，隐血(－)。血总胆红素 38.5 μmol/L，直接胆红素 23.2 μmol/L，清蛋白 28 g/L，球蛋白 38 g/L，ALT 60 U/L，AST 98 U/L，

PT 14.5 s(对照 13 s)，HBsAG(+)，AFP 412 ng/mL。

腹部 B 超：肝右叶近肝门见一大小约 7.0 cm×5.5 cm 病灶，边界不清，内部回声不均匀。

问题：1. 该患者可能的诊断是什么？诊断依据是什么？

2. 还应做哪些生化检验来协助诊断和治疗？并说明原因。

【任务评价】

任务九　综合知识临床运用任务学习自我检测单

姓名：	专业：　　　　班级：　　　　学号：
安全防护基本规范	增强岗位职责，实施规范操作：
	加强学习，完善各种安全措施：
仪器的使用	全自动生化分析仪的使用注意事项：
	半自动生化分析仪的使用注意事项：
常见的肝功能检测项目以及临床意义	

本章小结

肝脏是人体最大的多功能实质性器官，几乎参与一切物质代谢，有“物质代谢中枢”之称。在机体的物质代谢、分泌与排泄、生物转化以及调节和维持内环境稳定等中均具有极其重要的作用。当受到体内外各种因素影响造成肝细胞损害或胆管系统受阻时，体内众多物质的生物化学反应将受到不同程度的影响，进而引起相应的病理改变和功能障碍，可表现为蛋白质合成减少、氨基酸比例失调、尿素合成降低、血糖失衡和脂质代谢障碍、脂肪氧化分解降低等。

胆红素由卟啉类化合物在体内分解代谢生成，经血液运输到肝脏，经过肝脏生物转化形成结合胆红素，随胆汁从胆道排泄。未经过肝脏代谢处理的称为未结合胆红素。当胆红素生成过多，或肝处理胆红素能力下降，或胆红素的排泄存在障碍时，均可导致血中胆红素浓度增高，出现高胆红素血症，俗称黄疸。黄疸有显性黄疸和隐性黄疸之分。黄疸按照病变部位可分为肝前性黄疸、肝性黄疸和肝后性黄疸；按照病因可分为溶血性黄疸、肝细胞性黄疸和梗阻性黄疸；按照血中升高的胆红素类型可分为非结合胆红素性黄疸和结合胆红素性黄疸。

胆汁酸是在肝细胞内以胆固醇为原料合成的一类胆烷酸的总称，是清除胆固醇的主要方式。其生理功能为促进脂类消化吸收和调节胆固醇代谢。按生成部位分为初级胆汁酸和次级胆汁酸；根据是否结合甘氨酸或牛磺酸分为结合型胆汁酸和游离型胆汁酸。因胆汁酸的生成和代谢与肝胆有密切关系，故测定血清总胆汁酸是反映肝细胞损害和肝清除功能的一个敏感指标，它不仅用于临床诊断，而且还能反映病情和估计疾病预后。反之，发生肝、胆、肠疾病时可导致胆汁酸代谢异常。

临床上用于检测肝胆疾病的生物化学指标很多，用于反映肝细胞合成代谢功能的指标主要有血清总蛋白、清蛋白、前清蛋白和血浆凝血酶原时间测定等，它们都是由肝脏合成释放或由肝细胞合成分泌的活性物质，当肝脏合成功能下降时，以上指标将发生改变，其改变程度与肝脏合成功能损害程度相关。也可根据蛋白电泳图谱特征分析辅助疾病的诊断和鉴别诊断。当肝细胞受损时，胆碱酯酶、卵磷脂胆固醇酯酰基转移酶等活性降低；而细胞损伤引起胞内酶的释放，使血清非特异酶活性上升，如 ALT、AST、ALP、GGT、MAO 等升高。胆红素的相关测定主要用于黄疸的诊断及黄疸类型的鉴别诊断，可反映肝脏的排泄功能。

肝脏具有复杂的结构与功能，发生肝病时，其结构与功能的改变也极为复杂，加之肝功能实验的结果亦受实验技术、实验设备、试剂质量及操作人员的技术熟练程度等多种因素的影响，其结果也存在差异，表现为多数实验结果对肝功能异常不具有特异性。目前尚无一种理想的肝功能检查方法能够完整和特异性地反映肝功能全貌。因此，临床上可根据肝脏的合成、排泄和代谢的基本功能和肝脏疾病的标志如肝细胞损伤、胆汁淤积、肝纤维化（肝硬化）、肝癌等筛选并组合相对灵敏和特异的不同实验室检测项目，并结合临床做出综合分析和判断，为临床对肝胆疾病的诊断、疗效观察和预后判断等提供有价值的信息。

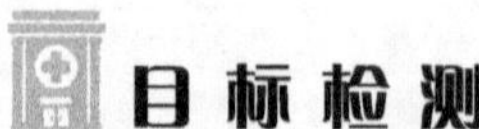

目标检测

一、A 型题

1. 反映肝细胞受损、膜通透性增加的血清酶是(　　)。

A. GGT　B. ALT　C. MAO　D. CHE　E. ALP

2. 体内生物转化作用最强的器官是(　　)。

A. 肾脏　B. 胃肠道　C. 肝脏　D. 心脏　E. 胰腺

3. 以下血浆蛋白质不在肝脏合成的是(　　)。

A. 清蛋白　B. 凝血酶原　C. 免疫球蛋白　D. 纤维蛋白原　E. 前清蛋白

4. 属于次级胆汁酸的是(　　)。

A. 石胆酸　B. 甘氨胆酸　C. 牛磺胆酸

D. 甘氨鹅脱氧胆酸　E. 牛磺鹅脱氧胆酸

5. 关于肝脏功能受损时可出现的情况,叙述最准确的是(　　)。

A. ALT 活性升高　B. A/G 值下降　C. 糖原合成作用减弱

D. 血浆胆固醇酯与胆固醇的比值降低　E. 以上均是

6. 生物转化过程最重要的方式是(　　)。

A. 使药物失活　B. 使生物活性物灭活

C. 使毒物毒性降低　D. 使非营养物质极性增加,利于排泄

E. 使某些药物药性更强或毒性增加

7. 下列哪一种胆汁酸属于初级胆汁酸?(　　)

A. 石胆酸　B. 胆酸　C. 脱氧胆酸

D. 雄脱氧胆酸　E. 甘氨脱氧胆酸

8. 胆红素在血液中主要与哪一种血浆蛋白结合而运输?(　　)

A. γ-球蛋白　B. α1-球蛋白　C. β-球蛋白　D. α2-球蛋白　E. 清蛋白

9. 下列对结合胆红素的叙述哪一项是正确的?(　　)

A. 主要是双葡萄糖醛酸胆红素　B. 与重氮试剂呈间接反应

C. 水溶性小　D. 随正常人尿液排出　E. 易透过生物膜

二、X 型题

1. 肝脏调节血糖的作用是通过(　　)。

A. 糖原合成作用　B. 糖原分解作用

C. 糖异生作用　D. 糖酵解作用

2. 肝脏在脂肪代谢中的作用是(　　)。

A. 生成酮体　B. 利用酮体

C. 合成脂蛋白、胆固醇及磷脂　D. 分泌脂肪酶进入胆道帮助脂肪消化

3. 肝脏在蛋白质代谢中的作用主要表现为(　　)。

A. 能合成和分泌除 γ-球蛋白外的几乎所有血浆蛋白质

B. 转化和分解支链氨基酸

C. 合成尿素以解氨毒

D. 肝脏具有较强的蛋白质储备能力

4. 未结合胆红素在血中增加的原因可有(　　)。

A. 脾功能亢进　B. 新生儿黄疸

C. 血型不合的输血　D. 缺乏 UDP 葡萄糖醛酸转移酶

5. 阻塞性黄疸(胆道完全梗阻)时(　　)。

A. 尿中有胆红素，而尿胆素原及尿胆素消失　　B. 血清未结合胆红素增加

C. 血清结合胆红素剧增　　D. 粪便呈棕黄色

6. 进行生物转化的各类物质有(　　)。

A. 代谢终产物及肠道内的腐败产物　　B. 外源性物质如药物、毒物、致癌物等

C. 生物活性物质　　D. 各种营养物质

7. 下列哪种情况可导致血中间接胆红素游离增多，增加透入细胞内的危险？(　　)

A. 血中某些阴离子(脂肪酸、磺胺类药物等)浓度过高

B. 血清中间接胆红素浓度过高

C. 血清清蛋白浓度明显降低

D. 肝细胞运输胆红素的功能障碍

8. 正常人血中有少量的直接胆红素，其原因是(　　)。

A. 肝细胞摄取及处理间接胆红素的能力降低

B. 肾脏与肠黏膜可形成少量与重胆试剂显色的物质

C. 肝脏结合后的胆红素入血

D. 血中尿素促使少量间接胆红素与重氮试剂反应而呈现的假象

9. 肝硬化患者出现黄疸，可能出现的检验结果是(　　)。

A. 血清总胆红素增加　　B. 尿胆红素阳性

C. 尿胆原增加　　D. 粪胆原增加

10. 肝脏生物转化作用的特点是(　　)。

A. 连续性　　B. 多样性

C. 解毒和致毒双重性　　D. 复杂性

一、A 型题

1. B　2. C　3. C　4. A　5. D　6. D　7. B　8. E　9. A

二、X 型题

1. ABC　2. AC　3. ACD　4. ABCD　5. AC　6. ABC　7. ABC

8. BD　9. ABC　10. ABC

第十五章　肾脏功能检验

知识目标

1. 掌握：血清肌酐、尿素、尿酸的常用测定方法、原理及其主要临床意义。
2. 掌握：早期肾损伤的主要检验指标及其临床意义。
3. 了解：肾功能的评价方法，肾的基本结构和功能。

能力目标

1. 掌握：进行肾小球滤过功能的测定。
2. 掌握：进行肾小管重吸收和排泄功能的测定。
3. 掌握：正确分析肾脏功能的实验室检测结果。

肾脏是机体内重要的排泄器官，同时也是重要的内分泌器官，它通过排除代谢废物，调节水、电解质和酸碱平衡以维持机体内环境的相对稳定。各种肾脏疾病均可造成机体代谢紊乱，并导致血液和尿液生物化学参数的改变，因此，血液和尿液生物化学检验在指导肾脏疾病诊断和治疗方面有着的重要价值。

一、肾脏的基本结构

肾脏呈扁豆形，左右各一，位于人体腹膜脊柱两侧后侧。正常情况下成人的肾平均长 10 cm、宽 5 cm、厚 4 cm，两肾总重量约为 300 g，占体重的 0.4%。肾是实质器官，分为皮质和髓质两部分。外层为皮质，主要由肾小球和肾小管组成，内层为髓质，由肾锥体构成，主要包含髓袢、集合管和乳头管(图 15-1)。

肾单位是肾脏结构和功能的基本单位。每个肾单位由肾小体和肾小管组成。肾小体由中央部的肾小球和包绕其外的肾小囊组成。肾小球是由入球小动脉反复分支形成的一团盘曲的毛细血管袢。肾小管长而弯曲，分为三段：①近端小管；②髓袢细段；③远端小管。多个肾单位汇集成一支集合管，多支集合管汇入一支乳头管，而后开口于肾盂，最后形成的尿液，经肾盂、肾盏、输尿管而进入膀胱。

肾脏的血管系统有其特点，肾动脉由腹主动脉分出后，经叶间动脉、弓状动脉、小叶间动脉和入球小动脉进入肾小体，形成肾小球毛细血管袢，再汇集成为出球小动脉。离开肾小体以后

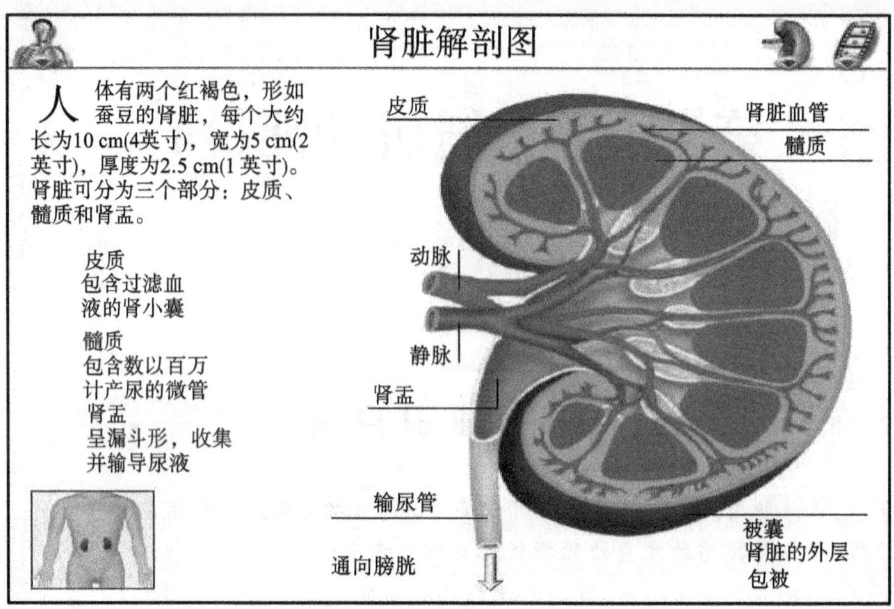

图 15-1　肾脏解剖图

又分支成二级毛细血管网，包绕于肾小管和集合管，然后汇合成静脉，经小叶间静脉、弓形静脉、叶间静脉和肾静脉进入体循环。

二、肾脏的基本功能

肾脏有三大功能：排泄、调节、内分泌功能。肾脏排泄代谢废物，调节水盐代谢、酸碱平衡；分泌活性物质。肾脏的排泄功能主要表现在肾小球滤过功能和肾小管重吸收功能。肾脏通过抗利尿激素（ADH）、醛固酮对肾远曲小管的功能进行体液平衡的调节，通过肾小管对 HCO_3^- 的重吸收以及 H^+、NH_3 的分泌进行酸碱平衡的调节，1，25-二羟基维生素 D、甲状旁腺激素（PTH）、降钙素（CT）通过对肾远曲小管进行钙、磷代谢的调节。

1. 肾小球滤过功能

当血液流过肾小球毛细血管网时，血浆中的水、小分子溶质和小分子血浆蛋白质，通过滤过膜滤入肾小囊腔形成原尿。肾小球滤过率由肾小球滤过膜的通透性、有效滤过压和肾血流量三种因素决定，其中任何一种因素发生变化，都会影响肾小球滤过率（GFR），正常成人 GFR 约为 125 mL/min。

肾小球滤过膜的通透性：肾小球滤过膜由肾小球毛细血管内皮细胞层、基底膜层和肾小囊上皮细胞层组成。这三层结构具有分子屏障作用：毛细血管内皮细胞层有大小不等的小孔，可阻止血细胞通过，但对血浆蛋白不起屏障作用；基底膜层网眼很小，可限制蛋白质滤过；肾小球上皮细胞层有许多裂孔，是滤过膜的最后一道屏障。经过肾小球滤过膜时，相对分子质量较小的物质如 K^+、葡萄糖和氨基酸等容易通过；相对分子质量超过 69000，半径大于 4 nm 的物质，一般难以通过。肾小球滤过膜含有带负电荷的糖蛋白，具有电荷屏障作用，这就使带正电荷和中性分子容易滤过，而带负电荷的物质较难通过。

肾小球有效滤过压：它是肾小球滤过的动力，是肾小球毛细血管血压、血浆胶体渗透压和肾小囊内压相互作用的结果。正常情况下，肾小球毛细血管入球端有效滤过压大，出球端的有效滤过压小。因此，在肾小球毛细血管入球端滤过作用大，越接近出球端，滤过作用越小，甚至为零。

肾血流量(RBF)：其主要指肾皮质血流量。肾血流量中的血浆部分称为肾血浆流量(RPF)。每分钟流经两个肾脏的血流量约为 1200 mL，从肾小球滤过生成的原尿每分钟约为 120 mL。当血液流经肾小球毛细血管时，由于小分子物质被滤出，而使血浆胶体渗透压逐渐升高，沿着肾小球毛细血管全长，有效滤过压下降。当肾血流量增大时，肾小球毛细血管血浆胶体渗透压上升速度较慢，具有滤过作用的毛细血管随之加长，则滤过率增加，反之，当肾血流量减小时，滤过率减少。

2. 肾小管和集合管重吸收功能

正常人每天由肾小球滤过形成的原尿约为 180 L，而排出的尿量仅为 0.5～1.5 L，表明有 99%以上的滤液在流经肾小管和集合管时被重吸收回血液。

(1) 肾小管重吸收：有主动重吸收和被动重吸收两种。主动重吸收是指肾小管上皮细胞将肾小管液中的溶质逆浓度差转运到管周组织液的过程，要消耗能量，如葡萄糖、氨基酸、K^+、Na^+、Ca^{2+}和 Cl^- 等。被动重吸收是指肾小管液中的溶质顺浓度差或电位差扩散到管周组织液的过程，不消耗能量，如尿素和水。

(2) 肾小管重吸收的部位。

①近端小管原尿经过该段时，葡萄糖、氨基酸、维生素和微量蛋白质几乎全部被重吸收；绝大部分 K^+、Na^+、HCO_3^- 和 Cl^- 水也被重吸收。因此，近端小管的病变常导致水和电解质代谢紊乱。

②髓袢肾小管液中部分 Na^+ 和水等在髓袢被重吸收。当小管液流经髓袢降支细段时，水的重吸收大于 K^+、Na^+、尿素，使小管液渗透压逐渐升高，形成渗透梯度；相反，小管液流经髓袢升支细段时，Cl^-、Na^+、尿素的重吸收大于水，使小管液渗透压逐渐降低，形成逆向的渗透梯度。此段渗透压变化过程称为"逆流倍增"，在尿液的浓缩和稀释等功能中起着重要作用。

③远端小管和集合管滤液中部分和水在此段被重吸收。由于髓袢的高渗性重吸收，进入远端小管的小管液是低渗溶液，血浆 Na^+ 浓度高于小管液 Na^+ 浓度，因此 Na^+ 在远端小管和集合管重吸收是逆浓度差的主动转运。在此段 Na^+ 的重吸收受醛固酮的调节，水的重吸收受血管升压素的控制。

(3) 肾小管和集合管的排泄功能。肾小管和集合管排泄的物质主要有代谢产物以及进入机体的外源性物质。

①近端小管、远端小管和集合管的泌 H^+ 功能。主要通过 H^+-Na^+ 交换来进行排 H^+ 和重吸收 $NaHCO_3$。

②远端小管和集合管泌钾功能。通过 K-Na 交换过程分泌钾。K^+ 的分泌量取决于血浆和肾小管细胞内 K^+ 的浓度，K^+ 浓度高分泌多，K^+ 浓度低分泌少，故尿中 K^+ 主要来源于远端小管和集合管的排泌。当酸中毒时，血浆 H^+ 浓度高，H^+-Na^+ 交换增多，K^+-Na^+ 交换减少，排钾减少，而导致血钾升高。

③近端小管的排泌功能。对于氨基马尿酸、机体代谢产物如肌酐等，既能从肾小球滤过，又能由肾小管排出。而进入机体的物质如酚红、青霉素和碘锐特等，则主要通过近端小管排出。

3. 肾脏的内分泌功能

肾脏是内分泌器官合成和分泌肾素、前列腺素、缓激肽、促红细胞生成素及 1,25-二羟基维生素 D 等，参与水电解质代谢、血压和造血功能的调节。

(1) 肾素-血管紧张素-醛固酮系统(RAAS)　肾缺血等情况能刺激肾素的分泌。肾素是由肾小球旁球器分泌的一种蛋白水解酶，能使血管紧张素原水解成有活性的血管紧张素Ⅰ。后者在肝、肾中的转换酶作用下生成血管紧张素Ⅱ、血管紧张素Ⅲ，血管紧张素Ⅱ、血管紧张素Ⅲ直接使小动脉平滑肌收缩，血压上升；同时刺激肾上腺皮质，使醛固酮分泌增加，促进肾小管对水、Na^+ 重吸收，增加血容量，同样达到升高血压的作用。

(2) 激肽释放酶-激肽-前列腺素系统　肾小管分泌激肽释放酶，水解激肽原生成激肽。激肽有舒张血管作用，同时作用于肾髓质的间质细胞及集合管上皮细胞，使前列腺素分泌增加。前列腺素可使血管扩张、血压下降，并可增大肾血流量。

(3) 促红细胞生成素(EPO)　可促进骨髓中红细胞的分红成熟。

(4) 1,25-二羟维生素 D_3　由肾间质中的 1-羟化酶将 25-羟维生素 D_3 转化为 1,25-二羟维生素 D_3，后者参与钙、磷代谢的调节。

三、肾脏疾病的主要临床生物化学变化

各种原因引起肾功能损害时，肾脏泌尿功能减退或丧失，出现代谢废物潴留，水、电解质和酸碱平衡失调，以及肾脏内分泌功能失调等临床表现，并导致血液和尿液生物化学的改变，常见的临床生物化学变化有以下几种。

1. 蛋白质及其代谢物异常

(1) 氮质血症：氮质血症是指血液中尿素、肌酐、尿酸等非蛋白含氮物质含量显著升高。氮质血症是肾衰竭的重要临床表现之一。氮质血症发生的主要原因和机制可分为以下几种。

(2) 肾脏排泄功能障碍：各种原因引起的肾脏泌尿功能障碍，均可造成体内蛋白质代谢产物堆积，出现氮质血症。常见病因如下。①肾前性：多继发于肾脏灌流不足，肾小球滤过率降低，水、钠重吸收相对增加，尿液生成减少。如休克、严重脱水等。②肾性：多见于各种肾脏疾病引起的肾衰竭：如各种肾小球疾病、肾小管间质性等。③肾后性：由各种原因所致的尿路梗阻，如结石、肿瘤压迫等。

(3) 体内蛋白质分解增加：如肾衰竭时，感染、组织创伤等情况，使体内蛋白质分解代谢加强，非蛋白含氮物质含量增加。

(4) 蛋白质：正常情况下，肾小球滤过膜对蛋白质的过滤具有选择性，其滤液中的蛋白质主要为小分子蛋白质，且 95%以上被肾小管重吸收。若尿蛋白量＞150 mg/24 h，则称为蛋白尿；若尿蛋白＞3.5 g/24 h，则称为大量蛋白尿。蛋白尿形成的主要类型有肾小球性蛋白尿、肾小管性蛋白尿、肾小管性蛋白尿。此外，临床上还可见组织蛋白尿、溢出性蛋白尿、假性蛋白尿、功能性蛋白尿、体位性蛋白尿等。

(5) 低蛋白血症：血浆蛋白质低于 60 g/L，或清蛋白浓度低于 30 g/L，则可诊断为低蛋白血症。肾脏疾病引起的低蛋白血症的主要病因是长期蛋白质丢失，如肾病综合征、狼疮性肾炎、糖尿病性肾病，以及终末期肾病腹膜透析治疗时均可丢失蛋白质。此外，肾脏疾病(如尿毒症等)引起的蛋白质摄入不足或吸收不良、蛋白质合作障碍和蛋白质分解加速也是重要病因。

2. 血脂异常

高血脂是肾病综合征的主要临床表现之一，脂代谢异常的主要特点：①血浆中各种蛋白质成分均增加；②各脂质成分的增加在疾病过程中的时间不同；③各脂质成分的比例发生改变；④HDL 亚型分布异常；⑤常有 ApoB、ApoC、ApoE 升高。

3. 凝血因子异常

肾功能损害的病因和阶段不同，凝血与抗凝血因子会出现不同的变化，临床表现为高凝状态和出血倾向。

4. 水平衡失调

(1) 尿量异常：各种原因造成的肾脏泌尿功能障碍而引起的少尿或无尿；肾小管功能障碍如慢性肾炎后期、肾性尿崩症、急性肾小管坏死多尿期等引起的多尿；夜尿增多多为肾小管功能不全的早期症状。

(2) 水肿：过多的液体积聚在人体组织间隙使组织肿胀。由于肾脏功能障碍造成的机体水肿称为肾源性水肿，是全身性水肿的主要原因之一。

5. 电解质平衡失调

(1) 低钠血症：肾衰竭时主要为低钠血症，且多为稀释性低钠血症，高钠血症少见。其主要原因是水摄入过多，引起体液(特别是细胞外液)增加，钠离子稀释。

(2) 高钾血症：肾衰竭最严重的并发症，也是主要原因之一。肾衰竭时，尿钾排出减少引起钾在体内蓄积；使用保钾利尿剂也可加重高钾血症。

(3) 低钾血症：急性肾衰竭多尿期，尿量超过 1000 mL/24 h，由于肾小管功能尚未安全恢复，使大量 K^+ 随尿排出，如补充不足，可导致低钾血症。

(4) 高磷血症和低钙血症：由于肾排磷功能受损，常有高磷血症，尤其是广泛组织损伤等造成的高分解代谢患者，血磷可高达 1.9～2.6 mmol/L。由于高磷血症，肾生成 1,25,-$(OH)_2D_3$及骨骼对 PTH 的钙动员作用减弱，因此低钙血症也较常见。

6. 酸碱平衡失调

不论是肾小球疾病，还是肾小管疾病，均能引起肾病排酸保碱功能障碍，导致肾性代谢性酸中毒。肾性代谢性酸中毒的病因与发病机制如下。

(1) 肾衰竭：肾小球和肾小管疾病均可引起肾脏功能衰竭，当肾小球性肾衰竭时，GFR 不足正常的 20%，血浆中酸性物质(如未测定阴离子 HPO_4^{2-}、SO_4^{2-} 和有机酸等)因滤过障碍而在体内潴留，可导致阴离子间隙(AG)增加的类正常血氯性代谢酸中毒。

(2) 肾小管性酸中毒：肾小管性酸中毒(RTA)是指各种原因导致肾小管酸化尿液功能障碍，而引起的 AG 正常类高氯血症性代谢性酸中毒。

任务一　尿素氮(Urea)酶法测定及临床意义

一、项目检测依据

尿素为体内蛋白质的终末代谢产物。血清尿素的浓度取决于机体蛋白质的分解代谢速度、食物中蛋白质摄取量及肾脏的排泄能力。尿素可自由通过肾小球滤过膜滤入原尿，约50%可被肾小管重吸收。在食物摄入及体内分解代谢比较稳定的情况下，其血浓度取决于肾排泄能力。因此，血尿素氮浓度在一定程度上可反映肾小球滤过功能。

二、实验原理

脲酶催化尿素水解产生氨和 CO_2。在谷氨酸脱氢酶催化下，NH_3 与 α-酮戊二酸及还原型辅酶Ⅰ(NADH)反应生成谷氨酸与 NAD^+。NADH 在 340 nm 波长处有特异吸收，其吸光度下降的速率与待测样本中尿素的含量成正比。反应式如下：

$$\text{尿素} + H_2O \xrightarrow{\text{脲酶}} NH_3 + CO_2$$

$$NH_3 + \alpha\text{-酮戊二酸} + NADH \xrightarrow{GLD} L\text{-谷氨酸} + NAD^+ + H_2O$$

三、检验步骤

1. 样本收集和储存

(1) 受检者的准备：患者空腹 12 h，不饮酒 24 h 后采集血样。体检对象抽血前应有两周的正常状况记录。注意有无应用影响测试项目的药物。此外，对于体检者，采血的季节都应做相关记录，因为样本中各项目的含量有季节性变动，为了前后比较，应在每年同一季节检验。应嘱体检对象在抽血前 24 h 内不做剧烈运动。

(2) 标本类型与标本量：血清或抗凝血浆 2 mL。

(3) 标本容器选择：血浆标本应使用肝素抗凝管或者 EDTA 抗凝管，不可使用柠檬酸、草酸或氟化物抗凝，血清标本应使用标准无菌促凝管或干燥管。

(4) 标本处理：血标本室温放置 30～45 min 后，离心分离血清或血浆，置于洁净试管加盖低温保存。

2. 试剂

试剂要求：未打开的试剂盒，原包装试剂储存在 2～8 ℃至标签所示失效日期。注意：仅供体外诊断使用，避免皮肤直接接触液体试剂：废弃物按生物危害垃圾处理。

各组分如下 R1：TRIS 缓冲液、NADH、谷氨酸脱氢酶 (GLDH)。

R2：起动液、α-酮戊二酸、谷氨酸脱氢酶(GLDH)、脲酶。

3. 仪器

(1) 全自动生化分析仪：检查探针、搅拌棒是否沾有水滴、污物；是否弯曲、堵塞；各清洗槽是否被污物堵塞。检查各清洗液，不足时添加，倒掉废液，清理废液桶。检查水机供水是否充足，UPS 工作是否正常，接通仪器左侧前方按钮，仪器自检后正常。仪器准备状态，点击仪器界面选择 UREA 项目。

(2) 721 型分光光度计。

尿素氮酶法测定实验见表 15-1。

表 15-1 尿素氮酶法测定实验

加入物	空白管/mL	标准管/mL	测定管/mL
蒸馏水	0.02	—	—
标准血清	—	0.02	—
血清	—	—	0.02
工作试剂	3.0	3.0	3.0

四、参考范围

参考范围：2.9～8.2 mmol/L。

五、临床意义

尿素是体内氨基酸分解代谢的最终产物之一。血中尿素来源于肝脏，通过肾脏随尿排出体外。测定血清中尿素的量可推测肾脏的排泄功能。肾脏功能衰竭、肾炎、肾盂肾炎、泌尿道梗阻等可使血液尿素含量升高。①器质性肾功能损伤时血尿素增高，如各种原发性肾小球肾炎、肾盂肾炎、间质性肾炎等所致的慢性肾衰竭。血尿素不能作为早期肾功能损伤的指标，但对慢性肾衰竭，尤其是尿毒症患者，血尿素的增高程度通常与病情严重性一致。肾功能不全代偿期尿素轻度增高（大于 7.0 mmol/L）；肾衰竭失代偿期尿素中度增高（17.9～21.4 mmol/L）；尿毒症时尿素（大于 21.4 mmol/L）为尿毒症的诊断指标之一。②血尿素增高还可见于肾前性和肾后性因素：前者包括严重脱水、大量腹水、心脏循环功能衰竭等；后者如输尿管结石等疾病引起的尿路阻塞。③血尿素可作为肾衰竭透析充分性的判断指标。

六、安全防范

操作时必须穿戴手套和工作服；工作后的台面应消毒擦洗；用过的加样枪头等耗材应作为医用垃圾处理；为了避免形成气溶胶，所有样品尽可能不要在空气中暴露太长时间。遇到样本洒出，被污染的区域应立即用次氯酸钠溶液清洗，擦拭用的物品应丢弃在标有生物污染的垃圾桶中。

【任务评价】

“Urea 酶法测定及临床意义”任务学习自我检测单

姓名：	专业：　　　　班级：　　　　学号：
安全防护基本规范	增强岗位职责，实施规范操作：
	加强学习，完善各种安全措施：
仪器的使用	检测前的准备：
	操作步骤：

续表

姓名：	专业：　　班级：　　学号：
临床意义	

任务二　肌酐(Crea)氧化酶法测定及临床意义

一、项目检测依据

肌酐为肌肉中磷酸肌酸的代谢产物，人体肌肉以 1 mg/min 的速度将肌酐排入血中。若严格控制饮食后，血内生肌酐浓度比较稳定。肌酐主要从肾小球滤过，仅少量由近端小管排泌，不被肾小管重吸收，其血浆浓度取决于肾脏排泄能力，一定程度上可反映肾小球滤过功能。

二、实验原理

1. 苦味酸法

血浆或血清样本经除蛋白质处理后，肌酐与碱性苦味酸发生 Jaffe 反应，生成橘红色的苦味酸肌酐复合物，在 510～520 nm 波长附近测定吸光度。橘红色化合物的产量与肌酐含量成正比，通过与同样处理的肌酐标准液比较，即可求出样本中肌酐含量。

2. 酶法

血肌酐经肌酐水合酶催化生成肌酸，肌酸与肌酸激酶、丙酮酸激酶、乳酸脱氢酶偶联反应，使 NADH 变成 NAD^+，在波长 340 nm 处吸光度(NADH 吸收峰)降低，其降低程度与血肌酐含量成正比。

三、检验步骤

1. 样本收集和储存

(1) 受检者的准备：患者空腹 12 h，不饮酒 24 h 后采集血样。体检对象抽血前应有两周的正常状况记录。注意有无应用影响测试项目的药物。此外，对于体检者，采血的季节都应做相关记录，因为样本中各项目的含量有季节性变动，为了前后比较，应在每年同一季节检验。应嘱体检对象在抽血前 24 h 内不做剧烈运动。

(2) 标本类型与标本量：血清或抗凝血浆 2 mL。

(3) 标本容器选择：血浆标本应使用肝素抗凝管或者 EDTA 抗凝管，不可使用柠檬酸、草酸或氟化物抗凝，血清标本应使用标准无菌促凝管或干燥管。

(4) 标本处理：血标本室温放置 30～45 min 后离心分离血清或血浆，置于洁净试管加盖低温保存。

2. 试剂

试剂要求：未打开的试剂盒，原包装试剂储存在 2～8 ℃至标签所示失效日期。试剂开瓶后，在仪器中至少可保存 30 天。试剂储存在 18～22 ℃稳定 28 天，试剂应避免污染。R1 试剂为无色，R2 试剂为浅黄色，若试剂变色，按照试剂失效处理。注意：仅供体外诊断使用，避免皮肤直接接触液体试剂；废弃物按生物危害垃圾处理。

试剂各组分如下。

R1：肌酸脒基水解酶、肌氨酸氧化酶、抗坏血酸氧化酶、过氧化氢酶、ESPMT(TOPS)。

R2：肌酐氨基水解酶、过氧化物酶、4-氨基安替吡啉。

3. 仪器

(1) 全自动生化分析仪：检查探针、搅拌棒是否沾有水滴、污物；是否弯曲、堵塞；各清洗槽是否被污物堵塞。检查各清洗液，不足时添加，倒掉废液，清理废液桶。检查水机供水是否充足，UPS 工作是否正常，接通仪器左侧前方按钮，仪器自检后正常。仪器准备状态，点击仪器界面选择 Crea 项目。

(2) 721 型分光光度计。

肌酐氧化酶法测定实验见表 15-2。

表 15-2　肌酐氧化酶法测定实验

加入物	空白管/mL	标准管/mL	测定管/mL
蒸馏水	0.02	—	—
标准血清	—	0.02	—
血清	—	—	0.02
工作试剂	3.0	3.0	3.0

四、参考范围

成年男性 59～104 μmol/L；成年女性 45～84 μmol/L(酶法)。

成年男性 62～115 μmol/L；成年女性 53～97 μmol/L(苦味酸法)。

五、临床意义

临床上测定肌酐含量主要用于检测肾功能的变化，以检测肾功能处于潜在的衰竭状态或在改善之中。当急、慢性肾小球肾炎等使肾小球滤过功能减退时，血肌酐可升高。同时应在已知内生肌酐清除率的基础上穿插测定血肌酐作为追踪观察的指标。尿素氮与肌酐同时测定更有意义，如二者同时升高，说明肾脏有严重损害。①血肌酐增高：见于各种肾病、肾衰竭、心肌炎、肌肉损伤等。肾功能不全的代偿期可不增高或轻度增高；肾衰竭失代偿期肌酐中度增高；(可达 442.0 μmol/L)尿毒症时肌酐可达 1.8 mmol/L，为尿毒症的诊断指标之一。②血肌酐降低：见于进行性肌肉萎缩、白血病、贫血、肝功能障碍及妊娠等。尿肌酐排泄量增高也可导致血肌酐降低，如甲状腺功能减退。

六、安全防范

操作时必须穿戴手套和工作服；工作后的台面应消毒擦洗；用过的加样枪头等耗材应作为医用垃圾处理；为了避免形成气溶胶，所有样品尽可能不要在空气中暴露太长时间；遇到样本洒出，被污染的区域应立即用次氯酸钠溶液清洗，擦拭用的物品应丢弃在标有生物污染的垃圾桶中。

【任务评价】

"Crea氧化酶法测定及临床意义"任务学习自我检测单

姓名：	专业：　　　班级：　　　学号：
安全防护基本规范	增强岗位职责，实施规范操作：
	加强学习，完善各种安全措施：
仪器的使用	检测前的准备：
	苦味酸法操作步骤：
临床意义	

任务三　胱抑素 C(CysC)免疫比浊法测定及临床意义

一、项目检测依据

胱抑素 C(CysC)亦称半胱酸蛋白酶抑制蛋白 C，是一种相对分子质量约为 13000 的非糖基化碱性蛋白质。机体内几乎所有组织的有核细胞均能持续恒定产生 CysC。CysC 可自由地透过肾小球滤过膜，在近曲小管全部重吸收并迅速代谢分解；CysC 不与其他蛋白质形成复合物，其血清浓度变化不受炎症、感染、肿瘤及肝功能等因素的影响，与性别、饮食、体表面积、肌肉量无关，是反映 GFR 变化的理想的内源性标志物。

二、实验原理

血清中的 CysC 与试剂中的抗体结合后，形成免疫复合物，使反应液产生混浊，其浊度的增加与血清中的 CysC 的浓度成正比，在 570 nm 波长处测定反应液浊度的增加速率，并与标准品比较，计算 CysC 的浓度。

三、检验步骤

1. 样本收集和储存

(1) 受检者的准备：患者空腹 12 h，不饮酒 24 h 后采集血样。体检对象抽血前应有两周的正常状况记录。注意有无应用影响测试项目的药物。此外，对于体检者，采血的季节都应做相关记录，因为样本中各项目的含量有季节性变动，为了前后比较，应在每年同一季节检验。应嘱体检对象在抽血前 24 h 内不做剧烈运动。

(2) 标本类型与标本量：血清或抗凝血浆 2 mL。

(3) 标本容器选择：血浆标本应使用肝素抗凝管或者 EDTA 抗凝管，不可使用柠檬酸、草酸或氟化物抗凝，血清标本应使用标准无菌促凝管或干燥管。

(4) 标本处理：血标本室温放置 30～45 min 后，离心分离血清或血浆，置于洁净试管中加盖低温保存。

2. 试剂

试剂要求：未打开的试剂盒，原包装试剂储存在 2～8 ℃至标签所示失效日期。试剂开瓶后，试剂储存在 18～22 ℃稳定 28 天，试剂应避免污染。若试剂变色，按照试剂失效处理。CysC 专用质控在 2～8 ℃储存至标签所示失效日期。注意：仅供体外诊断使用，避免皮肤直接接触液体试剂；废弃物按生物危害垃圾处理。

试剂各组分如下。R1：MOPSO 缓冲液(pH 7.4)NaN_3，R2：MOPSO 缓冲液(pH 7.4)包被了羊抗 CysC 抗体的聚苯乙烯粒子。

3. 仪器

全自动生化分析仪：检查探针、搅拌棒是否沾有水滴、污物；是否弯曲、堵塞；各清洗槽是否被污物堵塞。检查各清洗液，不足时添加，倒掉废液，清理废液桶。检查水机供水是否充足，UPS 工作是否正常，接通仪器左侧前方按钮，仪器自检后正常。仪器准备状态，点击仪器界面选择 CysC 项目。

四、参考范围

血清 CysC：0.6～2.5 mg/L。

五、临床意义

CysC 是一种非糖化的蛋白质，是半胱氨酸蛋白酶抑制剂的一种，它由大多数有核细胞以一种恒定的方式产生。其相对分子质量小，生成率稳定，由于它在血清中的浓度与肾小球滤过率(GFR)有密切的关系，并且对肾小球滤过率比肌酐更为敏感，所以 CysC 对测定肾小球滤过率有极其重要的意义。

血 CysC 浓度与肾功能损害高度相关，能够准确反映人体 GER 的变化，血 CysC 可用于糖尿病肾病肾脏滤过功能早期损伤的评价、高血压肾功能损害早期诊断、肾移植患者肾功能的恢复情况评估、血液透析患者肾功能改变监测、老年人肾功能评价、儿科肾病的诊断、肿瘤化疗中肾功能的监测等。

六、安全防范

操作时必须穿戴手套和工作服；工作后的台面应消毒擦洗；用过的加样枪头等耗材应作为医用垃圾处理；为了避免形成气溶胶，所有样品尽可能不要在空气中暴露太长时间；遇到样本洒出，被污染的区域应立即用次氯酸钠溶液清洗，擦拭用的物品应丢弃在标有生物污染的垃圾桶中。

【任务评价】

“CysC 免疫比浊法测定及临床意义”任务学习自我检测单

姓名：	专业： 班级： 学号：
安全防护基本规范	增强岗位职责，实施规范操作：
	加强学习，完善各种安全措施：

续表

姓名：	专业：　　班级：　　学号：
仪器的使用	检测前的准备：
	操作步骤：
临床意义	

任务四　尿酸(UA)氧化酶法测定及临床意义

一、项目检测依据

高尿酸血症和痛风被认为是同一疾病的不同阶段，高尿酸血症是痛风的前期，但并非所有的高尿酸血症最终都会发展为痛风，很多人一生中只处于无症状高尿酸血症期，仅 5%～12% 的高尿酸血症最终可发展为痛风。

血清尿酸浓度超过参考值上限称为高尿酸血症，即男性和绝经后女性大于 420 μmol/L。绝经前女性大于 350 μmol/L。血清尿酸浓度增高到 480 μmol/L 以上时，可出现尿酸盐结晶形成和沉积，并引起特征性急性关节炎、痛风石、慢性关节炎、关节畸形、慢性间质性肾炎和尿酸性尿路结石，即为痛风。血浆 α1-球蛋白、α2-球蛋白减少、组织局部 pH 降低、局部体温降低、运动和饮酒可诱发痛风。

二、实验原理

尿酸氧化酶法可分为三种类型。

(1) 直接紫外分光光度法：尿酸在 293 nm 处有特异吸收峰，经尿酸氧化酶作用后，生成的尿囊素在此波长无吸收峰，测量尿酸氧化酶作用前后吸光度之差，可计算血(尿)中尿酸含量。该法灵敏度高，特异性强，其他物质无干扰；血清样本可直接测定，不需使蛋白质沉淀、易于自动化，具有简单、快速的优点。

(2) 酶偶联比色法：尿酸经尿酸氧化酶催化生成 H_2O_2，在过氧化物酶(POD)催化下，H_2O_2 与酚和 4-氨基安替吡啉反应生成红色醌亚胺化合物，在一定范围内，红色深浅与血(尿)中尿酸含量成正比。最大吸收峰在 500 nm 处。酶偶联比色法灵敏度较高。

(3) 酶联-紫外分光光度法：尿酸经尿酸氧化酶催化生成 H_2O_2，在 POD 存在下，H_2O_2 与乙醇作用生成乙醛，乙醛被醛脱氢酶(ALDH)氧化生成乙酸，而 NAD_4 被还原成 NADH，在 340 nm 处吸光度增加，吸光度大小与血(尿)中尿酸含量成正比。此法在氧化还原反应中易受干扰，因体内有许多脱氢酶反应，亦可氧化内源性底物而伴有 NAD^+ 还原产生 NADH，导致结果偏高。

三、检验步骤

1. 样本收集和储存

(1) 受检者的准备：患者空腹 12 h，不饮酒 24 h 后采集血样。体检对象抽血前应有两周的正常状况记录。注意有无应用影响测试项目的药物。此外，对于体检者，采血的季节都应做相关记录，因为样本中各项目的含量有季节性变动，前后比较应在每年同一季节检验。应嘱体检对象在抽血前 24 h 内不做剧烈运动。

(2) 标本类型与标本量：血清或抗凝血浆 2 mL。

(3) 标本容器选择：血浆标本应使用肝素抗凝管或者 EDTA 抗凝管，不可使用柠檬酸、草酸或氟化物抗凝，血清标本应使用标准无菌促凝管或干燥管。

(4) 标本处理：血标本室温放置 30～45 min 后，离心分离血清或血浆，置于洁净试管加盖低温保存。

2. 试剂

试剂要求：未打开的试剂盒，原包装试剂储存在 2～8 ℃至标签所示失效日期。试剂开瓶后，在仪器中至少可保存 30 天。试剂储存在 18～22 ℃稳定 28 天，试剂应避免污染。试剂 R1、R2 为无色，若试剂变色，按照试剂失效处理。注意：仅供体外诊断使用，避免皮肤直接接触液体试剂；废弃物按生物危害垃圾处理。

试剂各组分如下。

R1：抗坏血酸氧化酶、过氧化物酶、4-氨基安替吡啉。

R2：尿酸氧化酶，ESPAS(ADPS)。

3. 仪器

全自动生化分析仪：检查探针、搅拌棒是否沾有水滴、污物，是否弯曲、堵塞；各清洗槽是否被污物堵塞。检查各清洗液，不足时添加，倒掉废液，清理废液桶。检查水机供水是否充足，UPS 工作是否正常，接通仪器左侧前方按钮，仪器自检后正常。仪器准备状态，点击仪器界面选择 UA 项目。

四、参考范围

血清 UA：男性，210～420 μmol/L；女性，150～350 μmol/L。

尿液尿酸：膳食嘌呤含量对尿酸排出量影响很大。无嘌呤膳食：男性，嘌呤＜248 μmol/L；女性稍低。低嘌呤膳食：男性，嘌呤＜283 μmol/L，女性，嘌呤＜236 μmol/L；高嘌呤膳食，嘌呤＜590 μmol/L。均衡饮食：嘌呤 148～443 μmol/L。

五、临床意义

尿酸是核酸中嘌呤分解代谢的最终产物，由肾脏排泄，随尿液排出体外。肾脏疾病如急慢性肾炎、肾结石、痛风，以及体内核酸分解代谢过盛的疾病，如慢性白血病、多发性骨髓瘤、真性红细胞增多症等可使尿酸含量增高；而恶性贫血及应用 ACTH、可的松、阿司匹林等药物时，血中尿酸含量下降。

血清尿酸测定目的是发现高尿酸血症，尿液尿酸测定有助于分析高尿酸血症是生成过多型还是排泄减少型或混合型。

六、安全防范

操作时必须穿戴手套和工作服；工作后的台面应消毒擦洗；用过的加样枪头等耗材应作为医用垃圾处理；为了避免形成气溶胶，所有样品尽可能不要在空气中暴露太长时间；遇到样本洒出，被污染的区域应立即用次氯酸钠溶液清洗，擦拭用的物品应丢弃在标有生物污染的垃圾桶中。

【任务评价】

"UA 氧化酶法测定及临床意义"任务学习自我检测单

姓名：　　　　专业：	班级：　　　　学号：
安全防护基本规范	增强岗位职责，实施规范操作：
	加强学习，完善各种安全措施：

续表

姓名： 专业： 班级： 学号：	
仪器的使用	检测原理：
	操作步骤：
临床意义	

任务五 β2-微球蛋白(BMG)免疫比浊法测定及临床意义

一、项目检测依据

β2-微球蛋白(β2-MG)是由人体有核细胞，特别是淋巴细胞和肿瘤细胞产生的一种小分子球蛋白，相对分子质量为 11800。β2-MG 可以从肾小球自由滤过，约为 99.9%被近端肾小管细胞重吸收并分解破坏；正常情况下 β2-MG 由尿排出的量极低。急性肾小管损伤或坏死、慢性间质性肾炎、慢性肾衰竭、肾移植排斥反应期、尿路感染等，尿中 β2-MG 含量增加。

二、实验原理

利用抗原抗体反应原理测定血或尿 β2-MG 的含量。样本中 β2-MG 与乳胶颗粒上的抗人 β2-MG 抗体，形成免疫复合物，产生浊度与样本中的 β2-MG 含量成正比，用比浊法进行测定，从而求出样本中 β2-MG 的含量。

三、检验步骤

1. 样本收集和储存

(1) 受检者的准备：患者标本为随机收集尿液或血清。患者标本为 24 h 之内的尿液或随机收集尿液，尿液中避免有其他物质，如：蛋白、血液等物质的干扰。患者空腹 12 h，不饮酒 24 h 后采集血清。体检对象抽血前应有两周的正常状况记录。注意有无应用影响测试项目的药物。

(2) 标本类型与标本量：血清或抗凝血浆 2 mL，尿液 15 mL。

(3) 标本容器选择：血浆标本应使用肝素抗凝管或者 EDTA 抗凝管，尿杯为封闭式带盖容器。

(4) 标本处理：血标本室温放置 30～45 min 后，离心分离血清或血浆，置于洁净试管中加盖低温保存。标本为 24 h 之内的尿液或随机收集。尿液加入 K_2HPO_4，调节 pH 7.8 可稳定 2 天，标本可在 2～8 ℃下储存 2 天或在－20 ℃保存 2 个月(避免反复冻融)。检验前将尿液离心分离。

2. 试剂

试剂要求：未打开的试剂盒，原包装试剂储存在 2～8 ℃至标签所示失效日期。试剂开瓶后，在仪器中至少可保存 30 天。试剂储存在 18～22 ℃稳定 28 天，试剂应避免污染。试剂 R1 为无色，试剂 R2 为乳白色，若试剂变色或出现沉淀，按照试剂失效处理。注意：仅供体外诊断使用，避免皮肤直接接触液体试剂，废弃物按生物危害垃圾处理。试剂各组分如下。

R1：磷酸盐、POD、TBHBA。

R2：尿酸氧化酶、叠氮钠、4-AA。

3. 仪器

全自动生化分析仪：检查探针、搅拌棒是否沾有水滴、污物，是否弯曲、堵塞，各清洗槽是否被污物堵塞。检查各清洗液，不足时添加，倒掉废液，清理废液桶。检查水机供水是否充足，UPS 工作是否正常，接通仪器左侧前方按钮，仪器自检后正常。仪器准备状态，点击仪器界面选择 β2-MG 项目。

四、参考范围

血 β2-MG 为 1.28～1.95 mg/L；尿 β2-MG 小于 0.3 mg/L。

五、临床意义

尿 β2-MG 测定主要用于监测近端肾小管的功能，是反映近端肾小管受损的非常灵敏和特异的指标。血 β2-MG 可反映肾小球滤过功能。GER 及肾血流量降低时，血 β2-MG 升高与 GFR 呈负相关，并且较血肌酐浓度增高更早、更显著。系统性红斑狼疮活动期，造血系统恶性肿瘤，如慢性淋巴性白血病时，β2-MG 生成明显增多，血、尿 β2-MG 均增高。

六、安全防范

操作时必须穿戴手套和工作服；工作后的台面应消毒擦洗；用过的加样枪头等耗材应作为医用垃圾处理；为了避免形成气溶胶，所有样品尽可能不要在空气中暴露太长时间；遇到样本洒出，被污染的区域应立即用次氯酸钠溶液清洗，擦拭用的物品应丢弃在标有生物污染的垃圾桶中。

【任务评价】

"β2-MG 免疫比浊法测定及临床意义"任务学习自我检测单

姓名：	专业：	班级：	学号：
安全防护基本规范	增强岗位职责，实施规范操作：		
	加强学习，完善各种安全措施：		
仪器的使用	检测原理：		
	尿液的检测保存：		
临床意义			

任务六　尿白蛋白(UAlb)比浊法测定及临床意义

一、项目检测依据

尿白蛋白指在尿中出现的微量白蛋白。尿白蛋白反映肾脏异常渗漏蛋白质。有时尿蛋白总量虽在参考范围之内，但用敏感的免疫学测定法可检出尿白蛋白排泄量增加。

二、实验原理

抗原抗体结合后，形成免疫复合物，在一定时间内复合物聚合出现浊度。当光线通过溶液时，可被免疫复合物吸收。免疫复合物量越多，光线吸收越多。光线被吸收的量在一定范围内与免疫复合物的量成正比。利用比浊计测定吸光度，复合物的含量与吸光度成正比，同样当抗体量一定时，吸光度也与抗原含量成正比。

三、检验步骤

1. 样本收集和储存

(1) 受检者的准备：无特殊要求，勿高蛋白饮食。

(2) 标本类型与标本量：尿液样本经离心后，用塑料吸管吸取至少 0.2 mL 上清液置于样品杯中并放置于样品槽上测定。

(3) 标本容器选择：尿杯为封闭式带盖容器。

(4) 标本处理：尿液标本应存放在带盖容器中，若尿液不能及时检验应放在 2～8 ℃冷藏箱内，如果 2 h 内不能检测，应加入化学保护剂(如硼酸)。

2. 试剂

试剂要求：未打开的试剂盒，原包装试剂储存在 2～8 ℃至标签所示失效日期。试剂开瓶后，在仪器中至少可保存 30 天。试剂储存在 18～22 ℃稳定 28 天，试剂应避免污染。试剂 R1 为蓝绿色，若试剂变色或出现沉淀，按照试剂失效处理。注意：仅供体外诊断使用，避免皮肤直接接触液体试剂，废弃物按生物危害垃圾处理。试剂各组分如下。

溴甲酚绿、丁二酸、Brij-35。

3. 仪器

全自动生化分析仪：检查探针、搅拌棒是否沾有水滴、污物，是否弯曲、堵塞；各清洗槽是否被污物堵塞。检查各清洗液，不足时添加，倒掉废液，清理废液桶。检查水机供水是否充足，UPS 工作是否正常，接通仪器左侧前方按钮，仪器自检后正常。仪器准备状态，点击仪器界面选择 UAlb 项目。

四、参考范围

尿白蛋白排出量小于 30 mg/L 或 300 mg/24 h；随机尿白蛋白排出量小于 300 mg/(g Cr)。

五、临床意义

尿白蛋白检测有助于肾小球病变的早期诊断。在肾病早期，尿常规阴性时，尿白蛋白含量可发生变化。

六、安全防范

操作时必须穿戴手套和工作服，工作后的台面应消毒擦洗，用过的加样枪头等耗材应作为医用垃圾处理，为了避免形成气溶胶，所有样品尽可能不要在空气中暴露太长时间，遇到样本洒出，被污染的区域应立即用次氯酸钠溶液清洗，擦拭用的物品应丢弃在标有生物污染的垃圾桶中。

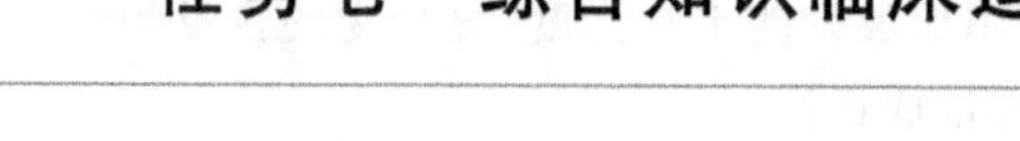

任务七　综合知识临床运用

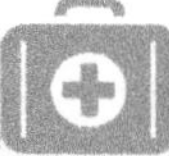

案例导入

患者，男，50 岁，反复腰痛、腰酸 2 年，喜按喜揉，遇劳加重，小便泡沫较多，因工作繁忙，没有重视。近 2 周来腰酸疼明显，并觉少气少力，腿膝无力，手足不温，遂来诊。

体格检查：体温为 36.8 ℃，脉搏 76 次/分，血压为(155 mmHg/95 mmHg)。

实验室检查：尿常规显示蛋白＋＋，红细胞＋＋/Hp，颗粒管型 2～3 个/Lp。血常规显示红细胞 3.55×10^{12} 个/L，血红蛋白 115 g/L。血尿素氮 6.8 mmol/L，血肌酐 100 μmol/L，血尿酸 416 μmol/L，血糖 416 μmol/L，血糖(空腹)5.6 mmol/L，血浆清蛋白 38 g/L，球蛋白 28 g/L。

B 超显示：双肾大小正常范围，结构较模糊。

问题：

1. 该患者可能的诊断是什么？诊断依据是什么？
2. 还应做哪些生化检验来协助诊断和治疗？并说明原因。

【任务评价】

任务七　“综合知识临床运用”任务学习自我检测单

姓名：	专业：　　　　　班级：　　　　　学号：
安全防护基本规范	增强岗位职责，实施规范操作：
	加强学习，完善各种安全措施：

续表

姓名： 专业： 班级： 学号：	
仪器的使用	全自动生化分析仪使用注意事项：
	半自动生化分析仪的使用注意事项：
常见的肾功能检测项目以及临床意义	

本章小结

肾单位是肾脏结构和功能的基本单位，肾脏是机体内最重要的排泄器官和内分泌器官，肾脏最重要的功能是泌尿，包括肾小球滤过功能和肾小管转运功能。

衡量肾脏清除物质能力的指标称为肾清除率。清除率是反映肾功能最直接、最敏感的实验，临床上多测定内生肌酐清除率。血浆尿素氮、肌酐、尿酸测定方法简单，但灵敏度较差，特异性不高。血胱抑素 C 测定、氨甲酰血红蛋白均有临床价值。

尿蛋白、脲酶和肾小管组织抗原检查也是肾疾病实验室检查的重要内容。尿蛋白的定性和定量检查是肾脏疾病诊断的初筛实验。尿蛋白选择性检测可反映肾小球滤过膜的结构损害程度。尿微量蛋白检测对肾脏及有关疾病的肾损害早期诊断具有重要的意义。

常见肾脏疾病包括急性肾小球肾炎、肾病综合征、糖尿病肾病、肾小管酸中毒、急性肾衰竭、慢性肾衰竭和尿毒症。临床生物化学指标检测，有利于疾病的诊断和疗效观察。

目标检测

一、A 型题

1. 正常成人每日通过肾小球滤过的原尿约为（　　）。

A. 1.5 L　　B. 3 L　　C. 50 L　　D. 100 L　　E. 180 L

2. 肾脏对水的重要吸收主要发生在（　　）。

A. 肾小球　　B. 近曲小管　　C. 髓袢

D. 近曲小管和集合管　　E. 肾盂

3. 某一种物质完全由肾小球滤过，然后又由肾小管完全重吸收，则该物质的消除率是(　　)。

A. 0　　B. 50%　　C. 90%　　D. 100%　　E. 120%

4. 正常情况下，能被肾脏几乎完全重吸收的物质是(　　)。

A. 尿素　　B. 肌酐　　C. 尿酸　　D. 镁　　E. 葡萄糖

5. 肾小管性蛋白尿时尿中何种蛋白质升高(　　)。

A. 白蛋白　　B. IgM　　C. β2-微球蛋白　　D. IgG　　E. 脂蛋白

6. 正常人尿渗透压一般多在下列哪项范围内？(　　)

A. 280～320 Osm/kg H_2O　　B. 320～400 Osm/kg H_2O

C. 280～500 Osm/kg H_2O　　D. 600～1000 Osm/kg H_2O

E. 1000～2000 Osm/kg H_2O

7. 下列哪项疾病不会引起血尿酸增高？(　　)

A. 痛风　　B. 肾功能损害　　C. 白血病　　D. 恶性肿瘤　　E. 肝硬化

8. 某男性患者，近日来少尿、恶心、呕吐，血清内生肌酐清除率测定值为 10 mL/min，诊断应考虑为(　　)。

A. 早期肾衰竭　　B. 晚期肾衰竭　　C. 终末期肾衰竭

D. 肾功能正常　　E. 肾功能不全氮质血症期

9. 内生肌酐清除率可反映(　　)。

A. 近端肾小管排泌功能　　B. 远端肾小管排泌功能　　C. 肾小球滤过功能

D. 肾脏浓缩稀释功能　　E. 肾血流量

10. 正常人内生肌酐清除率为(　　)。

A. 70～50 mL/min　　B. 30～50 mL/min　　C. 70～80 mL/min

D. 80～120 mL/min　　E. <50 mL/min

二、X 型题

1. 关于肾脏的基本结构，下列哪些正确？(　　)

A. 肾单位是肾脏结构和功能的基本单位

B. 每个肾单位由肾小体和肾小管组成

C. 肾小体由中央部的肾小球和包绕其外的肾小囊组成

D. 肾小管分近端小管、髓袢细段和远端小管三段

E. 肾血管有二级毛细血管网

2. 滤过膜通透性大小与下列哪些因素有关？(　　)

A. 不受肾小球系膜的调节　　B. 滤过膜面积

C. 孔径屏障和电荷屏障　　D. 有效滤过压　　E. 肾血流量

3. 下列哪些是肾小球滤过功能评价指标？(　　)

A. 肾小球滤过率　　B. 滤过分数　　C. 尿酶

D. 尿蛋白选择指数　　E. HCO_3^- 排泄分数

4. 利用不同物质的清除率可测定肾脏的哪些功能？(　　)

A. 肾小球滤过率　　B. 肾小管重吸收　　C. 排泌作用

D. 肾血流量　　E. 肾滤过压

5. GFR 测定的物质有(　　)。

A. 菊粉　　B. 肌酐　　C. 葡萄糖　　D. 白蛋白　　E. 51Cr-EDTA

6. 测定滤过功能的指标有(　　)。

A. 血肌酐和血尿素　　B. 血清尿酸　　C. 胱抑素 C

D. 尿 Na^+ 浓度　　E. 相对分子质量较小的物质

7. 肾小管重吸收功能检查实验包括(　　)。

A. 尿 β2-微球蛋白测定　　B. 磷的重吸收率测定　　C. 滤过钠排泄分数测定

D. 葡萄糖最大重吸收量测定　　E. 酚红排泄实验

8. 肾小管和集合管水、电解质调节功能检查(　　)。

A. 尿比重与尿渗量测定　　B. 尿浓缩实验和稀释实验　　C. 渗量(透)清除率

D. 肌酐清除率　　E. 氯化铵负荷实验

9. 肾功能实验方法的选择应注意以下哪几点?(　　)

A. 必须明确检查的目的

B. 按照所需检查的肾脏病变部位,选择与之相应的功能实验

C. 方法应用由简到精、由易到难

D. 不能了解左、右肾的功能

E. 在评价检查结果时,必须结合患者的病情和其他临床资料,进行全面分析,最后做出判断

10. 根据发生的病理不同,蛋白尿可分为(　　)。

A. 肾小球性蛋白尿　　B. 肾小管性蛋白尿　　C. 混合性蛋白尿

D. 溢出性蛋白尿　　E. 组织蛋白尿

参考答案

一、A 型题

1. E　2. D　3. A　4. E　5. C　6. D　7. E　8. B　9. C　10. D

二、X 型题

1. ABCDE　2. BC　3. ABD　4. ABCD　5. ABE

6. ABC　7. ABCD　8. ABC　9. ACE　10. ABCDE

第十六章　心脏生化标志物检验

学习目标

1. 掌握：主要心肌损伤标记物的种类及临床意义。
2. 理解：主要心肌损伤标记物实验室检测的原理。

能力目标

1. 掌握：对心肌损伤标记物进行正确的实验室监测。
2. 掌握：正确分析心肌损伤标记物的实验室检测结果。

一、概述

(一) 心脏解剖和生理

心脏处于循环系统的中心，由左、右心房和左、右心室四个心腔组成，呈近似倒置的前后略扁的圆锥体。心脏壁有三层，从内向外依次为心内膜、心肌层和心外膜。心内膜是覆盖在心腔内面的一层滑润薄膜，由内皮层、内皮下层和心内膜下层组成。心内膜突向心腔折叠形成心瓣膜，心瓣膜包括房室瓣和动脉瓣。心肌层由心肌组成，是构成心脏壁的主体，分为心房肌和心室肌。心肌纤维多聚集成束，肌束间有较多的结缔组织和丰富的毛细血管。心外膜位于心肌表面，是心包膜的脏层(图 16-1)。

只有同侧的心房与心室相通，左心房连通肺静脉，右心房连通上、下腔静脉；左心室连通主动脉，右心室连通肺动脉。心房与心室之间，心室与动脉之间都有能开、闭的瓣膜，这些瓣膜只能顺着血流方向打开，逆血流方向闭合，类似泵的阀门，从而保证血液定向流动，完成体循环和肺循环。

心肌富含蛋白以及与能量代谢有关的酶，如肌钙蛋白、肌红蛋白(myoglobin，Mb)、肌酸激酶(creatine kinase，CK)、乳酸脱氢酶(lactate dehydrogenase，LD)这些都可作为心肌损伤的标志物。

(二) 心血管疾病的病理生理及化学病理学

心血管疾病有很多种，与临床实验室关系密切的疾病主要有冠心病、心肌疾病、心力衰竭

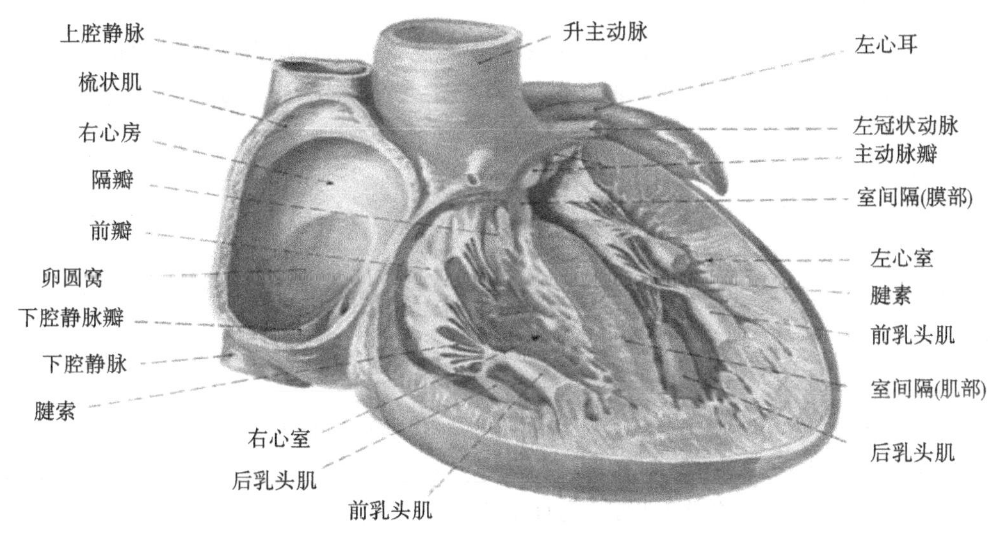

图 16-1　心脏解剖图

及高血压。

1. 动脉粥样硬化及冠心病

(1) 脂质渗入学说。

(2) 血管内膜损伤学说。

(3) 血栓形成学说。

2. 心肌疾病

除急性心肌梗死外，心脏还可因其他原因引起心肌肥厚、扩增、纤维化，甚至心肌小范围变性、坏死，称为心肌病。

3. 急性冠状动脉综合征

急性冠状动脉综合征(acute coronary，ACS)是以冠状动脉粥样硬化斑块破裂或糜烂，继发完全或不完全闭塞性血栓的形成为病理基础的一组临床综合征，它包括不稳定型心绞痛、非Q 波心肌梗死和 Q 波心肌梗死的一系列临床病症。

4. 心力衰竭

许多严重的心脏病的归宿是心力衰竭，简称心衰，又称心脏功能不全。

5. 高血压

体循环动脉血压持续升高，多次而非同日测量血压均高于正常，称为高血压。高血压分为原发性高血压和继发性高血压，是冠心病和脑血管意外的主要危险因素。

二、心血管疾病的主要生物化学监测指标

(一) 心血管疾病危险因素相关生物化学指标

1. 血清脂质及蛋白质

血清脂质及蛋白质，可用于心血管疾病发生的危险性预测，主要包括甘油三酯(TG)、总胆固醇(TC)、高密度脂蛋白胆固醇(HDL-C)、低密度脂蛋白胆固醇(LDL-C)、载脂蛋白 A(ApoA)、载脂蛋白 B(ApoB)、脂蛋白等。

2. 超敏C反应蛋白

超敏C反应蛋白(CRP)是一种能与肺炎球菌荚膜C多糖物质反应的敏感的急性时相反应蛋白。在感染应答中,细胞因子刺激肝脏合成CRP增加,是临床上鉴别细菌与病毒感染的重要指标。

3. 血浆纤维蛋白原

血浆纤维蛋白原是一种可溶性糖蛋白,由肝脏合成。它是血浆黏度及诱导红细胞聚集的主要决定因素,降低血液的流动性导致血栓易于形成;在内源性及外源性凝血途径中,凝血酶将纤维蛋白原裂解产生纤维蛋白单体,后者在Ⅻ因子的作用下形成稳定的纤维蛋白凝块。此外,纤维蛋白沉积在动脉粥样硬化的起始及发展过程中均起重要作用。

4. 同型半胱氨酸

同型半胱氨酸(homocysteine,HCY)是甲硫氨酸代谢的中间产物。在病理情况下由于胱硫醚β合成酶缺乏,HCY代谢发生障碍,在肝细胞内过多的HCY形成硫内酯,可与LDL表面的ApoB100的游离氨基酸形成肽键,从而促进细胞摄取LDL,加速胆固醇沉积。

(二) 心肌损伤标志物

一个理想的心肌损伤标志物除高敏感性和高特异性外,还应该具有以下特性:①主要或仅存在于心肌组织,心肌中有较高的含量,可反映小范围的损伤;②能检测早期心肌损伤,且窗口期长;③能估计梗死范围大小,判断预后;④能评估溶栓效果。目前心肌损伤的主要生物化学标志物包括心肌酶及心肌蛋白等。

1. 心肌酶谱

(1) 血清天门冬氨酸转氨酶:天门冬氨酸转氨酶(AST)又称谷草转氨酶(GOT),广泛分布于人体各组织。肝脏、骨骼肌、肾脏、心肌内含量丰富,红细胞AST约为血清的10倍,轻度溶血会使测定结果升高。由于AST不具备组织特异性,血清单纯AST升高不能诊断心肌损伤。

(2) 血清乳酸脱氢酶及其同工酶:乳酸脱氢酶(lactate dehydrogenase,LD)广泛存在于肝脏、心脏、骨骼肌、肺、脾脏、脑、红细胞、血小板等组织细胞的胞质和线粒体中。LD是分子质量为135 kD的四聚体,由M型和H型亚单位构成5种同工酶:H_4(LD_1)、MH_3(LD_2)、M_2H_2(LD_3)、M_3H(LD_4)、M4(LD_5)。在不同组织中有其特征性同工酶。心脏、肾脏和红细胞所含的LD同工酶比例相近,以LD_1和LD_2为主。发生心肌损伤时,心肌细胞膜破裂,线粒体、胞质内物质外漏到细胞液及外周血中LD和LD_1在急性心肌梗死发作后8～12 h出现在血中,48～72 h达峰值,LD的半衰期为57～170 h,7～12天恢复正常,如果连续测定LD,对于就诊较迟、CK已恢复正常的AMI患者有一定的参考价值。

(3) 血清肌酸激酶及其同工酶:肌酸激酶(creatine kinase,CK)是心肌中重要的能量调节酶,存在于需要大量能量供应的组织,除肌肉外,还常见肾脏远曲小管、脑组织。CK是一种二聚体,由M和B两个亚基组成,形成CK-MM,CK-MB和CK-BB同工酶。CK-BB存在于脑组织中,CK-MM和CK-MB存在于各种肌肉组织中;不同肌肉同工酶的比例不同,骨骼肌中98%～99%是CK-MM,心肌内80%是CK-MM,但CK-MB占总的心肌的15%～25%。CK、CK-MB是应用最广泛的心肌损伤指标。既可以用于较早期诊断AMI,也可以用于估计梗死范围大小或再梗死。CK和CK-MB在AMI发生后4～6 h即可超过正常上限,24 h达峰,48～72 h恢复正常,CK半衰期为10～12 h。CK也常用于观察再灌注的效果,溶栓后几小时内,CK-MB还会继续升高,称“冲洗现象”,此后CK即下降。

2. 血清心肌肌钙蛋白

(1) 心肌肌钙蛋白 T(cTnT):血清中 cTnT 属于心肌肌原纤维蛋白,分子质量为 37 kD,绝大多数 cTnT 以复合物的形式存在于细丝上,而 6%～8%的 cTnT 以游离的形式存在于心肌细胞的胞质中,当心肌细胞损伤时释放入血清中。近年发现应用 cTnT 对不稳定型心绞痛患者监测可以发现一些轻度和小范围心肌损伤。

cTnT 是诊断 AMI 的确定性标志物。AMI 发病后 3～6 h 血清 cTnT 即升高,10～24 h 达峰值,峰值可达参考值的 30～40 倍,恢复正常需要 10～15 天。对 Q 波性、亚急性心肌梗死或 CK-MB 无法诊断的患者更有价值。

cTnT 在判断微小心肌损伤方面也有价值。不稳定型心绞痛患者常发生微小心肌损伤,对于这种微小的心肌损伤,CK-MB 常不敏感,阳性率仅为 8%,cTnT 对不稳定型心绞痛阳性率可达 39%,这种损伤只有检测血清 cTnT 才能确诊。

cTnT 还可用于评估溶栓疗法成功与否,观察冠状动脉是否复通。溶栓成功的病例 cTnT 呈双峰,第一个峰高于第二个峰。研究表明用 cTnT 评估复通,90 min 时优于 CK-MB 和肌红蛋白,如果结合其他诊断 AMI 指标如 12 导联心电图的 S-T 段变化,效果则更好。

cTnT 还常用于判断急性心肌梗死的严重程度。

对于诊断心肌炎,cTnT 是比 CK-MB 敏感得多的指标,有研究报道,84%的心肌炎患者 cTnT 升高,但是 cTnT 阴性仍不能排除心肌炎的存在。

(2) 心肌肌钙蛋白 I:cTnI 分子质量为 22 kD,各种 TnI 由于基因碱基对序列不同,分别编码的慢骨骼肌 TnI(sTnI)、快骨骼肌 TnI(fTnI)和 cTnI 氨基酸序列不全相同。

cTnI 是一个十分敏感和特异的急性心肌梗死标志物。心肌内 cTnI 很丰富,心肌损伤后 4～6 h 释放入血,达到诊断决定值。首先释放的是胞质内 3%～6%的游离 cTnI,心肌缺血症状发作后 14～36 h 达到高峰,高峰出现时间与血中 CK、CK-MB 相似。5～10 天后恢复到正常参考范围内,但部分病例 14 天时仍升高。在 7 天后,cTnI 诊断 AMI 的敏感性超过 LD_1/LD_2。有文献报道,血清 cTnI 诊断 AMI 的敏感性为 97%,特异性为 98%,预测值为 99.8%。和 cTnT 一样,cTnI 可用于溶栓后再灌注的判断,在成功的溶栓疗法使冠状动脉复通后 30、60 min,cTnI 还会继续升高,其敏感性约为 80%,高于 CK-MB 和肌红蛋白。

cTnI 可敏感地测出小灶性可逆性心肌损伤的存在,如不稳定型心绞痛和非 Q 波 MI。不稳定型心绞痛患者血中,cTnI 阳性率为 20%～40%,此类患者属高危者,30 天和 6 个月内 MI 发生率和死亡率均明显高于阴性者,必须及时应用经皮冠状动脉成形术(PTCA)或溶栓治疗。

(3) 肌红蛋白:肌红蛋白(Mb)是一种氧结合蛋白,广泛存在于骨骼肌、心肌和平滑肌,约占肌肉中所有蛋白质的 2%。Mb 分子质量小,仅为 17.8 kD,位于细胞质内,故心肌损伤后出现较早。到目前为止,它是 AMI 发生后出现最早的可检测的标志物之一。

当 AMI 患者发作时,细胞质中的 Mb 释放入血,2 h 即升高,6～9 h 达高峰,24～36 h 恢复至正常水平。Mb 的阴性预测价值为 100%,在胸痛发作 2～12 h 内,如 Mb 阴性可排除急性心肌梗死。

由于 Mb 消除很快,因而是判断再梗死的良好指标。再梗死发生后,血清可出现新的 Mb 浓度峰。

Mb 临床应用的主要问题是特异性不高,为 60%～95%,特别在早期心电图和其他标志物都未变化时,单凭 Mb 决定是否使用溶栓疗法有一定的风险。

(三) 心力衰竭和高血压病标志物

1. B型尿钠肽及其前体N-端肽

心室肌和脑细胞可表达134个氨基酸的B型利钠肽原前体(pre-proBNP),在细胞内水解信号肽后,108个氨基酸的B型利钠肽原(proBNP)被释放入血。血液中的proBNP在肽酶的作用下进一步水解,生成等物质的量的32个氨基酸的BNP和76个氨基酸的B型利钠肽原N端肽(N-terminal-proBNP,NT-proBNP),分子质量分别为4 kD和10 kD,两者均可反映BNP的分泌状况。当心室血容积增加和左心室压力超负荷时即可刺激BNP基因高度表达,大量合成BNP(NT-proBNP)释放入血。但是,NT-proBNP不具有BNP的生物学作用。

血清(浆)BNP及NT-proBNP水平是预测心力衰竭发生危险性及诊断心力衰竭的单个较佳的标志物。可以用于急性状态下对那些心力衰竭体征和症状不典型患者或非急性情况下对那些有疑似心力衰竭体征和症状的患者进行心力衰竭排除或者确认。

2. 血浆肾素

临床上常将血浆中肾素活性、血管紧张素和醛固酮的检测称为高血压三项。

肾素主要由肾小球细胞分泌,主要作用是将肝脏产生的血管紧张素原转变为血管紧张素,血管紧张素可使血压升高和心肌收缩力增强.

3. 血管紧张素Ⅱ

血管紧张素Ⅱ是血管紧张素中最重要的组成部分,是血管紧张素Ⅰ经血管紧张素转化酶水解产生的多肽(八肽)。

血管紧张素作用于血管平滑肌,可使全身微动脉收缩,动脉血压升高。血管紧张素Ⅱ是已知较强的缩血管活性物质之一,是最有效的加压物质。

血浆血管紧张素Ⅱ降低见于肾衰竭晚期、原发性醛固酮增多症等。升高多见于各种类型的高血压,肾小球旁细胞增生或肿瘤。

4. 醛固酮

醛固酮是一种类固醇类激素,由肾上腺皮质所产生,为肾素-血管紧张素系统的一部分,主要作用于肾脏,具有保钠排钾和调节水电解质平衡的作用,以维持血压的稳定。

三、心肌损伤标志物的选择和评价

(一) 心肌损伤标志物的选择原则

心肌损伤标准物依其特点不同可分为以下几种。

(1) 早期标志物:指有症状出现6 h内血液升高的标志物,Mb、CK、CK-MB、cTnT和cTnI均可作为早期标志物。Mb在AMI发生后最早出现,2~3 h即可升高,CK和CK-MB 3~8 h升高。其中Mb能有效排除AMI,症状发作后6 h内Mb的阴性预测值为100%,有助于迅速甄别非AMI胸痛患者;但Mb心肌特异性不高,Mb阳性患者需结合确证标志物及心电图的变化进一步确诊。

(2) 中晚期标志物:由于怀疑为心肌梗死患者的就诊时间不同,对症状发生后2~3天或更长时间的患者,可选择中晚期标志物进行测定。LDH及其同工酶、cTnT和cTnI可作为中晚期标志物。心肌梗死发生后,LDH及其同工酶升高可维持6~10天,cTnI可维持5~7天,cTnT可维持10~15天。而早期标志物Mb仅维持18~30 h,CK和CK-MB维持2~3天。

(3) 确诊标志物:是指在症状出现后6~12 h血中浓度升高,并能维持异常升高数天,且具有较高的灵敏度和特异性的标志物。cTnT 和 cTnI 是目前公认的最好的确证标志物，肌钙蛋白阳性结果能确诊患者已有心肌梗死，无需等待进一步检查结果，应立即送往监护室。

用于诊断 AMI 的生物化学标志物有多种，使用时应根据其特点进行选择。临床常用 AMI 标志物的特点比较见表 16-1。

表 16-1　临床常用 AMI 标志物的特点比较

标志物	相对分子质量（XIOO）	超过上限时间/h	达峰时间/h	升高倍数	恢复时间
LD	134	8～12	48～72	3～5 天	8～12 天
LD1	134	8～12	24～48	5～10 天	8～12 天
CK	86	3～8	10～36	5～25 h	72～96 h
CK-MB	86	3～8	9～30	5～20 h	48～72 h
Mb	17.8	1～2	5～12	5～20 h	24～36 h
cTnT	IM.6	4～8	24～48	30～200 天	5～10 天
cTnl	24	4～8	24～48	20～50 天	7～14 天

（二）心肌损伤标志物的应用原则

(1) cTnT 和 cTnI　已取代 CK-MB 成为检测心肌损伤的首选标准；如临床实验室已提供 cTnT 或 cTnI 测定，建议可不必同时进行 CK-MB 测定。

(2) 不在建议临床将心肌酶谱用于诊断 ACS，如因某些原因暂不能开展 cTnT 或 cTnI 测定，可以保留 CK 和 CK-MB 测定——诊断 ACS，但建议使用 CK-MB 质量测定法。

(3) 肌红蛋白为常规早期心肌损伤标志物，但因其特异性不高，主要用于早期排出 AMI 诊断。

(4) 对那些发病 6 h 后就诊的患者，无需检测早期标志物如 Mb，此时只需测定确证标志物如 cTnT 或 cTnI。

(5) 如患者已有典型的确诊 AMI 的心电图变化，应立即进行针对性治疗。对这些患者进行心肌损伤标志物测定，有助于进一步确认 AMI 诊断、判断梗死面积大小、检查有无梗死或梗死再扩展。

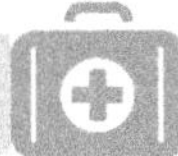

案例导入

患者，男，59 岁，因非劳力性前区钝痛，向左臂放射，伴大汗，轻度嗯心入院。患者近 2 年中类似症状间断发作，持续 20 min 左右，通常由劳累诱发，舌下含服硝酸甘油可缓解，自上月以来，发作较为频繁，有时出现在休息时，最近 48 h 在休息或轻微体力活动时有几次胸痛发作。

体格检查：血压(160 mmHg)/(100 mmHg)，心率 80 次/分，率齐，余未见异常，实验室检查：心肌酶 4 项和肌钙蛋白。

问题：1. 该患者可能的诊断是什么？诊断依据有哪些？

2. 还应做哪些生化检验来协助诊断和治疗？并说明原因。

任务一　血清心肌肌钙蛋白T(化学发光法)测定及临床意义

一、项目检测依据

血清中心肌肌钙蛋白T(cTnT)属于心肌肌原纤维蛋白，相对分子质量为37000，绝大多数cTnT以复合物的形式存在于细丝上，而6%～8%的cTnT以游离形式存在于心肌细胞的胞质中，当心肌细胞损伤时释放入血清中。

二、实验原理

采用双抗夹心法原理。

三、检验步骤

1. 样本收集和储存

(1) 受检者的准备：可随机采样，无特殊要求。

(2) 标本类型与标本量：血清或抗凝血浆2 mL。

(3) 标本容器选择。

血清：使用标准取样试管或含分离胶的试管采集。

血浆：$EDTA\text{-}K_2$或柠檬酸钠抗凝。

(4) 标本处理：血标本室温放置30～45 min后离心分离血清或血浆，置于洁净试管加盖低温保存。

2. 试剂

试剂储存和稳定性：存放在2～8 ℃，切莫倒置。未开封，可稳定至标明的保质期。开封后，2～8 ℃，12周。

3. 仪器

全自动生化免疫分析系统。

四、参考范围

参考范围：小于0.014 μg/L。

五、临床意义

cTnT是诊断AMI的确定性标志物。AMI发病后3～6 h血清cTnT即升高，10～24 h达峰值，峰值可达参考值的30～40倍，恢复正常需要10～15天。对Q波性、亚急性心肌梗死或CK-MB无法诊断的患者更有价值。cTnT在判断微小心肌损伤方面也有价值。不稳定型心绞痛患者常发生微小心肌损伤，对于这种微小的心肌损伤，CK-MB常不敏感，阳性率仅为

8%，cTnT 对不稳定型心绞痛阳性率可达 39%，这种损伤只有检测血清 cTnT 才能确诊。

六、安全防范

操作时必须穿戴手套和工作服，工作后的台面应消毒擦洗，用过的加样枪头等耗材应作为医用垃圾处理。为了避免形成气溶胶，所有样品尽可能不要在空气中暴露太长时间，遇到样本洒出，被污染的区域应立即用次氯酸钠溶液清洗，擦拭用的物品应丢弃在标有生物污染的垃圾桶中。

【任务评价】

"血清心肌肌钙蛋白 T 测定及临床意义"任务学习自我检测单

姓名： 专业： 班级： 学号：	
安全防护基本规范	增强岗位职责，实施规范操作：
	加强学习，完善各种安全措施：
仪器的使用	检测原理：
	操作步骤：
临床意义	

任务二　B 型尿钠肽(B-BNP)(化学发光法)测定及临床意义

一、项目检测依据

临床上常采用免疫荧光法和化学发光法测定 BNP 和 NT-proBNP。最近多中心评价检测方法发现，NT-proBNP 在 EDTA 血浆中室温下稳定达 48 h，比 BNP(稳定 4 h)更为精确，但 NT-proBNP 的半衰期长。

二、实验原理

采用双抗体夹心法原理。

三、检验步骤

1. 样本收集和储存

(1) 受检者的准备：BNP 的检测基本不受体位改变和日常活动的影响，且不存在日间生理学波动，故标本采集时无需固定体位和时间，但要避免剧烈运动。高浓度生物素制剂治疗的患者必须在停药 8 h 后方可检测。

(2) 标本类型与标本量：血清或抗凝血浆 2 mL。

(3) 标本容器选择。

血清：按标准常规方法采集或用含有分离胶的试管。

血浆：含肝素锂或肝素胺抗凝剂。

(4) 标本处理：血标本室温放置 30～45 min 后，离心分离血清或血浆，置于洁净试管中加盖低温保存。

2. 试剂

试剂储存和稳定性：存放在 2～8 ℃，切莫倒置。未开封，可稳定至标明的保质期。开封后，2～8 ℃，12 周。

3. 仪器

全自动生化免疫分析系统。

四、参考范围

诊断心衰：BNP<100 pg/mL。

评价心肌梗死患者预期生存率：BNP<80 pg/mL。

五、临床意义

BNP 水平升高可见于：①心血管疾病：充血性心力衰竭、急性冠脉综合征、左心室功能不全、原发性高血压；②肺部疾病：肺源性心脏病、肺栓塞；③其他：肾病、肝病和血容量过多等。

BNP 测定可用于心衰诊断、危险分级、疗效监测和预后评估。

六、安全防范

操作时必须穿戴手套和工作服，工作后的台面应消毒擦洗，用过的加样枪头等耗材应作为医用垃圾处理。为了避免形成气溶胶，所有样品尽可能不要在空气中暴露太长时间，遇到样本洒出，被污染的区域应立即用次氯酸钠溶液清洗，擦拭用的物品应丢弃在标有生物污染的垃圾桶中。

【任务评价】

“B 型尿钠肽(B-BNP)测定及临床意义”任务学习自我检测单

姓名： 专业： 班级： 学号：	
安全防护基本规范	增强岗位职责，实施规范操作：
	加强学习，完善各种安全措施：
仪器的使用	检测原理：
	操作步骤：
临床意义	

本章小结

心肌损伤标志物是近十年来临床化学中发展最快的部分，出现了一批新项目及许多研应用报道。国际学术会议和我国心脏病及临床化学界都为此举办过专题讨论会，提出了规范化的应用准则。心肌梗死是临床常见的致命性疾病，随着心肌损伤标志物诊断特异性、感性的提高，它在急性心肌梗死诊断中的地位日益提高，以致国际多个学术团体提出要改 1979 年 WHO 提出的急性心肌梗死诊断标准，以肌钙蛋白阳性作为判断有无心肌损伤主要指标，虽然这一结论仍有争议，但显示了心肌损伤标志物的重要性。

本章讨论了心血管疾病的危险因素。随着社会的进步，对疾病预防的重视，危险因素概念类指标将越来越多地出现在临床化学中。心肌损伤的标志物历来为临床所重视，特别是敏感性和特异性都高的肌钙蛋白为心肌损伤的诊断带来了新气象，提高了对微小损伤的诊断成功率，也有了急性冠脉综合征等概念，诊断指标从酶类为主转向了以蛋白质为主。溶栓疗法促使一些标志物的研究和开发，肌红蛋白成为早期诊断指标的代表，生化指标应用开始进入心肌血期和血栓形成期。近十年在心脏标志物研究中，另一种重要进展是 A、B 型利钠肽的开发和利用，为诊断心力衰竭提供了新手段，提高了隐性或轻度心力衰竭的诊断成功率。高血压的指标广泛应用，有利于根据个体特点选用相应的药物及疗效的观察，提高治疗水平。

目标检测

一、A 型题

1. C-反应蛋白合成的器官为（　　）。

A. 肾脏　　B. 心脏　　C. 肝脏　　D. 脑　　E. 甲状腺

2. 下列各项心肌标志物相对分子质量最大的是（　　）。

A. Mb　　B. CK-MB　　C. LDH　　D. cTnI　　E. AST

3. 男，60 岁，急性胸痛发作 2 小时就诊。面色苍白，出汗，血压 110/90 mmHg，脉搏 78 次/分，心音正常。心电图示 ST 段抬高。怀疑心肌梗死，首次进行生化检查时，应优先选择的检查指标是（　　）。

A. CK　　B. AST　　C. Mb　　D. cTnI　　E. LD

4. 早期诊断急性心肌梗死的最好标志物是（　　）。

A. AST　　B. ALT　　C. cTn　　D. CK-MB　　E. m-AST

5. 监测心肌梗死再梗的首选标志物是（　　）。

A. ALT　　B. cTn　　C. CK-MB　　D. ALT　　E. LD

6. LD 是由 2 种亚基组成的四聚体，共形成几种同工酶？（　　）

A. 2 种　　B. 3 种　　C. 4 种　　D. 5 种　　E. 6 种

7. 下例何种物质没有酶的催化功能？（　　）

A. AST　　B. Mb　　C. LD　　D. CK　　E. CK-MB

8. 急性心肌缺血发作后，下列指标在血中出现最早的是（　　）。

A. 肌红蛋白　　B. CK-MB　　C. LD1　　D. AST　　E. cTn

9. 血清 CK 活性降至正常水平一般在急性心肌梗死患者发病后（　　）。

A. 12 h　　B. 2～4 天　　C. 15 天　　D. 30 天　　E. 6～10 周

10. 正常成人血清 LDH 同工酶电泳区带浓度结果为（　　）。

A. LD2＞LD1＞LD3＞LD4＞LD5

B. LD5＞LD1＞LD2＞LD3＞LD4

C. LD3＞LD1＞LD2＞LD4＞LD5

D. LD1＞LD2＞LD3＞LD4＞LD5

E. LD4＞LD1＞LD2＞LD3＞LD5

二、X 型题

1. 心肌纤维细肌丝的组成成分是(　　)。

A. 肌动蛋白　　B. 原肌球蛋白　　C. 肌钙蛋白　　D. 肌球蛋白分子

2. 目前作为冠心病辅助诊断的首选指标是(　　)。

A. LP(a)　　B. TC　　C. HDL-C　　D. TG

3. 以下哪种炎症产物对促进动脉硬化起作用?(　　)

A. C 反应蛋白　　B. 肿瘤坏死因子

C. 白介素-6　　D. 白细胞三烯

4. 动脉血栓形成的主要危险因素是(　　)。

A. 血浆纤维蛋白原　　B. 凝血因子Ⅶ

C. 血浆纤溶酶原激活抑制剂　　D. 饮酒

5. 急性冠脉综合征(ACS)包括下列哪些疾病?(　　)

A. 不稳定心绞痛　　B. 非 ST 段抬高的心肌梗死

C. 常见的 ST 段抬高的心肌梗死　　D. 非 Q 波急性心肌梗死

6. 众多冠心病危险因素中,最有价值的可及早预防和治疗的指标是(　　)。

A. 吸烟　　B. 高血脂　　C. C 反应蛋白　　D. 凝血因子异常

7. 理想心肌损伤标志物的特性包括(　　)。

A. 标志物具有较高的敏感性和特异性

B. 能检测早期心肌损伤,且窗口期长

C. 根据心肌损伤标志物即可确诊 AMI

D. 能估计梗死范围大小,判断预后

8. 目前国内外一致认为可作为急性心肌梗死早期诊断标志物的是(　　)。

A. AST　　B. 肌红蛋白　　C. CK-MB 亚型　　D. LD

9. 传统心肌酶谱包含下列哪种指标?(　　)

A. LD1　　B. CK　　C. Mb　　D. CK-MB

10. 目前作为心肌损伤确诊标志物的是(　　)。

A. CTn　　B. CK　　C. Mb　　D. LD1

参考答案

一、A 型题

1. C　2. C　3. C　4. C　5. C　6. D　7. B　8. A　9. B　10. A

二、X 型题

1. ABC　2. BCD　3. ABCD　4. ABC　5. ABCD

6. BCD　7. ABD　8. BC　9. ABD　10. A

第十七章　血气分析与酸碱平衡

知识目标

1. 了解：血气分压及其特性。
2. 熟悉：血液运输氧的条件和特性，氧解离曲线的构成及影响曲线的因素。
3. 掌握：酸碱平衡紊乱的类型、各种类型的特点，以及引起酸碱平衡紊乱的因素。

能力目标

1. 掌握：血气分析的样本采集、检测要求以及怎样做好质量保证。
2. 熟悉：通过血气分析结果判断酸碱平衡紊乱的类型。

血气分析(analysis of blood gas)与酸碱指标测定是临床急救和监护患者的一组重要生化指标，尤其对呼吸衰竭和酸碱平衡紊乱患者的诊断和治疗起着关键的作用。利用血气分析仪可测定血液氧分压(p_{O_2})、二氧化碳分压(p_{CO_2})和 pH 三个主要项目，并由这三个指标计算其他酸碱平衡相关的诊断指标，从而对患者体内酸碱平衡、气体交换及氧合作用做出全面的判断和认识。

任务一　血气分析

临床处理呼吸和代谢紊乱常常依赖于血中氧(O_2)、二氧化碳(CO_2)、酸碱度(pH)以及其他相关指标的测定。实验室血气及酸碱分析结果对于维持和支撑心肺功能受损患者的生命至关重要。

一、血气分析相关指标

血气分析结果包括各种指标，单位各不相同，为便于仪器间和实验室之间进行比较，目前推荐的血气分析各种指标的表示方法及换算见表 17-1。

表 17-1　血气分析中各种指标的表示方法及换算

换算因数
1 mmHg=0.133 kPa;1 kPa=7.5 mmHg
p:压力或张力
用法:p_{O_2},p_{CO_2}
S:饱和度
用法:S_{O_2}
c:物质浓度
用法:c_{tO_2} 总氧浓度;c_{tCO_2} 总二氧化碳浓度;$c_{HCO_3^-}$ 碳酸氢根浓度
d:溶解的气体,与 c 合用,如:c_{dCO_2} 溶解的二氧化碳浓度
t:总的,与 c 合用,如:$c_{tCO_2}=c_{HCO_3^-}+c_{dCO_2}$
a:动脉 v:静脉 B:全血 P:血浆 c:毛细血管
用法:如:p_{O_2}(aB)表示动脉全血氧分压
V:体积(单位,L)　F:物质的量分数(摩尔分数)　E:呼出气　I:吸入气　A:肺泡气
用法:F_{O_2}(I)吸入气中氧含量,p_{O_2}(A)肺泡气氧分压;p_{CO_2}(E)呼出气二氧化碳分压
BTPS:体温(37 ℃),周围空气压力,饱和水蒸气(p_{H_2O}=47 mmHg 或 6.25 kPa)
STPD:标准温度(0 ℃),干气体的标准压力(760 mmHg 或 101.08 kPa)
Amb:周围大气(单位是 atm),用法:p(Amb)
B:大气压
SVP:饱和蒸气压,SVP_T 指特定温度下的 SVP,如 $SVP_{37℃}$=47 mmHg
ATPS:周围温度和压力,饱和水蒸气

二、血气特性

血气压力的测定是依据特定的物理理论,得到血气的一些特性。

(一) 血气分压特性

一种气体溶解在血液中的分压(张力)被定义为在假设理想气体与血液之间保持平衡时的气体分压。平衡时,气体分压在红细胞和血浆中是相同的。因此在全血和血浆中该分压也相等。混合气体中某种气体的分压为气体在总压力中的物质的量分数(摩尔分数),每种气体分压的总和一定等于大气压 p(Amb)。但是,对于溶液中的气体,该定律就不适用了。因为,所有溶解气体的分压的总和可能低于、等于或高于溶液的测定压力。例如,一个气体张力的总和高于该溶液的压力到一定程度,气泡就会形成,比如分析冷血样本升温时会出现这一现象。

(二) 血气分析特性

1. 分析环境

血气分析,是血液样本气体分压的测定,总是使其在体温(37 ℃)、p(Amb)、饱和水蒸气

(p_{H_2O}=47 mmHg)条件下分析，即 BTPS。BTPS 应用可纠正因地理位置(海拔高度)、体温以及血液蒸气压等改变所带来的测定偏差。

2. 血气状态

血气分析中的基本概念是 p_{O_2} 仅与溶解在血液中的 O_2(c_{dO_2})相关，p_{CO_2} 仅与溶解在血液中的 CO_2(c_{dCO_2})相关。实际上，在血液中 O_2 的总浓度(c_{tO_2})是溶解 O_2 和非血红蛋白结合 O_2 的总和。CO_2 总浓度(c_{tCO_2})是溶解的 CO_2、碳酸、HCO_3^-、非游离的碳酸氢盐以及碳酸盐离子的总和。

3. 仪器校准

校准气体应保证含有 15% O_2 和 5% CO_2，其余是 N_2，在干混合气体中其摩尔分数(F)分别为 0.15、0.05 和 0.80。该混合气体在 37 ℃用水蒸气饱和后(模拟患者血液或肺泡气)，送入仪器测定室(维持在 37 ℃，模拟患者体温)校准仪器以作为测定患者样品中的气体时的参照。

三、血中的氧

(一) 氧的运输

血液标本中总 O_2 浓度(c_{tO_2})包括血红蛋白结合 O_2 和 c_{dO_2}，即 $c_{tO_2}=HbO_2+c_{dO_2}$。HbO_2 表示与血红蛋白的血红素中 Fe^{2+} 可逆性结合的氧，1 mol Fe^{2+} 结合 1 mol O_2，血液中血红蛋白浓度(c_{Hb})为 9.3 mmol/L(150 g/L)，当所有血红蛋白都结合 O_2 时(STPD)，可携带 9.3 mmol/L O_2。O_2 在肺泡里被摄取主要受肺泡气中 p_{O_2} 和 O_2 自由扩散通过肺泡膜进入血液的能力，以及在静脉血红细胞中还原血红蛋白(HHb)对 O_2 的亲和力等所支配。

(二) 血红蛋白氧饱和度

血液中被氧结合的氧合血红蛋白(HbO_2)的浓度占全部可结合的血红蛋白浓度的百分比称为血红蛋白氧饱和度，也就是常说的血氧饱和度，即血液中氧的浓度，它是呼吸循环的重要生理参数。血液携带输送 O_2 的能力即用血氧饱和度来衡量。正常成人 S_{O_2} 为 0.94～0.98(94%～98%)。

(三) 血红蛋白-氧的解离

O_2 与 Hb 的结合和解离的程度是通过 p_{O_2} 和 Hb 对 O_2 的亲和力来决定的。当在连续 p_{O_2} 范围测定血液中的 S_{O_2} 时，将 S_{O_2} 与 p_{O_2} 绘制曲线，得到一个 S 形曲线，称为氧解离曲线。曲线随 HHb 结合更多 O_2 而上升，曲线上的位置与所需的 p_{O_2} 相关，血中 S_{O_2} 水平表示 Hb 对 O_2 的亲和力。

Hb 对 O_2 的亲和力依赖于五个因素：温度、pH、p_{O_2}、2,3-DPG 浓度以及少数异常 Hb 如 COHb、MetHb 的存在。O_2 的解离与 2,3-DPG 浓度及异常 Hb，如胎儿血红蛋白(HbF)、地中海贫血以及其他血红蛋白病相关。图 17-1 所示为 S_{O_2}-p_{O_2} 关系中，不同浓度的 2,3-DPG 对曲线的影响，可见 p_{50} 可以作为血红蛋白对 O_2 亲和力的指标。

(四) p_{50} 的检测

p_{50} 为血红蛋白与 O_2 呈半饱和状态时的 p_{O_2}，其测定值与在标准状态(pH=7.40、p_{CO_2}=40 mmHg、T=37 ℃、$c_{2,3\text{-}DPG}$=5.0 mmol/L)时的值往往不同。因此，p_{50} 的测定可作为血红蛋白亲和力受个别或多种因素影响的判断指标。

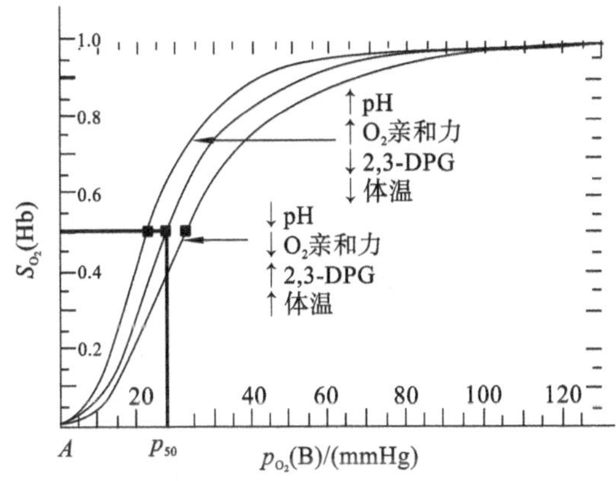

图 17-1　血红蛋白氧解离曲线

p_{50}可以用来间接测定红细胞中 2,3-DPG 浓度，因为 2,3-DPG 的增多和减少会引起 p_{50}的增大和减小。另外，其他原因如 COHb、MetHb、HbF 增加时，p_{50}会降低，先天性血红蛋白病也会使 p_{50}升高或降低。

1. 测定

最先进的血气分析仪已能通过 p_{O_2}、S_{O_2}、pH 和 2,3-DPG 浓度准确得到 p_{50}，并用计算机软件计算出在 COHb、MetHb、HbF 存在时的 p_{50}。

2. 参考范围

在 95%可信限、37 ℃、pH=7.40 时，p_{50}：成人 25～29 mmHg(3.33～3.86 kPa)；新生儿 8～24 mmHg(1.06～3.19 kPa)(因 HbF 的存在)。

3. 临床意义

p_{50}升高，氧解离曲线右移(血红蛋白与 O_2 的亲和力降低)，主要原因：高热、酸中毒、高碳酸血症、高浓度的 2,3-DPG 以及异常血红蛋白存在。2,3-DPG 浓度增加主要见于慢性碱中毒、贫血和慢性缺氧。

p_{50}降低，氧解离曲线左移(血红蛋白与 O_2 的亲和力增高)，主要原因：低热、急性碱中毒、低浓度的 2,3-DPG、COHb 和 MetHb 增加或异常血红蛋白。2,3-DPG 浓度降低常出现在持续数小时酸中毒的状态下。最初由于酸中毒导致 p_{50}升高，又因 2,3-DPG 浓度降低，酸中毒逐渐被代偿，致使 p_{50}降到正常范围以下。

四、血气分析仪

(一) 仪器

血气分析仪由实验室检测设备发展到包括监护病房和床旁的实验设备(即 point-of-care testing，POCT)；由可维护电极发展为一次性电极；由仅测定 pH、p_{CO_2}、p_{O_2} 发展为同时结合 ISE 测定电解质、糖、尿素、乳酸等；也可结合超声血气系统定量测定 HbO_2、HHb、COHb、MetHb、SulfHb 和 Hct 等。

仪器工作原理设计如图 17-2 所示，可通过手动或电磁阀启动使校准气体、标准缓冲液或样本进入检测室，检测室被液体或金属套包裹以保持温度在(37±0.1) ℃，测定电极和参考电极被安装在检测室。当 pH 校准时，高、低 pH 缓冲液交替进入检测室，电极通过对高、低 pH 缓冲液的响应得出 pH 的线性曲线。气体校准时，混有 O_2 和 CO_2 的混合气体进入检测室，同

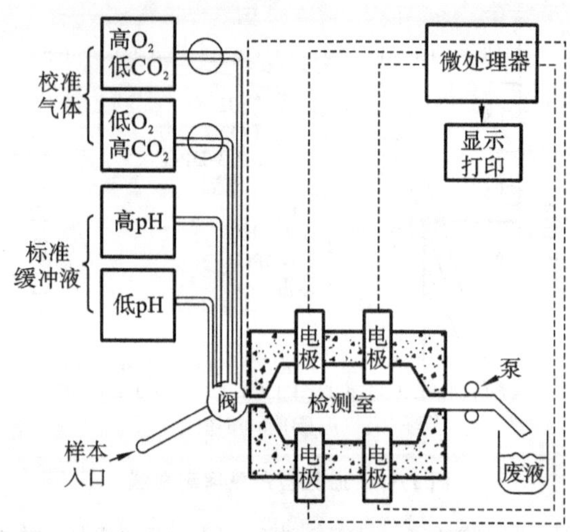

图 17-2　血气分析仪示意图

样得到 p_{O_2}、p_{CO_2} 的线性曲线。测定样本时，与三种曲线比较得到检测结果。

（二）电极

pH 测定电极头是由 H^+ 敏感玻璃制成的。为了适用于血气分析仪，专门制作成小型化电极，电位仪也更加敏感，因为它被校准到一个很狭窄的范围。

p_{CO_2}、p_{O_2} 气体电极头上带有一个透气膜，用橡皮圈固定在电极头上。p_{CO_2} 电极膜通常是聚四氟乙烯或硅橡胶材料，厚度约为 25 μm。电极内液是由 0.005 mol/L 的 $NaHCO_3$ 和 0.1 mol/L 的 NaCl 用 AgCl 饱和后的溶液，一个尼龙网垫片或玻璃纸放在电极内液与敏感玻璃之间。当 CO_2 从样本中扩散到内液，通过水化反应使 c_{H^+} 发生轻微变化，用特别敏感的电位仪检测 ΔpH 并转换成 $\Delta \lg p_{CO_2}$。

p_{O_2} 电极膜通常为厚度小于 20 μm 的聚丙烯，电极内液是磷酸盐缓冲液，用 AgCl 饱和并含有 KCl 的溶液薄层，它与极化的铂负极和 Ag/AgCl 正极接触。O_2 从样本中扩散进入电极内液，与正极反应产生电流时，可被检测器测定。

（三）标本要求

1. 器材

动脉血标本收集最好用无菌的、含肝素的专用动脉采血器。其次可用 1～5 mL 注射器，肝素推荐用冻干的，因为液体肝素常为酸性，并溶有 O_2、CO_2，会造成样本稀释。如使用液体肝素，要保证抗凝剂量(0.05 mg/mL)。可用液体肝素尽可能湿润注射器整个内表面，然后排空，只留下针头连接段的肝素，约 0.1 mL，抽 1 mL 血，将被肝素溶液稀释 10%。

2. 采集部位

可从任何部位采集静脉血或动脉血。目前大多采用桡动脉采血，如采血困难，可进行股动脉采血。

3. 样本采集

如准备采集桡动脉血，应注意采血前进行尺动脉功能实验(Allen's 实验)。即实验者让患者抬高手臂并握拳 30 s，实验者两手同时压住患者手腕的尺动脉和桡动脉，让患者松开拳头，可见手掌苍白无血色。然后松开尺动脉，患者手掌在 5 s 内恢复血色为尺动脉功能正常，可在桡动脉进行样本采集。

4. 标本处理

收集标本时使用厌氧技术是让血液尽可能少与大气接触，血液暴露在空气中会降低 p_{CO_2}，pH 作为 p_{CO_2} 的函数会升高，p_{O_2} 也可能升高。而当患者以氧治疗时，可能会使实际 p_{O_2} 降低。采血完毕后，尽快送实验室检测，如在 15 min 内不能检测，标本冰浴可稳定 1 h。

（四）pH 测定

由于电极不能稳定很长时间，需要经常对 pH、p_{O_2}、p_{CO_2} 进行校准。两种标准液离子强度均为 0.1 mol/L，37 ℃时 pH 分别为 7.383 和 6.841。

（五）p_{CO_2} 和 p_{O_2} 测定

气体校准系统为一已知 O_2 和 CO_2 组成的混合气体。通常所用的气体组成："低气"5% CO_2、0% O_2 和 95% N_2；"高气"10% CO_2、20% O_2 和 70% N_2。这些组成相当于校准范围：p_{CO_2} 38～76 mmHg(5.05～10.1 kPa)和 p_{O_2} 0～152 mmHg(0～20.2 kPa)。

（六）质量保证

血气及 pH 测定良好的质量保证内容包括适当的仪器维护、质控物的使用、电极的线性检验、气压计精密度的检查、测定温度的准确等。

1. 仪器维护

必须严格按照仪器操作说明书保养维护程序对仪器加以维护。仪器报警和常见诊断，可通过维护手册查找故障原因排除故障。

血液标本测定后仪器会自动冲洗样本通道和检测室。血块堵塞经常发生，纤维蛋白丝或小凝块会残留，影响电极膜的响应。采用透明的检测室恒温套，可帮助发现检测室的这些凝块、污垢及气泡。

2. 质控物

可用血液或水溶液制成。

(1) 血液和以碳氟化合物为基础的质控物：商品化的血液质控物含有鞣酸处理过的红细胞。在密封的容器中加入已知浓度的 O_2 和 CO_2 混合气体。碳氟化合物与血液有类似携带 O_2 的功能，也是可用的。

(2) 水溶液质控物：该质控物含有缓冲介质和混合气体，在开启容器前用手滚动混匀，开启后应立即测定。缺点在于比血液的黏度和张力更低；电子传导性更大，降低了检测的有效性；热量系数更低使温度不足而减慢测定。这些缺点主要表现在 p_{O_2} 的检测。

3. 电极的线性

新电极的线性需要验证，仪器应有相关线性数据。线性验证需要有保证的气体或全血。对于新电极，在用 5%和 10% CO_2 校准后，用含 7% CO_2 的气体来测定 p_{CO_2}。可用 p_{O_2} 校准的中间点来进行实验。

4. 温度控制

准确的温度(37 ℃)是精确测定血气和 pH 的基础。仪器由埋在检测室套里的热敏传感器与微处理器连接来控制温度。

（七）参考范围

1. 测定指标

(1) pH：新生儿 7.09～7.50，成人 7.35～7.45。

(2) p_{O_2}：出生时较低，成人升高到 38～108 mmHg(5.05～14.4 kPa)。

(3) p_{CO_2}：婴儿比成人低；男性 35～48 mmHg(4.66～6.38 kPa)，女性 32～45 mmHg(4.26～5.99 kPa)。

2. 其他计算指标

(1) S_{O_2}：出生时低到 0.40，其后升高到 0.95～0.98。

(2) 吸入气中氧含量(F_{O_2})：健康成人为 0.90～0.95。

(3) p_{50}(pH=7.40 时)：新生儿 18～24 mmHg(2.39～3.19 kPa)；成人 24～29 mmHg(3.19～3.86 kPa)。

(4) 实际碳酸氢根浓度($c_{HCO_3^-}$)：22～27 mmol/L。

(5) 标准碳酸氢根浓度(SBC)：22～27 mmol/L，指 p_{CO_2} 为 40 mmHg(5.33 kPa)，37 ℃及 Hb 完全氧合状态下的 $c_{HCO_3^-}$，它排除了呼吸因素的影响。

(6) 全血碱剩余(BE-B)：-2～3 mmol/L，指在 p_{CO_2} 为 40 mmHg(5.33 kPa)，37 ℃时，将 1 L 全血 pH 调至 7.40 所需强酸或强碱的浓度，是反映代谢因素的一个客观指标。

(7) 二氧化碳总量(c_{tCO_2})：23～28 mmol/L，它包括 $c_{HCO_3^-}$ 及血中物理溶解的 CO_2。

(8) 总氧浓度(c_{tO_2})：男性 175～230 mL/L，女性 160～215 mL/L，包括与 Hb 结合的氧和物理溶解氧。

(9) 肺泡气中 p_{O_2}(A)：95～107 mmHg(12.7～14.3 kPa)。

(10) 肺泡-动脉血氧分压差 PaO_2：吸入空气时小于 20 mmHg(2.66 kPa)；吸入纯氧时小于 50 mmHg(6.65 kPa)；儿童小于 5 mmHg(0.66 kPa)；年轻人平均 8 mmHg(1.06 kPa)；60～80 岁老年人可达 24 mmHg(3.2 kPa，一般不超过 4.0 kPa)，为肺内气体交换的指标。

(11) 动脉肺泡氧分压比(a/A)：用于预测肺泡中氧的张力。

(12) 阴离子间隙(AG)：8～16 mmol/L。

任务二　酸碱平衡

人的正常饮食仅含有少量可滴定酸，但在机体代谢过程中却产生大量的碳酸盐、硫酸盐、磷酸盐以及其他酸。例如，在 24 h 内，一个人通过肺可以处理约 20 mol 二氧化碳(碳酸的挥发形式)以及通过肾可以处理 70～100 mmol 可滴定酸、非挥发性酸(主要为硫酸盐和磷酸盐)。这些代谢产物通过细胞外液(ECF)和血液转运到排泄器官(肺和肾)，而不会造成血浆 pH 的明显改变。血浆 pH 仅在动静脉之间有很小的差异，动脉 pH 7.35～7.45，静脉 pH 7.32～7.38，这是由血液中缓冲体系和呼吸、肾脏调节机制来共同完成的。

血液中酸碱异常总会伴随电解质参数的改变，特别是代谢性酸碱平衡紊乱。在无阴离子(如 Cl^-)堆积，或无阳离子(如 K^+、Na^+)改变时，H^+ 不会发生堆积。由此，血清(浆)电解质检测常伴随血气、pH 以及其他计算酸碱参数一起检测。酸碱平衡紊乱分为代谢性酸中毒(metabolic acidosis)、代谢性碱中毒(metabolic alkalosis)、呼吸性酸中毒(respiratory acidosis)及呼吸性碱中毒(respiratory alkalosis)四种。

一、单纯性酸碱平衡紊乱

单纯性酸碱平衡紊乱的实验室结果对于直接分类这些紊乱是比较困难的，因肺和肾脏为纠正这些失调所产生的代偿功能所致。单纯性酸中毒应有以下三种机制之一：①附加酸增加；②酸排泌减少；③碱丢失增加。单纯性碱中毒应有以下机制之一：①附加碱增加；②碱排泌减少；③酸丢失增加。

（一）代谢性酸中毒

代谢性酸中毒（原发性 $c_{HCO_3^-}$ 降低）时很容易检测出血浆 $c_{HCO_3^-}$ 降低或负的细胞外液碱剩余（ECF-BE），HCO_3^- 是在缓冲剩余酸时被消耗的，其原因包括以下几点。

(1) 附加酸增加：有机酸产生速度超过排出速度（如糖尿病酮症酸中毒时的乙酰乙酸和β-羟丁酸；乳酸酸中毒时的乳酸）。

(2) 酸（H^+）排泌减少：如肾衰竭、肾小管酸中毒，因酸堆积消耗 HCO_3^-。

(3) 碱丢失增加。

HCO_3^- 过多丢失，因肾排泌增加（减少肾小管重吸收）或十二指肠液过多丢失（腹泻），这种血浆 $c_{HCO_3^-}$ 的降低会伴随阴离子（Cl^-）浓度的升高或钠浓度的降低。

当这些情况存在时，$c_{HCO_3^-}/c_{dCO_2}$ 的值因 HCO_3^- 的减少而降低，其结果是下降的 pH 刺激呼吸代偿机制，使呼吸加强，降低 p_{CO_2} 从而使 pH 升高。

实验室检查：①$c_{HCO_3^-}$ 可用来估计 pH 和 p_{CO_2}，估计 pH 时，测得 $c_{HCO_3^-}$ 加上 15 得到 pH 的小数点后两位估计值，如一患者测得 $c_{HCO_3^-}$ 为 10 mmol/L，10＋15＝25，即可估计 pH 为 7.25；②用下列公式估计 p_{CO_2}（mmHg）：

$$p_{CO_2} \pm 2 = 1.5c_{HCO_3^-} + 8$$
$$p_{CO_2} = 23 \pm 2$$

（二）代谢性碱中毒

代谢性碱中毒（原发性 $c_{HCO_3^-}$ 升高）可由剩余碱增加或酸性液体丢失而发生。原发性 $c_{HCO_3^-}$ 升高，$c_{HCO_3^-}/c_{dCO_2} > 20/1$。例如原发性 $c_{HCO_3^-}$ 增加到 48 mmol/L 时，$c_{HCO_3^-}/c_{dCO_2}$ 改变为 48/1.5 或 32/1，pH＝7.60。患者将因换气不足使 p_{CO_2} 升高，pH 由此逐渐恢复正常。

实验室检查：血气分析 $c_{HCO_3^-}$、c_{dCO_2}、p_{CO_2} 和 c_{tCO_2} 均增高，$c_{HCO_3^-}/c_{dCO_2} > 20/1$。在单一的代谢性碱中毒时，$c_{HCO_3^-}$ 每增加 10 mmol/L，p_{CO_2} 增高 6 mmHg(0.8 kPa)，如 p_{CO_2} 比预期值高，提示伴有呼吸性酸中毒的双重酸碱平衡紊乱。

（三）呼吸性酸中毒

呼吸性酸中毒因肺部排 CO_2 减少，p_{CO_2} 增高（高碳酸血症）以及原发性 CO_2 过剩（CO_2 吸入）而引起。CO_2 排出减少可分为急性和慢性；根据引起因素又可分成直接抑制呼吸中枢（如中枢神经系统（CNS）药物，CNS 创伤或感染）和影响机械性呼吸或引起气道阻塞。慢性阻塞性肺疾病是最常见的原因。心脏疾病也可引起呼吸性酸中毒，它常因低氧血症而致轻微呼吸性碱中毒，刺激呼吸增强。在高浓度 CO_2 环境中也会使 p_{CO_2} 升高，其结果是 c_{dCO_2} 升高，引起 $c_{HCO_3^-}/c_{dCO_2} < 20/1$，如 pH 为 7.30 时，该比值为 28/1.7 或 16/1。当 ECF-BE 维持常数时，p_{CO_2} 升高 1 倍将使 pH 下降约 0.23。

实验室检查：血气分析 c_{dCO_2}、p_{CO_2}、$c_{HCO_3^-}$ 以及 c_{tCO_2} 均增加，因 c_{tCO_2} 增加，$c_{HCO_3^-}/c_{dCO_2}$ 降低，

pH 下降。急性期，p_{CO_2} 每增加 10 mmHg(1.33 kPa)，$c_{HCO_3^-}$ 增加 1 mmol/L。如果呼吸性酸中毒持续存在，$c_{HCO_3^-}$ 的变化会达到 3.5 mmol/L，主要通过肾脏代偿。p_{CO_2} 每增加 15 mmHg (2.0 kPa)，pH 改变在急性期为 0.10，慢性期小于 0.05。例如，急性期 p_{CO_2} 增加 30 mmHg (4.0 kPa)，pH 下降到 7.20；同样情况，慢性期 pH 下降到 7.31。这些近似值能给出重要临床信息，$c_{HCO_3^-}$ 增加 3 mmol/L，p_{CO_2} 增加 30 mmHg(4.0 kPa)，pH 为 7.20，判断为急性呼吸性酸中毒；如 pH 为 7.31，判断为慢性呼吸性酸中毒。

（四）呼吸性碱中毒

p_{CO_2} 降低（低碳酸血症）及原发性 c_{dCO_2} 降低是由于增大了呼吸速度和深度而引起的。因此，呼吸性碱中毒根本原因是过多的酸通过呼吸道排出。过多 CO_2 排出使 p_{CO_2} 降低，$c_{HCO_3^-}$ / c_{dCO_2} 的值增高，改变了 HCO_3^--H_2CO_3 缓冲系统的平衡。H^+ 减少，pH 增加。这种变化也使 $c_{HCO_3^-}$ 增高，可以改善 pH 的上升。对于呼吸性碱中毒，代偿是很有效的，可使 pH 几乎返回到原来值。

实验室检查：血气分析 c_{dCO_2}、p_{CO_2}、$c_{HCO_3^-}$ 以及 c_{tCO_2} 都降低，$c_{HCO_3^-}$ / c_{dCO_2} 的值增高，pH 升高超过 7.60，更大程度的升高通常含有混合性碱中毒。

二、混合性酸碱平衡紊乱

两种或三种单纯性酸碱平衡紊乱同时存在时，称为混合性酸碱平衡紊乱（mixed acid-base balance disorder）。最常见的是呼吸性酸中毒合并代谢性碱中毒、代谢性酸中毒合并呼吸性碱中毒、代谢性酸中毒合并代谢性碱中毒、呼吸性酸中毒合并代谢性酸中毒等。后者如慢性支气管炎患者病情发展到肾损伤时，就可能出现两种酸碱平衡紊乱并存。这类患者 c_{H^+} 及 p_{CO_2} 均增高，而 $c_{HCO_3^-}$ 下降。可以从临床上找到原发于呼吸和代谢性酸中毒的证据。

三、酸碱平衡紊乱的判断

对于酸碱平衡紊乱的实验室诊断，主要依赖血气分析检测的系列指标。除测定指标 pH、p_{CO_2}、p_{O_2} 外，还有计算指标。根据这些指标，结合患者临床症状，对其酸碱中毒的类型，代偿程度以及治疗经过的观察，可以得到有价值的诊断。

（一）酸碱平衡紊乱的一般判断

当 pH、p_{CO_2}、$c_{HCO_3^-}$ 以及 AG 值均在参考范围内时，可认为机体尚无酸碱平衡紊乱发生。

1. 一般判断标准

下列有关数据是诊断酸碱平衡紊乱的依据之一。

p_{CO_2} <35 mmHg(4.66 kPa)，考虑呼吸性碱中毒。

p_{CO_2} >45 mmHg(5.99 kPa)，考虑呼吸性酸中毒。

$c_{HCO_3^-}$ <22 mmol/L，考虑代谢性酸中毒。

$c_{HCO_3^-}$ >27 mmol/L，考虑代谢性碱中毒。

AG>16 mmol/L，考虑代谢性酸中毒。

其结果与临床症状一致，可考虑单纯性酸碱平衡紊乱。

2. 评价

若临床症状不明显而 pH 异常，则可从 p_{CO_2} (mmHg)与 $c_{HCO_3^-}$ (mmol/L)变化程度进行区别，其方法如下。

pH<7.4，$c_{HCO_3^-}\times p_{CO_2}>1000$，应考虑呼吸性酸中毒（因 p_{CO_2} ↑↑↑及 $c_{HCO_3^-}$ ↑）。

pH<7.4，$c_{HCO_3^-}\times p_{CO_2}<1000$，应考虑代谢性酸中毒（因 p_{CO_2} ↓及 $c_{HCO_3^-}$ ↓↓↓）。

pH>7.4，$c_{HCO_3^-}\times p_{CO_2}<1000$，应考虑呼吸性碱中毒（因 p_{CO_2} ↓↓↓及 $c_{HCO_3^-}$ ↓）。

pH>7.4，$c_{HCO_3^-}\times p_{CO_2}>1000$，应考虑代谢性碱中毒（因 p_{CO_2} ↑及 $c_{HCO_3^-}$ ↑↑↑）。

以上评估极为粗糙，只能作为初步参考。为避免对临床上存在的大量混合型酸碱平衡紊乱的漏判或错判，必须紧密结合临床症状、完整的病史、治疗情况，充分考虑机体的代偿能力，对患者血液酸碱平衡紊乱做出较为客观全面的评价。

（二）临床实例

（1）一患者胆道感染输入 $NaHCO_3$ 后，血气分析结果：pH=7.47，p_{CO_2}=6.65 kPa(50 mmHg)，$c_{HCO_3^-}$=37 mmol/L。

由 pH>7.4，$c_{HCO_3^-}\times p_{CO_2}$=1850>1000，先判定为原发性代谢性碱中毒。

代偿计算：p_{CO_2}=[40+(37−24)×0.9±5] mmHg=46.7～56.7 mmHg。因测得 p_{CO_2} 为 50 mmHg，在该范围内，故 p_{CO_2} 的升高为正常代偿。

结论：代谢性碱中毒。

（2）一患者胆道感染输入 $NaHCO_3$ 后，血气分析结果：pH=7.36，p_{CO_2}=54.8 mmHg，$c_{HCO_3^-}$=31 mmol/L。

由 pH<7.4，$c_{HCO_3^-}\times p_{CO_2}$=1699>1000，故判断为呼吸性酸中毒。

可根据呼吸性酸中毒代偿进行如下计算。

急性时：$c_{HCO_3^-}$=[24+(54.8−40)×0.07±1.5] mmol/L=23.5～26.5 mmol/L。

慢性时：$c_{HCO_3^-}$=[24+(54.8−40)×0.4±3] mmol/L=26.9～32.9 mmol/L。

此表示有代谢性碱中毒存在的可能。根据代谢性碱中毒代偿计算：p_{CO_2}=[40+(31−24)×0.9±5] mmHg=41.3～51.3 mmHg。因测得 p_{CO_2} 为 54.8 mmHg，高于该范围上限，表示有呼吸性酸中毒存在。

结论：代谢性碱中毒伴呼吸性酸中毒。

（3）某出血性休克患者，血气分析结果：pH=7.16，p_{CO_2}=50 mmHg，$c_{HCO_3^-}$=18 mmol/L。

由 pH<7.4，$c_{HCO_3^-}\times p_{CO_2}$=900<1000，故有代谢性酸中毒。根据代谢性酸中毒代偿计算：p_{CO_2}=[40−(24−18)×1.2±2] mmHg=30.8～34.8 mmHg。显然测得 p_{CO_2} 高于该范围上限，表示有呼吸性酸中毒存在。

结论：代谢性酸中毒伴呼吸性酸中毒。

（4）一肾移植术后患者，血气分析结果：pH=7.24，p_{CO_2}=37 mmHg，$c_{HCO_3^-}$=16 mmol/L。

由 pH<7.4，$c_{HCO_3^-}\times p_{CO_2}$=592<1000，故有代谢性酸中毒。

代偿计算：p_{CO_2}=[40−(24−16)×1.2±2] mmHg=28.4～32.4 mmHg。测得 p_{CO_2} 高于该范围上限，表示有呼吸性酸中毒存在。

结论：代谢性酸中毒伴呼吸性酸中毒。

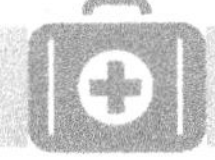

案例导入

患者，男，65岁，间断咳嗽、咳痰10年，加重伴呼吸困难2周。10余年前开始出现间断咳嗽、咳白痰，偶有发热，服用抗生素及中药有好转，每年多于秋冬季节发作，一般持续数周至数月。近3年来逐渐出现活动时气短，休息后缓解。平时不规律口服止咳、化痰和茶碱等支气管舒张剂治疗。2周前着凉后出现咳嗽、咳痰，始为白痰，后为黄痰，不伴发热。自服红霉素无效。近3天来气短明显，夜间难以平卧入睡。吸烟30余年，平均每日1包，已戒烟3年。

体格检查：T 37.2 ℃，P 100 次/分，R 26 次/分，BP 120/80 mmHg，意识清楚，双下肺可闻及细湿啰音，右下肺明显，可闻及散在哮鸣音。心界不大，心率100次/分，律齐，各瓣膜区未闻及杂音。腹软，无压痛，肝脾肋下未触及，双下肢不肿，未见杵状指。

实验室检查：血常规 WBC 9.61×10^9/L，N 85.1%，Hb 155 g/L，PLT 301×10^9/L。动脉血气分析 pH 7.250，p_{CO_2} 73.8 mmHg，p_{O_2} 48.9 mmHg，$c_{HCO_3^-}$ 29.9 mmol/L。

问题：

1. 该患者初步诊断是什么？诊断依据是什么？
2. 根据患者血气分析结果，判断为哪种类型的酸碱平衡紊乱？

任务三　动脉血 pH、p_{CO_2}、p_{O_2} 测定及临床意义

一、项目检测依据

血气分析是应用血气分析仪，通过测定人体血液的 H^+ 浓度和溶解在血液中的气体（主要指 CO_2、O_2），来了解人体呼吸功能与酸碱平衡状态的一种手段。它能直接反映肺换气功能及其酸碱平衡状态，对心肺疾病和代谢性疾病的诊治有重要意义，绝大部分医院将其列为急诊检验和危急值报告项目之一。

二、检测原理

自动血气分析仪的基本结构大致包括以下几个部分：电极、测量室、恒温装置、管路系统、电子控制系统、显示屏等。

被测血液在管路系统的抽吸下，被抽进样品室内的测量毛细管中测量。毛细管管壁上开有4个孔，pH、pH 参比、p_{O_2}、p_{CO_2} 4支电极感测头紧紧将这4个孔堵严，其中，pH 和 pH 参比电极共同组成 pH 测量系统，被测量的血液吸入测量毛细管后，管路系统停止抽吸；血液中 pH、p_{O_2}、p_{CO_2} 同时被4支电极所感测，电极将它们转换成各自的电信号，电信号经过放大模数转换后被送至计算机系统，计算机处理后将测量值和计算值显示出来。

三、检验步骤(以雷度米特 ABL90 血气分析仪为例)

(一) 样本收集和储存

(1) 受检者的准备:无需特殊准备,患者在缺氧、呼吸困难、呼吸衰竭、昏迷、呼吸治疗的观察等状态下应采集血气标本。

(2) 标本类型与标本量:可从任何部位采集静脉血或动脉血。目前大多采用桡动脉采血,如采血困难,进行股动脉采血。

(3) 标本容器选择:首选无菌、含肝素的专用动脉采血器,其次可用 1～5 mL 注射器。肝素推荐用冻干的,因为液体肝素常为酸性,并溶有 O_2、CO_2,会造成样本稀释。

(4) 标本处理:收集标本时采用厌氧技术是让血液尽可能少与大气接触。采血完成时,尽快送实验室检测,如在 15 min 内不能检测,将标本冰浴可稳定 1 h。

(二) 试剂

(1) 电极卡:规格根据不同的人份数和测量参数而不同,2～8 ℃保存。

(2) 试剂包:配有 8 个仪器质控、定标、冲洗需要的试剂袋以及 1 个废液包。

(三) 仪器操作

1. 安装试剂包

(1) 选择菜单—仪器状态—更换—更换试剂包。

(2) 将进样口抬起到毛细管位置,等待旧试剂包解锁(图 17-3)。

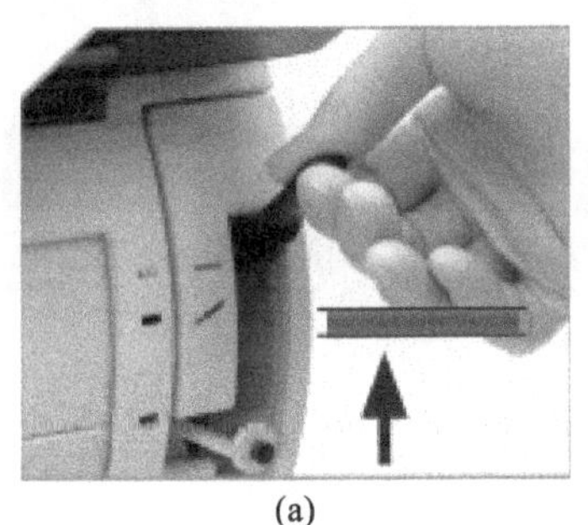
(a)

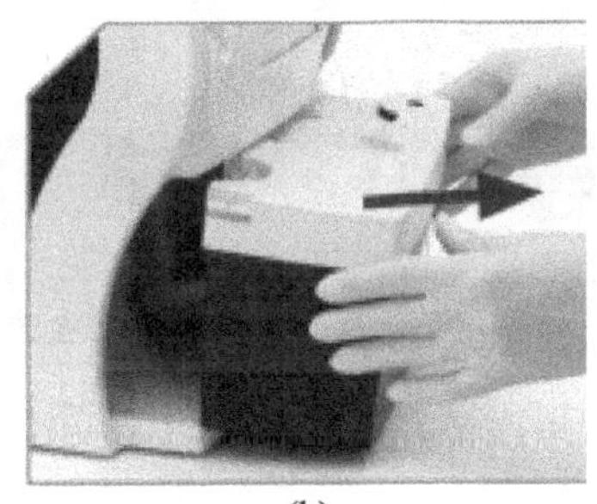
(b)

图 17-3　安装试剂包步骤 1

(3) 去除新试剂包的安全栓,并将装有安全栓的一端往下压直到卡口卡住(图 17-4)。

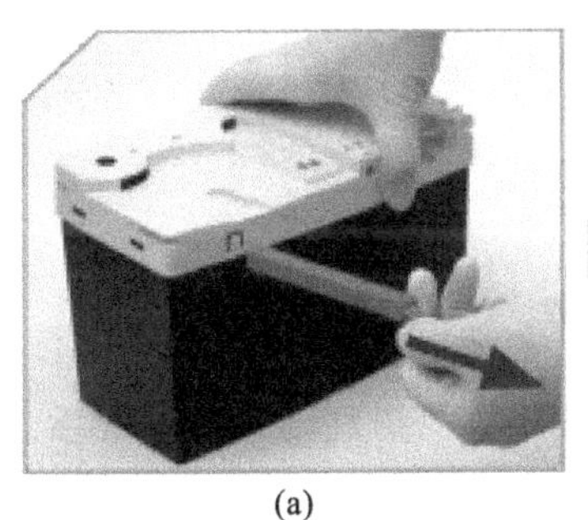
(a)

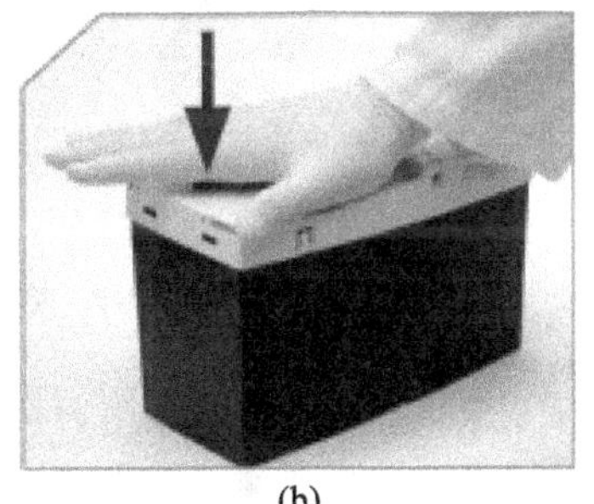
(b)

图 17-4　安装试剂包步骤 2

(4) 插入新试剂包，将其完全插入仪器内直到听到“嗒”一声响(图 17-5)。

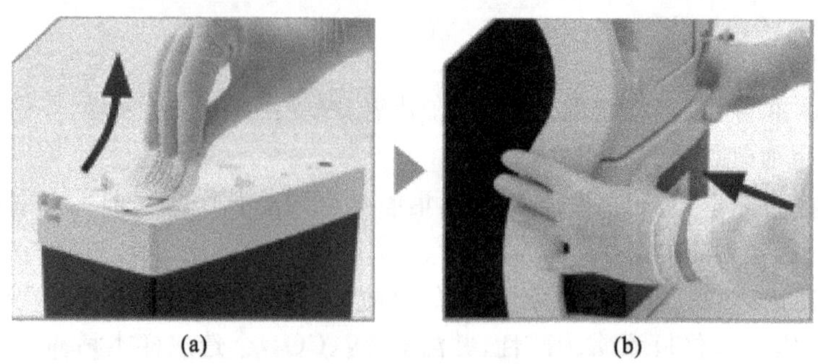

(a) (b)

图 17-5 安装试剂包步骤 3

(5) 根据提示关闭进样口，输入操作者和备注信息，按“OK”键。

2. 安装电极卡

(1) 选择菜单—仪器状态—更换—更换—更换测试卡(图 17-6(a))。

(2) 向上拉取掉新测试卡盒的铂纸(图 17-6(b))。

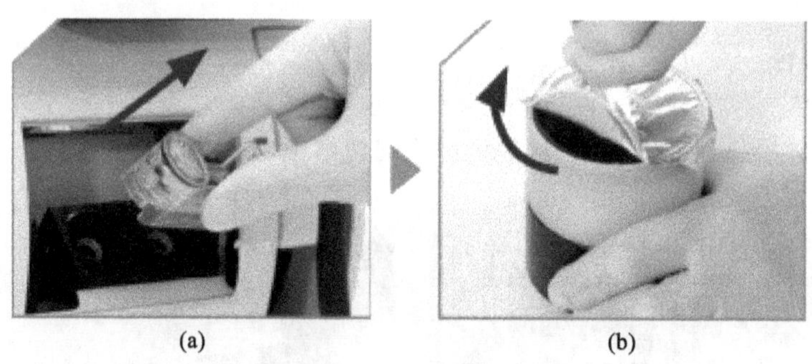

(a) (b)

图 17-6 安装电极卡步骤 1

(3) 逆时针旋转去掉测试卡盒的盖子，用拇指和食指取出测试卡(图 17-7)。

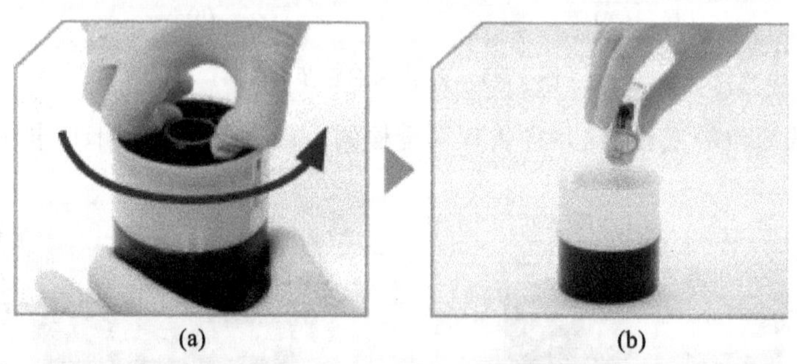

(a) (b)

图 17-7 安装电极卡步骤 2

(4) 将新测试卡装入测试卡舱，并用力向下按压直至遇到阻力，按“继续”键。如有需要，输入相关备注信息，并按“完成”键(图 17-8)。

3. 样本测量操作

(1) 确定仪器处于准备状态(图 17-9)。

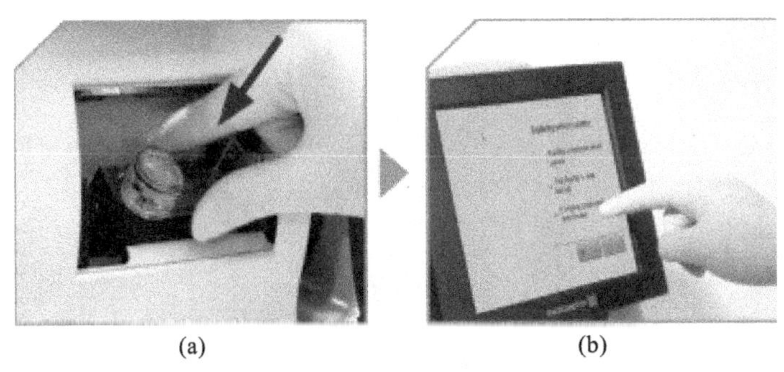

(a)　　(b)

图 17-8　安装电极卡步骤 3

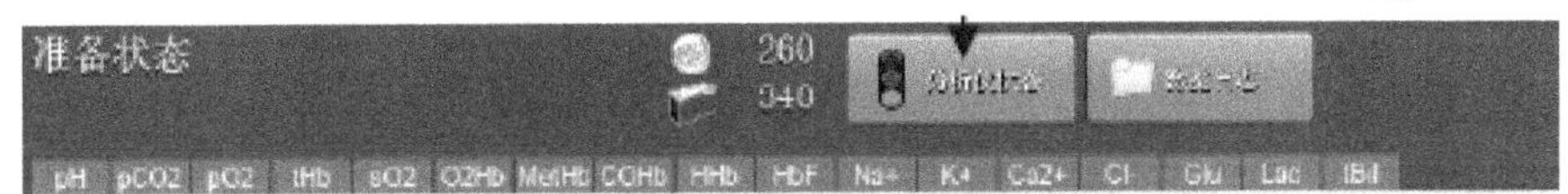

图 17-9　样本测量操作 1

(2) 将进样口抬到注射器位置，参照屏幕提示(图 17-10(a))。

(3) 将标本颠倒混匀，轻轻打掉第一滴血，观察有无凝块。将注射器顶端紧靠入口垫圈，同时握住注射器向上推。进样针伸入注射器内，血液被吸取(图 17-10(b))。

注意：小心不要弄弯进样针，握住针筒，不要推活塞。确保活塞没有被进样针顶回。

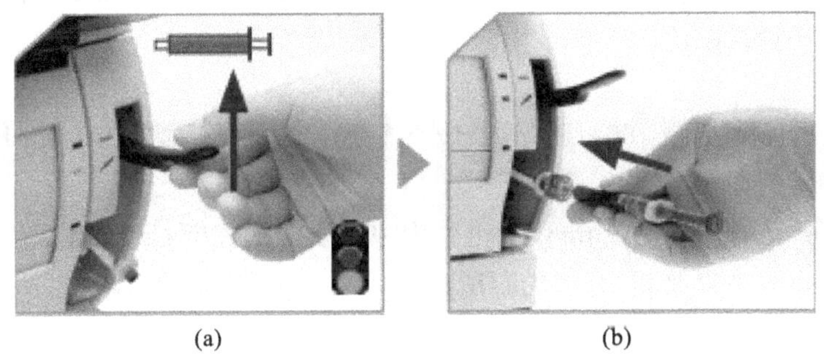

(a)　　(b)

图 17-10　样本测量操作 2

(4) 仪器提示时，移除注射器，并关闭进样口(图 17-11)。

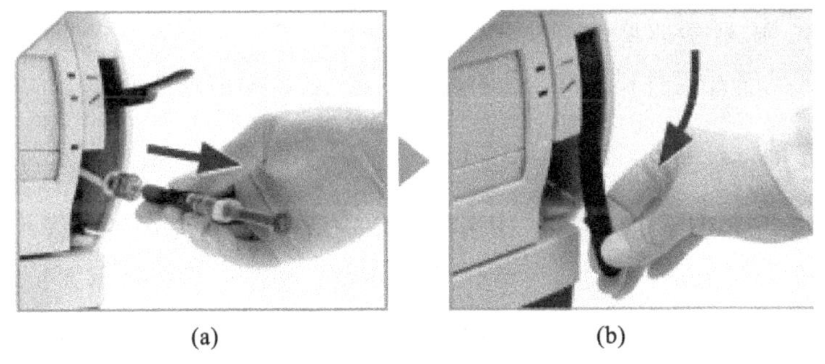

(a)　　(b)

图 17-11　样本测量操作 3

(5) 在患者信息屏幕，输入必要信息(图 17-12)。

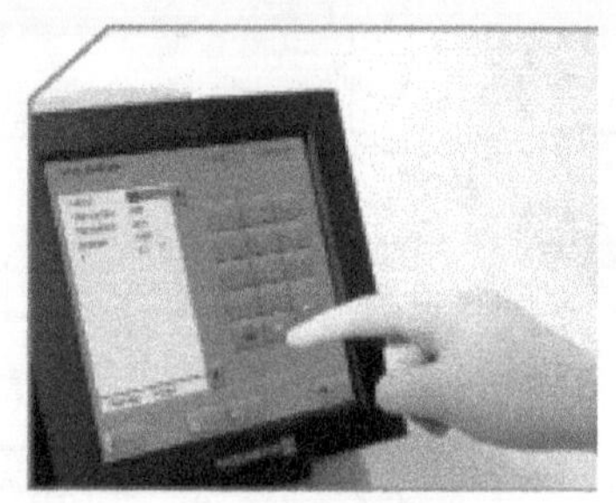

图 17-12　样本测量操作 4

四、参考范围

(1) pH:新生儿 7.09～7.50,其后 7.35～7.45。

(2) p_{O_2}:出生时较低,成人升高到 83～108 mmHg(5.05～14.4 kPa)。

(3) p_{CO_2}:婴儿比成人低;男性 35～48 mmHg(4.66～6.38 kPa),女性 32～45 mmHg(4.26～5.99 kPa)。

五、临床意义

1. pH 判断酸碱度

pH<7.35 为酸中毒,pH>7.45 为碱中毒。但 pH 正常并不能完全排除无酸碱失衡,可能为代偿性酸碱平衡紊乱。

2. 氧分压

(1) 判断缺氧程度:①p_{O_2} 60～80 mmHg 为轻度缺氧;②p_{O_2} 45～60 mmHg 为中度缺氧;③p_{O_2}<45 mmHg 为严重缺氧。

(2) 判断呼吸衰竭:p_{O_2}<60 mmHg 可作为呼吸衰竭的诊断标准;当 p_{O_2}<20 mmHg 时,脑细胞不能再从血液中摄取氧,有氧代谢停止。

3. 二氧化碳分压

(1) 呼吸衰竭:Ⅰ型呼吸衰竭,p_{CO_2} 可正常或略降低;Ⅱ型呼吸衰竭,p_{CO_2} 必须大于 50 mmHg。

(2) p_{CO_2} 升高见于呼吸性酸中毒、代谢性碱中毒,表示肺泡通气量不足,如慢性阻塞性肺疾病、肺气肿、肺心病、呼吸肌麻痹等疾病。

(3) p_{CO_2} 降低见于呼吸性碱中毒、代谢性酸中毒,表示肺泡通气过度。

六、安全防范

操作时必须戴手套和穿工作服,工作后的台面应消毒擦洗,使用后的样本等耗材应作为医用垃圾处理。为了避免形成气溶胶,所有样品尽可能不要在空气中暴露太长时间,遇到样本洒出时,被污染的区域应立即用次氯酸钠溶液清洗,擦拭用的物品应丢弃在标有生物污染的垃圾桶中。

【任务评价】

“动脉血 pH、p_{CO_2}、p_{O_2} 测定及临床意义”任务学习自我检测单

姓名：	专业： 班级： 学号：
安全防护基本规范	增强岗位职责，实施规范操作：
	加强学习，完善各种安全措施：
仪器的使用	检测前的准备：
	操作步骤：
临床意义	

目标检测

一、A 型题

1. 下列哪一种因素最能引起肺泡-动脉 CO_2 分压差增大？（　　）

A. 缺氧　　B. 吸入纯氧　　C. 肺泡无效腔量增加

D. 潮气量过大　　E. 每分钟通气量不足

2. 影响氧解离曲线 p_{50} 的因素包括(　　)。

A. 血液 pH 和 CO_2　　B. 温度　　C. 2,3-DPG

D. A 和 C　　E. A、B 和 C

3. 血氧含量与下列哪一项有关？(　　)

A. 血红蛋白含量　　B. 血氧分压　　C. 血氧饱和度

D. A 和 B　　E. A、B 和 C

4. 下列哪一项不符合呼吸性酸中毒合并代谢性酸中毒的血气分析结果？(　　)

A. p_{CO_2} 升高　　B. HCO_3^- 减少　　C. AB＝SB≤正常值

D. BE 负值减小　　E. pH 明显降低

5. 诊断呼吸衰竭最重要的血气分析指标是(　　)。

A. 动脉血氧分压低于 60 mmHg　　B. 动脉血二氧化碳分压高于 50 mmHg

C. pH 低于 7.35　　D. 二氧化碳结合力高于 29 mmol/L

E. BE＜－2.3 mmol/L

6. 呼吸衰竭时下列检查中哪一项不符合慢性呼吸性酸中毒的表现？(　　)

A. p_{CO_2} 升高　　B. pH 可正常或降低　　C. HCO_3^- 上升

D. SB＞AB　　E. CO_2 结合力上升

7. 代谢性酸中毒的代偿预计值公式是(　　)。

A. $p_{CO_2}=[40-(24-c_{HCO_3^-})\times1.2]\pm2$

B. $p_{CO_2}=[40+(c_{HCO_3^-}-24)\times0.9]\pm5$

C. $c_{HCO_3^-}=[24+(p_{CO_2}-40)\times0.07]\pm1.5$

D. $c_{HCO_3^-}=[24-(40-p_{CO_2})\times0.2]\pm2.5$

E. $c_{HCO_3^-}=[24+(p_{CO_2}-40)\times0.4]\pm3$

8. 血气分析标本使用的抗凝剂应为(　　)。

A. 枸橼酸钠　　B. 肝素　　C. 氟化钠　　D. 草酸钠　　E. EDTA-Na_2

9. 血液中最重要的缓冲系统是(　　)。

A. 磷酸氢二钠-磷酸二氢钠缓冲系统　　B. 碳酸盐-碳酸缓冲系统

C. 血红蛋白缓冲系统　　D. 血浆蛋白的缓冲系统

E. 细胞内 H^+ 作为底物被利用

10. 在 pH 7.4 的碳酸盐-碳酸缓冲系统中，$c_{HCO_3^-}:c_{H_2CO_3}$ 为(　　)。

A. 1∶20　　B. 20∶1　　C. 5∶1　　D. 10∶1　　E. 1∶10

11. 反映呼吸性酸碱平衡最重要的指标是(　　)。

A. BB　　B. BE　　C. SB　　D. AG　　E. p_{CO_2}

12. 血液中运输 CO_2 的主要形式是(　　)。

A. 物理溶解　　B. H_2CO_3　　C. HbNHCOOH

D. CO_3^{2-}　　E. HCO_3^-

13. 根据阴离子间隙水平的高低有助于判断(　　)。

A. 代谢性酸中毒　　B. 呼吸性酸中毒　　C. 代谢性碱中毒

D. 呼吸性碱中毒　　E. 以上都不是

二、B 型题

A. 7.25～7.35　　B. 7.35～7.45　　C. 8～16 mmol/L
D. 40～45 mmol/L　　E. 22～27 mmol/L

1. 正常人血液的 pH 范围为(　　)。
2. 血浆 HCO_3^- 浓度的参考值范围是(　　)。
3. 血浆阴离子间隙(AG)参考值范围是(　　)。

A. 血浆 pH 正常，$c_{HCO_3^-}$ 增高，p_{CO_2} 增高
B. 血浆 pH 下降，$c_{HCO_3^-}$ 增高，p_{CO_2} 下降
C. 血浆 pH 正常，$c_{HCO_3^-}$ 下降，p_{CO_2} 增高
D. 血浆 pH 下降，$c_{HCO_3^-}$ 下降，p_{CO_2} 下降
E. 血浆 pH 正常，$c_{HCO_3^-}$ 下降，p_{CO_2} 下降

4. 代偿性呼吸性碱中毒可见(　　)。
5. 代偿性代谢性酸中毒可见(　　)。
6. 代偿性呼吸性酸中毒可见(　　)。
7. 代偿性代谢性碱中毒可见(　　)。

A. H_2CO_3 血浆浓度原发性下降所致　　B. 血浆 $NaHCO_3$ 含量原发性增多所致
C. H_2CO_3 血浆浓度原发性增高所致　　D. 血浆 $NaHCO_3$ 含量原发性减少所致
E. 血浆 $NaHCO_3$ 与 H_2CO_3 同时增加所致

8. 代谢性碱中毒是由于(　　)。
9. 呼吸性碱中毒是由于(　　)。
10. 代谢性酸中毒是由于(　　)。
11. 呼吸性酸中毒是由于(　　)。

三、X 型题

1. 酸碱平衡与血钾浓度的关系是(　　)。

A. 低血钾时可引起代谢性酸中毒　　B. 低血钾时可引起代谢性碱中毒
C. 代谢性碱中毒时可引起高血钾　　D. 高血钾时可引起代谢性酸中毒
E. 代谢性酸中毒时可引起低血钾

2. 血浆 AG 水平增高见于(　　)。

A. 代谢性酸中毒　　B. 糖尿病酮症酸中毒　　C. 呼吸性酸中毒
D. 乳酸酸中毒　　E. 以上均不是

参考答案

一、A 型题

1. C　2. E　3. E　4. D　5. A　6. D　7. A　8. B　9. B　10. B
11. E　12. E　13. A

二、B 型题

1. B　2. E　3. C　4. E　5. E　6. A　7. A　8. B　9. A　10. D
11. C

三、X 型题

1. BD　2. ABD

附录　生物化学检验项目参考范围与临床意义

血脂类检查项目临床意义(13 项)

项目名称	缩　写	临床意义
总胆固醇	TC	参考值:3～5.2 mmol/L(90～200 mg/dL)。 高胆固醇血症与动脉粥样硬化的形成有明确关系,血液中胆固醇含量增高多见于甲状腺功能减退、糖尿病等;胆固醇含量降低见于营养不良、肝功能异常等。 血清胆固醇的测定可用作肝脏功能、胆汁功能、肠吸收功能和冠状动脉疾病的诊断指标。它在高脂蛋白血症的诊断和分类方面也有着重要的意义。血清总胆固醇含量超过 5.70 mmol/L 可考虑为高胆固醇血症,高胆固醇血症容易引起动脉粥样硬化,造成堵塞性心脑血管疾病。病理性高胆固醇血症见于肾病综合征、糖尿病、甲状腺功能减退。胆固醇含量降低常见于贫血、肝硬化、甲状腺功能亢进、营养不良等。 因此,胆固醇的测定对于血脂疾病的诊断具有重要的临床意义
甘油三酯	TG	参考值:0.7～1.7 mmol/L。 高甘油三酯血症为心血管疾病的危险因素,降低则见于甲状腺功能亢进、肝功能严重受损等。 测定甘油三酯的重要意义在于诊断和处理高脂血症。这些疾病可能是原发性的,也可能是继发于其他疾病如肾病、糖尿病和内分泌失调的。甘油三酯含量增高常见于高脂血症、肾病综合征、糖尿病、肝胆疾病、动脉粥样硬化、甲状腺功能减退等。甘油三酯含量降低常见于严重营养不良、脂肪消化吸收障碍、甲状腺功能亢进。甘油三酯含量升高已被证实是冠状动脉硬化性心脏病的危险因素。因此,甘油三酯的测定对于血脂疾病的诊断具有重要的临床意义
高密度脂蛋白胆固醇	HDL-C	参考值:0.77～2.25 mmol/L(47～65 mg/dL)。 降低见于急、慢性肝病,糖尿病,慢性贫血等。 高密度脂蛋白胆固醇的主要生理功能是转运磷脂和胆固醇,它是一种抗动脉粥样硬化的脂蛋白,是冠心病的保护因子,高密度脂蛋白胆固醇含量与动脉管腔狭窄程度呈显著的负相关。临床上以不同种类脂蛋白比例的分析作为不同类型的高脂蛋白血症的鉴别诊断。高密度脂蛋白胆固醇含量增高常见于饮酒、长期体力活动等。高密度脂蛋白胆固醇含量降低常见于冠心病、脑血管病、糖尿病、肝炎、肝硬化等

续表

项目名称	缩写	临床意义
低密度脂蛋白胆固醇	LDL-C	参考值：1.27～4.13 mmol/L(80～120 mg/dL)。 低密度脂蛋白胆固醇用于冠心病和动脉粥样硬化的诊断。动脉粥样硬化(AS)斑块中沉淀的脂质主要是低密度脂蛋白(LDL)，在各类脂质中，LDL被认为是主要的致病因素，而高密度脂蛋白(HDL)可能起保护作用，血清总胆固醇(TC)大致反映低密度脂蛋白胆固醇(LDL-C)水平，但也受HDL-C水平的影响，因此在AS脂类危险因素判别中，TC偏高时，测定LDL-C有重要临床意义
载脂蛋白AⅠ	ApoAⅠ	参考值：女性1.20～1.90 g/L；男性1.20～1.76 g/L。 ApoAⅠ为HDL的主要结构蛋白，流行学研究表明以ApoAⅠ表示的HDL水平与冠心病的流行率呈负相关。在使用总胆固醇和甘油三酯来过筛冠心病的危险时，除检测Lp(a)与ApoB之外，同时检测ApoAⅠ能对脂类失调提供更多的信息，也可以替代高密度脂蛋白胆固醇检测。除冠心病患者ApoAⅠ水平偏低外，脑血管患者ApoAⅠ水平也明显低下，ApoAⅠ缺乏症、家族性低α脂蛋白血症、鱼眼病等血清中ApoAⅠ和HDL-C水平极低。家族性高TG血症患者HDL-C水平往往偏低，但ApoAⅠ水平不一定低，不增加冠心病的危险
载脂蛋白B	ApoB	参考值：女性0.75～1.50 g/L；男性0.60～1.00 g/L。 ApoB为LDL的主要结构蛋白，ApoB水平与动脉粥样硬化程度有关。在使用总胆固醇和甘油三酯来过筛冠心病的危险因素时，除检测Lp(a)与ApoAⅠ之外，同时检测ApoB能对各种脂蛋白失调提供更多的信息，也可以代替低密度脂蛋白胆固醇检测
载脂蛋白E	ApoE	参考值：2.7～4.9 mg/dL。 升高：见于冠心病、动脉粥样硬化、肾病综合征和糖尿病等疾病。 ApoE包含于极低密度、高密度以及低密度脂蛋白受体的配体中。ApoE的浓度与血浆甘油三酯含量呈正相关。载脂蛋白E生理功能：①ApoE是LDL受体的配体，也是肝细胞CM残粒受体的配体，它与脂蛋白代谢有密切相关性；②ApoE具有多态性，多态性决定个体血脂水平，与动脉粥样硬化发生、发展密切相关；③参与激活水解脂肪的酶类，参与免疫调节及神经组织的再生
脂蛋白(a)	Lp(a)	参考值：<300 mg/L。 Lp(a)被认为是导致动脉粥样硬化的危险因子，和其他脂类检测项目结果及外来因素(如饮食)无关，Lp(a)水平升高，若同时伴有LDL-C水平的升高，则具有冠心病危险的预示价值。检测总胆固醇和甘油三酯是冠心病的过筛项目，但是，和LDL-C、HDL-C、ApoAⅠ、ApoB比较，检测Lp(a)是冠心病鉴别诊断的有价值项目。Lp(a)增高见于肾病综合征、尿毒症、糖尿病、甲状腺功能减退、心肌梗死急性期。Lp(a)降低见于甲状腺功能亢进

续表

项目名称	缩写	临床意义
同型半胱氨酸	Hcy	参考值：≤15 μmol/L。 升高：见于心血管病、神经管畸形、先天性畸形、先兆子痫、帕金森病、胎儿生长缓慢、慢性肾功能衰竭等疾病。 Hcy作为独立的心血管风险指标已被广泛接受，是高血脂、吸烟、糖尿病之外的又一危险因子。Hcy是蛋氨酸代谢产生的一种含硫氨基酸。Hcy水平与心血管疾病密切相关。血液中增高的Hcy水平因为刺激血管壁引起动脉血管的损伤，最终引起心脏血流受阻。高Hcy尿症患者，由于严重遗传缺陷影响Hcy代谢，造成高Hcy血症。轻微的遗传缺陷或B族维生素营养缺乏会伴随中度或轻度的Hcy水平升高，也会增加心脏病的危险。Hcy水平升高还可引起神经管畸形及先天性畸形等出生缺陷类疾病
磷脂	PLIP	参考值：148～250 mg/dL。 升高：见于糖尿病、肾病综合征。 降低：见于贫血、甲状腺功能亢进等。 血清磷脂水平与胆固醇有关，正常人胆固醇/磷脂的值平均为0.94。肾病综合征，糖尿病，慢性出血性贫血，原发性高血压，动脉粥样硬化，甲状腺功能减退，肝硬化及阻塞性黄疸患者的血磷脂水平升高；低色素性贫血，溶血性贫血，恶性贫血及甲状腺功能亢进患者的血磷脂水平降低
载脂蛋白AⅡ	ApoAⅡ	参考值：25～35 mg/dL。 用于检测人体血清或血浆中载脂蛋白AⅡ(ApoAⅡ)的含量。 载脂蛋白是血浆中脂蛋白的组成成分，它对脂蛋白的结构、功能和代谢至关重要。测定它对诊断脂质代谢疾病有价值。ApoAⅡ与ApoAⅠ共同存于高密度脂蛋白中，抑制卵磷脂胆固醇甲酰转移酶的活性，激活肝脏甘油三酯酶的活性，当患动脉粥样硬化时ApoAⅡ含量下降。ApoAⅡ在脂质代谢中作用重要
载脂蛋白CⅡ	ApoCⅡ	参考值：1.6～4.2 mg/dL。 用于检测人体血清或血浆中载脂蛋白CⅡ(ApoCⅡ)的含量。 载脂蛋白是血浆中脂蛋白的组成成分，它对脂蛋白的结构、功能和代谢至关重要，为诊断脂质代谢疾病提供有价值的指标。ApoCⅡ存在于极低密度脂蛋白(VLDL)和高密度脂蛋白(HDL)中，ApoCⅡ存在时，脂蛋白脂肪酶(LPL)活性可增高10～15倍，因此ApoCⅡ具有促进乳糜微粒(CM)和VLDL降解的作用，还可抑制HTGL活性。ApoCⅡ在脂质代谢中作用非常重要
载脂蛋白CⅢ	ApoCⅢ	参考值：5.6～10.2 mg/dL。 用于检测人体血清或血浆中载脂蛋白CⅢ(ApoCⅢ)的含量。 载脂蛋白是血浆中脂蛋白的组成成分，它对脂蛋白的结构、功能和代谢至关重要，为诊断脂质代谢疾病提供有价值的指标。ApoCⅢ存在于极低密度脂蛋白(VLDL)和高密度脂蛋白(HDL)中，它抑制内皮细胞表面的脂肪酶的活性，在脂质代谢中作用非常重要

肝功检查项目临床意义(23 项)

项目名称	缩　写	临床意义
碱性磷酸酶	ALP	参考值:45～135 U/L。 监测胎盘功能状况的指标。 碱性磷酸酶几乎存在于人体的各个组织中,以骨骼、肾脏和肝脏中含量较高。其病理性升高见于阻塞性黄疸、急慢性黄疸型肝炎、肝癌、纤维性骨炎、佝偻病、骨转移癌等,降低见于呆小症、维生素 C 缺乏症等
γ-谷氨酰转肽酶	GGT	参考值:男性,GGT≤47 U/L;女性,GGT≤32 U/L。 GGT 升高是乙醇中毒的敏感指标。 γ-谷氨酰转肽酶存在于肾、胰、肝脏和前列腺、盲肠、脑中,血清中 γ-谷氨酰转肽酶主要来源于肝胆系统,因此,当肝胆发生疾病或损伤(阻塞性黄疸、胆汁性肝硬化、胆管炎、胆囊炎)时,其活性显著增高,当发生胰腺癌、法特壶腹癌时,其活性亦显著增高,同时饮酒、服药等亦可引起 γ-谷氨酰转肽酶活性升高。因此,γ-谷氨酰转肽酶的测定对于肝胆疾病的检测具有重要的临床意义
天冬氨酸氨基转移酶	AST	参考值:女性,AST＜31 U/L;男性,AST＜40 U/L。 临床测定 AST 主要用于诊断急性心肌梗死,肝细胞及骨骼肌疾病。 天冬氨酸氨基转移酶(AST)又称谷草转氨酶(GOT),主要存在于各组织细胞中,肝、骨骼肌和肾脏含有相同含量的 AST。AST 在心肌细胞中较多,当心肌梗死时,血清中 AST 活性增高,在发病后 6～12 h 显著增高,增高的程度可反映损害的程度,并在发作后 48 h 达到最高值。3～5 天后恢复正常。各种肝病时 AST 活性可增高,肝病早期和慢肝增高不明显,AST/ALT 的值小于 1;严重肝病和肝病后期(活动性慢肝)增高,此时 AST/ALT 的值大于 1。其他如心肌炎、肾炎及肺炎等也可使 AST 活性轻度增高。AST 活性主要用于诊断心肌梗死、中毒性肝炎、肝癌、骨骼肌疾病等。因此,AST 活性的测定对心脏、肝脏疾病的检测具有重要意义
丙氨酸氨基转移酶	ALT	参考值:女性,ALT＜31 U/L;男性,ALT＜41 U/L。 ALT 活性增高见于急性病毒性肝炎,骨骼肌等组织坏死等。 丙氨酸氨基转移酶(ALT)又称谷丙转氨酶(GPT),在肝脏中有较高的浓度,而在肾、心、骨骼肌、胰、脾、肺脏中则含量较低。通常 ALT 活性的升高由某些与肝脏有关的疾病引起,包括肝硬化、肝癌、病毒性或中毒性肝炎和阻塞性黄疸;ALT 活性升高也见于广泛损伤和肌肉疾病,伴有休克、氧不足的循环衰竭,心肌梗死和溶血性疾病。ALT 活性的测定对以上疾病的诊断具有重要的价值

续表

项目名称	缩　写	临床意义
总蛋白	TP	参考值：60～88 g/L。 浓度升高：各种原因失水所致血液浓缩，多发性骨髓瘤等单克隆性免疫球蛋白病，系统性红斑狼疮。 浓度降低：体内水分过多，各种渠道的蛋白质丢失，如肾病综合征；营养不良消耗增加，如肿瘤；蛋白质合成障碍，如肝功能受损等。 总蛋白浓度降低，常伴随着白蛋白浓度降低，见于肝功能严重受损、烧伤、大出血、肾病综合征、溃疡性结肠炎、营养不良等，还见于合成缺陷、营养不良、蛋白质吸收障碍、蛋白质丢失综合征。总蛋白浓度增高常见于多发性骨髓瘤、急性脱水、外伤性休克、慢性肾上腺皮质功能减退等
白蛋白	Alb	参考值：35～55 g/L。 高白蛋白血症偶见于脱水所致的血液浓缩；急性降低见于严重烧伤与大量出血；慢性降低见于肝功能受损，结核慢性失血等。 白蛋白浓度降低，常伴随着总蛋白浓度降低，见于营养不良、慢性胃肠道疾病等，糖尿病、甲状腺功能亢进、高热、外伤等可造成蛋白质消耗过多，高白蛋白血症则常见于脱水或血液浓缩
总胆红素	TBIL	参考值：新生儿 24 h 内 TBIL＜150 μmol/L，成人 TBIL≤20.0 μmol/L。 浓度降低常见于严重肝衰竭患者。 总胆红素浓度增高临床上表现为黄疸，超过 20.1 μmol/L 时有临床意义；增高到 34.2 μmol/L 表现出黄疸体征。红细胞大量破坏、胆道阻塞、肝脏疾病，均可导致血中胆红素浓度增高而引起黄疸。因此，总胆红素的测定对有无黄疸及黄疸深度的鉴别、肝细胞损害程度和预后的判断等具有重要的临床意义。血清总胆红素浓度降低见于再生障碍性贫血、慢性肾炎等
直接胆红素	DBIL	参考值：≤8.8 μmol/L。 直接胆红素测定是常用肝功能试验之一，直接胆红素浓度增高临床上多见于肝细胞受损、肝内外胆道阻塞、代偿性肝硬化、急性黄疸肝萎缩等疾病。因此，直接胆红素的测定对于溶血性黄疸、新生儿黄疸、肝脏疾病的诊断具有重要的临床意义
胆碱酯酶	CHE	参考值：男性，4000～12600 U/L；女性，3930～10800 U/L。 酶的活性降低常见于肝病及恶病质，是肝实质细胞损害及癌症病程发展的有力指征。 胆碱酯酶的临床测定可用于有机磷杀虫剂或战争毒剂急慢性中毒的诊断。在病情严重的肝病患者中，约有 4/5 的患者胆碱酯酶活性降低至正常的 60%，危重患者可降至正常的 10%，甚至完全缺乏。另外，慢性活动性肝病等均可导致胆碱酯酶活性下降，故它的测定对肝脏功能的评估和肝病的预测有一定的参考价值

续表

项目名称	缩写	临床意义
总胆汁酸	TBA	参考值：≤20 μmol/L。 胆汁酸的代谢紊乱可诱发许多消化系统疾病。 急性肝炎时血清 TBA 水平显著增高，可达正常人水平的 10～100 倍，甚至更高。在慢性肝炎患者中，若 TBA 水平超过 20 μmol/L，可考虑慢性活动性肝炎。当酒精性肝病发生严重肝损伤时，血清 TBA 水平明显增高，而轻、中度损伤时增高不明显。血清 TBA 测定对中毒性肝病的诊断优于常规肝功能试验。肝外胆管阻塞及肝内胆汁淤积包括急性肝炎、初期胆管性肝硬化、新生儿胆汁淤积、妊娠性胆汁淤积等均可引起 TBA 水平增高
α-L-岩藻糖苷酶	AFU	参考值：≤40 U/L。 增高常见于肝癌，妊娠及卵巢肿瘤等。 血清中 AFU 的活性是肝癌诊断的重要指标。AFU 活性偏高可用于肝癌的早期诊断
腺苷脱氨酶	ADA	参考值：4.0～24 U/L。 ADA 活性是反映肝损伤的敏感指标，可作为肝功能常规检查项目之一；慢性溶血患者红细胞 ADA 活性显著升高；肿瘤患者血清及组织中 ADA 活性均升高；结核性脑膜炎患者 CSF-ADA 活性明显升高；ADA 是人体嘌呤核苷酸代谢中的重要酶类，广泛存在于多种组织中。血清中的 ADA 主要来自肝脏，所以肝细胞损伤或膜通透性增强，均可使血中酶活性增高，故可依据该酶活性增高或降低反映肝细胞损伤和恢复程度
5′-核糖核苷酸水解酶	5′-NT	参考值：≤11 U/L。 5′-NT 是一种特殊的磷酸单酯水解酶，能特异性地将次黄嘌呤核苷酸水解为次黄苷和磷酸。此酶广泛地分布在人体和动物的组织中，5′-NT 经肝细胞膜进入胆汁，随之进入血清中，是检测肝胆疾病的指标之一。肝内外胆管阻塞、肝癌和伴随循环转移的乳房切除术后的患者此酶升高明显。诊断肝胆疾病和肝癌 5′-NT 较肝内其他酶类更敏感
单胺氧化酶	MAO	参考值：≤12 U/L。 升高：见于急、慢性肝炎，肝硬化，严重脂肪肝，慢性右心衰竭伴有肝脏淤血时间较长者，甲状腺功能亢进、糖尿病及各种胶原性疾病等。 MAO 广泛存在于肝、肾、胃、小肠及脑组织中，在细胞内，位于线粒体膜上，血液中的 MAO 是肝纤维化的重要指标之一，血清 MAO 水平在脏器纤维化，特别是在肝硬化时明显上升，被认为是对肝纤维化诊断很有意义的指标

续表

项目名称	缩　　写	临床意义
甲胎蛋白	AFP	参考值：≤20 ng/mL。 升高：常见于原发性肝癌、生殖细胞瘤、胰腺癌、肺癌及肝硬化等疾病。 AFP是人体在胚胎时期血液中含有的特殊蛋白质，系肝细胞内粗面内质网核糖颗粒所合成，胎儿出生后，血清AFP浓度下降，几个月至1年内降至正常，正常成人肝细胞失去合成AFP的能力，因此血清中含量极微。甲胎蛋白在原发性肝癌患者中急剧升高，是原发性肝癌的最重要的诊断指标。甲胎蛋白诊断肝细胞癌(HCC)，不仅要观察它的绝对值，而且要观察其动态变化。①持续高浓度型：诊断的特异性高，中晚期肝癌居多。②马鞍型：较少见，但容易漏诊，当AFP浓度增高在后峰时，往往已出现明显的肝癌表现。③急剧上升型：多见于肿瘤发生迅速，恶性程度较高的肝癌，但是偶见AFP浓度急剧升高，又迅速下降伴ALT浓度升高的暴发性肝衰竭。④稳定上升型：定期检查，稳定上升，最有诊断价值。⑤反复波浪型：多见于急慢性良性肝病。人血清中的甲胎蛋白浓度的升降对于病情的发展、疗效的观察、肝癌的复发观察有很大的价值。除肝细胞癌中AFP浓度可显著升高外，妊娠、胚胎癌、睾丸癌、卵巢癌和极少数胃、胰、胆管、结肠直肠癌中AFP浓度也可升高，但其绝对值不如肝细胞癌高。慢性肝炎、肝硬化可有AFP的分子变异体，亦可有一过性升高。因此血清AFP检测结果必须结合临床症状与超声检查才有诊断意义
氨	AMM	参考值：10～47 μmol/L。 升高：见于以下几种类型。①肝性脑病、重症肝炎等。②小儿Reye's综合征：该病表现为严重低血糖、大片肝坏死、急性肝衰竭并伴有大面积肝脂肪样变，在肝脏检测酶谱类升高前就可检到血氨升高。③对先天性代谢紊乱——鸟氨酸循环的氨基酸代谢缺陷(高血氨)也有诊断价值。 降低：见于低蛋白饮食、贫血等。 血液中的氨是由人体中氨基酸和谷胱甘肽代谢而来的，极少部分是肠道中的细菌产生的，氨对人体来说是有毒物质，除部分被人体重新利用外，大部分经肝脏合成尿素由尿液排出体外，检测血氨可以反映肝脏的病变情况并可辅助诊断肝性脑病
亮氨酸氨基肽酶	LAP	参考值：血清20～60 U/L。 升高：见于胆管癌、胰腺癌，或胆结石等引起的肝外性阻塞、药物性肝损害、病毒性肝炎、肝内胆汁淤积、急性肝炎、恶性淋巴瘤、淋巴肉瘤、妊娠、无黄疸的肝转移癌等。 LAP广泛分布于人体各组织，以肝、胆、肾、小肠以及子宫肌层内含量最高。肝内外胆淤时，LAP活性显著增高，尤其在恶性胆淤时，其活性随病情进展而持续增高。试剂对胆道梗阻及胰腺癌的诊断有价值。肝坏死、肝肿瘤、肝炎、乳腺癌、肝癌、胆道癌、胰腺癌、子宫内膜癌、卵巢癌时明显增高。肝硬化、传染性肝炎时可中度增高，常为参考值的2～4倍。阻塞性黄疸时明显增高，常达参考值5倍以上，并出现在胆红素或ALP水平上升之前

续表

项目名称	缩　写	临床意义
α1-酸性糖蛋白	AAG	参考值：成人 50～120 mg/dL。 用于检测人体血清或血浆中的α1-酸性糖蛋白(AAG)的含量。 AAG是一种糖蛋白，属于急性时相反应蛋白。在各种组织损伤或炎症、肿瘤时升高。AAG又是多种药物的主要结合蛋白，其浓度的变化将影响药物的代谢，因此，测定AAG对指导临床用药有重要意义。AAG由肝脏合成，肝脏有实质性损伤时，合成减少，导致血中水平的降低。急性胆囊炎、急性胆管炎、胰腺囊肿等所引起的阻塞性黄疸患者AAG均增高，可用于肝细胞性黄疸的鉴别诊断
α1-抗胰蛋白酶	AAT	参考值：90～200 mg/dL。 用于检测人体血清或血浆中α1-抗胰蛋白酶(AAT)的含量。 AAT是由肝脏合成的含糖10%～20%的一种糖蛋白。AAT是血液中最主要的胰蛋白酶抑制剂，对糜蛋白酶、凝血因子Ⅻ辅助因子及中性粒细胞的中性蛋白水解酶等其他酶也有抑制作用；也是一种急性时相反应蛋白，在炎症性疾病时，AAT可透过毛细血管进入组织液，在炎症局部往往浓度很高，对急性炎症疾病有一定限制作用。感染性(细菌性、病毒性)疾病、恶性肿瘤、胶原病、妊娠、外科手术、药物(雌激素、口服避孕药、肾上腺类固醇、前列腺素等)、斑疹伤寒等会导致AAT含量升高；AAT缺乏症、新生儿呼吸窘迫综合征、重症肝炎、肾病综合征、蛋白质丧失性胃肠症、营养不良、未成熟儿、肾移植早期排斥反应等会导致AAT含量降低
乙醇	ALC	参考值：≤4.3 mmol/L。 用于检测人体血清或尿液中乙醇(ALC)的含量。 血液中的乙醇一般是饮酒摄入，被胃肠道吸收后进入血液，由肝脏以恒定速率代谢清除。在代谢过程中产生乙醛，其可与蛋白质结合形成乙醛-蛋白结合物，可作为细胞毒物质直接引起细胞损伤，也可作为具有抗原性的刺激物，产生抗体。乙醇对身体也有直接毒性作用，长期过量饮酒容易形成脂肪肝、酒精性肝炎、肝硬化、酒精性胰腺炎以及酒依赖性精神障碍等疾病。怀孕妇女饮酒可导致胎儿精神与运动器官发育不良以及胎儿酒精综合征。酒依赖者一次性饮酒过量可引起急性中毒，其中毒症状与血中乙醇浓度有一定相关性，血中乙醇浓度越高，中毒症状越深。因此，根据临床症状和血中乙醇浓度可以判断中毒程度

续表

项目名称	缩写	临床意义
谷氨酸脱氢酶	GLDH	参考值：≤12.2 U/L。 用于检测人体血清或血浆中谷氨酸脱氢酶(GLDH)的活性。 GLDH是一种主要存在于细胞线粒体基质中的酶，以肝脏中含量最高，其次为肾脏、胰腺、脑、小肠黏膜及心脏等器官。正常人血液中GLDH活性很低，在肝细胞发生坏死时进入血液，因此肝脏疾病时尤其是涉及肝细胞线粒体损害时其活性显著升高，故常用来检查线粒体的受损程度，是肝实质损害的敏感指标。乙醇中毒伴肝细胞坏死、慢性肝炎、卤烷致肝细胞中毒、缺血性肝炎时血清中GLDH的活性明显升高。GLDH可用于阻塞性黄疸和非阻塞性黄疸鉴别、高血清转氨酶的鉴别诊断、评价肝细胞损害的严重程度等。对于肝脏疾病的诊断，GLDH敏感性优于ALT、AST
甘氨酰脯氨酸二肽氨基肽酶	GPDA	参考值：44～116 U/L。 用于检测人体血清中甘氨酰脯氨酸二肽氨基肽酶(GPDA)的活性。 原发性肝癌患者血清中GPDA活性显著高于正常人和慢性肝炎、肝硬化、胆石症、阻塞性黄疸的患者，但是重症肝炎、酒精性肝炎患者血清中GPDA活性的升高程度大于肝癌患者。肝血管瘤患者血清中GPDA的活性正常。胃癌患者血清中GPDA的活性降低，其他良性胃肠道疾病患者血清中GPDA的活性也略有降低
天冬氨酸氨基转移酶线粒体同工酶	mAST	参考值：<10 U/L。 用于检测人体血清中天冬氨酸氨基转移酶线粒体同工酶(mAST)的活性。 天冬氨酸氨基转移酶(AST)广泛存在于多种器官中，按含量高低依次为心脏、肝、骨骼肌和肾等。AST有两种受不同基因控制的同工酶，分别存在于细胞质(cAST)和线粒体(mAST)中。mAST是天冬氨酸氨基转移酶位于线粒体的同工酶，在严重组织损伤时线粒体酶释放较多，可导致血清mAST浓度增高。血清mAST浓度增高可反映亚细胞结构损伤的严重性，是诊断肝细胞损害和心肌梗死的敏感指标。在肝脏疾病中，mAST测定可用于评价肝细胞坏死和判定预后，诊断患者有无活动性酒精性肝病；在心脏疾病中可判定心肌梗死的治疗效果和预后情况

心肌酶谱检查项目临床意义(9项)

项目名称	缩写	临床意义
乳酸脱氢酶	LDH	参考值:135～225 U/L。 活性增高主要见于急性心肌梗死,病毒性肝炎,肝硬化等;降低无临床意义。 乳酸脱氢酶活性增高:见于心肌梗死、肝炎、肺梗死、某些恶性肿瘤、白血病等。其诊断具有重要的临床意义。乳酸脱氢酶的测定常用于心肌梗死、肺梗死、病毒性肝炎、肝硬化、肾脏疾病、恶性肿瘤的辅助诊断
α-羟丁酸脱氢酶	HBDH	参考值:72～182 U/L。 活性增高见于心肌梗死。 α-羟丁酸脱氢酶活性增高主要见于心肌梗死、活动性风湿性心肌炎、急性病毒性心肌炎、溶血性贫血。α-羟丁酸脱氢酶的测定常用于心肌梗死辅助诊断
肌酸激酶	CK	参考值:女性 24～170 U/L;男性≤190 U/L。 活性增高常见于各种类型的进行性肌萎缩,假肥大性肌营养障碍等。 肌酸激酶活性增高:主要见于心肌梗死及各种类型进行性肌萎缩、骨骼肌损伤、肌营养不良、急性心肌炎、脑血管意外、脑膜炎、甲状腺功能减退、剧烈运动,以及使用氯丙嗪、青霉素等药物。肌酸激酶活性的测定对以上疾病的诊断具有重要的价值
肌酸激酶同工酶	CK-MB	参考值:<25 U/L。 主要见于急性心肌梗死(AMI)。 CK-MB是诊断及监测 AMI 患者病情敏感而特异的指标。CK-MB 常用于心肌梗死的诊断
肌红蛋白	MB	参考值:≤70 ng/mL。 升高:见于急性心肌梗死(AMI)早期、急性肌损伤、肌营养不良、肌萎缩、多发性肌炎、急性或慢性肾功能衰竭、严重充血性心力衰竭和长期休克等。 MB是人体横纹肌组织所特有的一种蛋白质,在正常人的血清中含量甚微。当心肌和骨骼肌受损时可以从受损的细胞中释放出来。MB 相对分子质量小,所以容易较早地释放入血液循环,AMI 患者在发病后 2～3 h MB 即开始升高,在 7～10 h 后达到峰值,约 24 h 恢复至参考值,所以MB 成为近年来测定 AMI 的一项重要指标。血清 MB 的测定有助于心肌梗死、肌营养不良、心肌炎及心肌病的诊断,有助于疾病治疗和预后的评估。采用乳胶凝集的方法来测定血清中的 MB 含量,具有高度的准确性和重复性

续表

项目名称	缩写	临床意义
血管紧张素转化酶	ACE	参考值：12～68 U/L。 升高：见于结节病、肺结核、肝硬化、急性肝炎、慢性肝炎、甲状腺功能亢进、糖尿病、虹膜炎、免疫母细胞肉瘤等。 降低：见于哮喘、急性心源性肺水肿、慢性阻塞性肺疾病、自发性气胸、肺纤维化、成人呼吸窘迫综合征等。 ACE可催化血管紧张素Ⅰ(十肽)水解成八肽的血管紧张素Ⅱ，使血管进一步收缩，血压升高。也可作用于肾上腺皮质，促进醛固酮的分泌。因此，ACE是肾素-血管紧张素-醛固酮的重要成分。ACE还催化具有降压作用的缓激肽水解而失去活性。ACE存在于多种细胞，如神经细胞和肾小管基底细胞，内皮细胞多见，它附着于内皮细胞表面可被分解释放入血液循环。ACE活性升高是心肌梗死的危险因素，DD基因型与高血清ACE浓度相关，易导致心肌梗死和心肌病。用ACE抑制剂监测抗高血压药治疗时，检测ACE的浓度有利于抑制剂的用药量监控。血清ACE活性明显升高对未治疗的活动期结节病患者是重要的诊断依据。ACE活性明显增高时，可以排除泪腺肉样瘤病，大部分可能是戈谢病。其他如艾滋病、麻风病、糖尿病Ⅱ型、卡氏肺孢子虫肺炎以及良性前列腺肿大都可能引起ACE水平升高
乳酸脱氢酶同工酶1	LDH1	参考值：15～65 U/L。 升高：见于急性心肌梗死、心肌损伤性疾病、恶性贫血、溶血性黄疸、颅脑损伤累及脑干、胚胎细胞瘤病及肌营养不良等疾病。 降低：见于肺部疾病如肺结核、慢性肾炎、多发性肾结石、肾功能不全等。 LDH存在于人体各组织中，其中以心脏、肾脏、红细胞中LDH的活性最高。通过测定总LDH、LDH1活性和分析LDH与LDH1活性的比值，对急性心肌梗死的鉴别诊断会有帮助。LDH1/LDH的值的参考范围为0.13～0.27
缺血修饰白蛋白	IMA	参考值：65.0～78.1 U/mL。 用于检测人体血清中缺血修饰白蛋白(IMA)的含量。 缺血修饰白蛋白是在缺血时由于自由基等破坏了血清白蛋白的氨基酸序列，而导致与过渡金属的结合能力改变的白蛋白。缺血修饰白蛋白主要用于急性心肌缺血的辅助诊断，对于排除急性心肌梗死、不稳定型心绞痛等急性冠状动脉综合征(ACS)具有重要意义，是一种理想的急性心肌缺血的生化标志物

续表

项目名称	缩写	临床意义
肌钙蛋白 I	TnI	参考值:0～5 μg/L。 用于检测人体血清或血浆中肌钙蛋白 I(TnI)含量。 肌钙蛋白复合物由 TnT、TnI、TnC 三个亚单位组成。TnI 是心肌细胞中的特有蛋白质。当心肌细胞受损时,TnI 释放入血,在胸痛发生 4～6 h 后,血液中 TnI 含量超过正常上限,12～24 h 达到高峰,可持续 14 天。因此,TnI 目前已成为诊断心肌损伤的前提条件。由于 TnI 释放入血是心肌损伤的结果,临床上其他非 AMI 也可释放 TnI,如不稳定型心绞痛、充血性心力衰竭、冠状动脉分流术造成的缺血性损伤

肾功检查项目临床意义(10 项)

项目名称	缩写	临床意义
尿素	UREA	参考值:血清(血浆)1.7～8.3 mmol/L(尿素氮 5～23 mg/dL)。 浓度升高可引起三类氮质血症:肾前性氮质血症,肾性氮质血症,肾后性氮质血症。浓度降低一般见于婴儿、孕妇等,无临床意义。 尿素氮浓度增高可见于下列三种情况。①肾性增高见于急性肾炎、慢性肾炎、中毒性肾炎、严重肾盂肾炎、肾结核、肾血管硬化症、先天性多囊肾和肾肿瘤等引起的肾功能障碍。尤其是对尿毒症的诊断有特殊价值,其增高程度与病情严重性成正比,如氮质血症期 UREA 浓度超过 9 mmol/L,至尿毒症期 UREA 浓度可超过 20 mmol/L,有助于病情的估计。②肾前性增高见于充血性心力衰竭、重度烧伤、休克、消化道大出血、脱水、严重感染、糖尿病酮症酸中毒、肾上腺皮质功能减退、肝肾综合征等。③肾后性增高见于因尿路梗阻增加肾组织压力,使肾小球滤过压降低时,如前列腺肥大、肿瘤压迫所致的尿路梗阻或两侧输尿管结石等。减少:临床意义较小,偶见于急性肝萎缩、中毒性肝炎、类脂质肾病等。尿素浓度降低常见于严重的肝坏死
尿酸	UA	参考值:血清(血浆)女性 140～360 μmol/L,男性 200～480 μmol/L;尿液≤4.76 mmol/24 h。 浓度升高多见于痛风、白血病等,肾功能受损时也会增高,但不作为指标;降低见于剥脱性皮炎等。 尿酸浓度增高:血尿酸测定对痛风诊断最有帮助,痛风患者血清中尿酸浓度常增高。①核酸代谢增加:如白血病、多发性骨髓瘤、真性红细胞增多症。②肾脏疾病:急性或慢性肾炎时,血中尿酸浓度显著增高,其增高程度较非蛋白氮、尿素氮、肌酐更显著,出现更早。由于肾外因素对尿酸的影响较大,故血尿酸浓度升高程度往往与肾功能损害程度不平行。③其他:氯仿中毒、四氯化碳中毒、铅中毒、子痫、妊娠反应、饮食中脂肪过多、肥胖、糖尿病等。尿酸减少:遗传性黄嘌呤尿症和剥脱性皮炎等

续表

项目名称	缩写	临床意义
肌酐	CR	参考值： 苦味酸法：血清（血浆）女性 53～97 μmol/L，男性 80～115 μmol/L；尿液 女性 97～177 μmol/24 h，男性 124～230 μmol/24 h。 酶法：血清（血浆）女性 44～106 μmol/L，男性 53～123 μmol/L。 首次晨尿：1530～15320 μmol/L；24 h 尿：6.6～15.0 mmol/d。 血浆肌酐浓度反映肾脏损害、肾小球滤过率、尿路通畅性等肾功能，是一项比尿素、尿酸更特异的肾功能指标，因为肌酐浓度受饮食、运动、激素、蛋白质分解代谢等因素的影响较少。肾脏代偿与储备能力强，只有肾功能明显受损才使肌酐浓度升高。肌酐浓度增高：肾病初期肌酐浓度常不高，直至肾实质性损害，血肌酐浓度才升高。其值升高 3～5 倍提示有尿毒症的可能，升高 10 倍，常见于尿毒症。如果肌酐和尿素氮浓度同时升高，提示肾严重损害，如果尿素氮浓度升高而肌酐浓度不高常为肾外因素所致。肌酐浓度降低：肾衰竭晚期、肌萎缩、贫血、白血病、尿崩症等。肌酐浓度的测定常用于肾功能的评价
尿微量白蛋白	MAlb	参考值：尿液＜30 mg/L；血清（血浆）35～53 mg/L。 尿微量白蛋白是预测糖尿病、高血压、心血管疾病血管损伤的敏感指标。 尿微量白蛋白是检测血管损伤的重要指标，是糖尿病、高血压、心血管疾病、肾病血管损伤的指标，对判断疾病发生、发展、预后有重要的参考价值
胱抑素 C	Cys-C	参考值：≤1.03 mg/L。 升高：见于肾病综合征、肾小球滤过功能疾病、高血压肾损害、肾移植术后功能损害、糖尿病肾病等。 肾小球滤过率（GFR）是检测肾功能的最直接的指标，在肾病早期就出现 GFR 的降低。准确的肾小球滤过率的检测能够反映肾病的进程，指导用药从而避免肾脏功能的损伤。目前，常用肌酐清除率的方法来评价肾小球滤过率。血清中的肌酐中度特异，但是敏感性低，只有当 GFR 下降到 50％或更低时才显著升高。并且肌酐的升高受肌肉重量、体表面积、饮食摄入影响很大，也就是说年龄、性别、身高都会影响肌酐量。胱抑素 C（Cys-C）是一种相对分子质量较小的胱氨酸蛋白酶抑制剂。所有的有核细胞都能稳定地产生 Cys-C。Cys-C 几乎完全被肾小球滤过，然后由肾小管重吸收，并且肾小管不分泌，也不通过肾小管排泄。Cys-C 不受炎症反应、性别、肌肉以及年龄变化的影响。所以 Cys-C 是一个非常稳定的反映肾小球滤过率的指标

续表

项目名称	缩　写	临床意义
β2-微量球蛋白	BMG	参考值：血清 0.8～1.8 mg/L；尿液 0.03～0.10 mg/24 h。 升高：见于肾小球滤过功能受损或滤过负荷增加等。 降低：临床偶见于镰状细胞贫血性肾病，是由于近端肾小管重吸收增多所致。 BMG 是一种相对分子质量较小的蛋白质，相对分子质量大约为 11800。人的血液、尿液、脑脊液中都含有 BMG。检测血清中的 BMG 有利于肾功能失调、恶性肿瘤的诊断并有利于对疾病治疗、预后的评估。BMG 正常时可透过肾小球，在近端肾小管几乎全部被重吸收和降解。急性肾炎、慢性肾炎及慢性肾功能不全等疾病，因肾小球滤过率及肾血流量降低，血清中 BMG 浓度升高，并且比血清肌酐浓度升高更早、更显著。 高血压、糖尿病等引起的肾损伤均有血清 BMG 浓度的升高，具有早期诊断意义。 尿液中的 BMG 的浓度主要与肾小管的发育和功能有关。当肾小管重吸收功能障碍时，尿液中的 BMG 浓度明显增高，称为肾小管性蛋白尿，主要见于以下疾病：肾盂肾炎、抗生素中毒性肾病、重金属中毒引起的肾小管损伤等
N-乙酰-β-D-氨基葡萄糖苷酶	NAG	参考值：0.3～12 U/L。 升高：见于急、慢性肾炎，休克引起的肾衰竭、肾病综合征、中毒性肾病等。 NAG 是一种溶酶体酶，又称尿酶，广泛分布于人体各组织中。在前列腺和肾近端小管中含量最高。正常情况下，血清中 NAG 不能通过肾小球滤过从尿液中排泄。尿液中 NAG 浓度的升高是肾脏疾病的早期表现，是肾小管损伤的敏感指标。肾移植患者，尿 NAG 测定可早期发现排斥反应，一般在临床指征前 1～3 天即有尿 NAG 浓度增高。目前把 mAlb 和肾小管标记蛋白(NAG 等)作为早期发现和监控糖尿病合并症的常规指标。另外，尿 NAG 浓度在多种肾实质疾病中有不同程度的升高，是肾脏损害较敏感的指标
视黄醇结合蛋白	RBP	参考值：血清 25～70 mg/L；尿液<0.7 mg/L。 用于检测人体血清或尿液中视黄醇结合蛋白(RBP)的含量。 RBP 是血液中特异结合维生素 A 的结合蛋白，在维生素 A 的代谢中起重要作用，由肝脏合成，广泛分布于血液、脑脊液、尿液及其他体液中。测定 RBP 能早期发现肾小管的功能损害，并能灵敏地反映肾近曲小管的损害程度，还可作为肝功能早期损害和监护治疗的指标。 血清 RBP 浓度降低常见于维生素 A 缺乏，肝胆管疾病，此外，吸收不良综合征、阻塞性黄疸、肝硬化及重症感染、甲状腺功能亢进等时，血清 RBP 浓度可降低；血清 RBP 浓度升高常见于引起肾小球滤过率降低的肾脏疾病，除此之外，引起血清 RBP 浓度升高的疾病较少见

续表

项目名称	缩写	临床意义
总蛋白	TP	参考值：尿液 1～14 mg/dL，脑脊液 15～45 mg/dL。 用于检测人体尿液或脑脊液中总蛋白(TP)的含量。 检测尿液和脑脊液的总蛋白分别对于诊断肾脏疾病和中枢神经系统紊乱有极其重要的临床意义。尿液总蛋白浓度的明显升高主要见于紧张或剧烈的运动、发热或体温降低、肾病、糖尿病肾病和尿路感染等。脑脊液总蛋白的检测对于诊断脑膜炎、中枢神经系统肿瘤和脑出血等有较大的帮助
α1-微球蛋白	α1-MG	参考值：血清 11～30 mg/L，尿液 0～12 mg/L。 用于检测人体血清或尿液中 α1-微球蛋白(α1-MG)的含量。 α1-微球蛋白是由肝脏产生的相对分子质量较小的一种糖蛋白，在血液中以游离型和结合型两种形式存在。游离型 α1-MG 可以被肾小球滤过，然后大部分被肾小管重吸收降解。α1-MG 的产生量恒定，尿液中的排出量较少受肾外因素的影响。临床上检测 α1-MG 主要是用于肾功能评价及用作非特异性肿瘤标志物。尿液中含量增高而血清中含量正常是由于肾小管重吸收减少，见于肾小管疾病及慢性肾盂肾炎，而膀胱中含量正常；血清中含量增高而尿液中含量正常是由于肾小球病变，滤过率降低，见于急性或慢性肾炎；血清中含量和尿液中含量均升高是由于生成增多并超过肾小管重吸收能力，见于恶性肿瘤等疾病。α1-MG 的稳定性和诊断特异性优于 β2 微球蛋白，是肾功能损伤早期诊断的特异性指标。当肝功能重度损伤时，血清 α1-MG 含量降低；患肝癌时，血清 α1-MG 含量也会升高，因此 α1-MG 还可用作肝脏疾病的辅助诊断

糖代谢检查项目临床意义(5 项)

项目名称	缩写	临床意义
葡萄糖	GLU	参考值：3.9～6.4 mmol/L。 病理性增高常见于胰岛功能低下，脑震荡，脑出血等；病理性减低见于呆小症，长期营养不良，酒精中毒等。 生理性高血糖：见于饭后 1～2 h；摄入高糖食物后或情绪紧张导致肾上腺素分泌增加时。病理性高血糖：内分泌腺功能障碍引起高血糖；颅内压增高，刺激血糖中枢使血糖水平升高；脱水引起高血糖；呕吐、腹泻和高热等也可使血糖轻度升高；麻醉、感染性疾病、毒血症、抽搐、胰腺炎、胰腺癌等情况下也可出现高血糖。生理性低血糖：见于饥饿和剧烈运动。病理性低血糖：对抗胰岛素的激素分泌不足，如垂体前叶功能减退、肾上腺皮质功能减退和甲状腺功能减退而使生长素、肾上腺皮质激素分泌减少；严重肝病患者，由于肝脏储存糖原及糖异生等功能低下，肝脏不能有效地调节血糖。血糖测定在临床上具有重要的诊断意义

续表

项目名称	缩写	临床意义
糖化血清蛋白	GSP	参考值：≤286 μmol/L。 糖化血清蛋白半衰期较短，可有效地反映患者过去1～2周内平均血糖水平。 糖化血清蛋白的含量可反映DM患者近2～3周血糖的水平。HbA1c代表过去6～8周血糖平均水平，且变化晚于GSP。对不稳定DM血糖值变化较大时，GSP能及时监测病情，用以调整治疗方案。血清GSP与C肽呈负相关，与空腹血浆胰岛素无相关性，故可作为胰岛素治疗DM的病情监测指标。GSP反映糖代谢比HbA1c更敏感，对判断DM的短期疗效，及时选用合理的治疗方案，比HbA1c更有用。血清GSP可作为DM妊娠与孕期高血糖的鉴别指标
糖化血红蛋白	HbA1c	参考值：3.0%～6.0%。 升高：见于血糖升高、糖尿病等。 糖化血红蛋白试验反映糖尿病患者近2～3个月的血糖平均水平，用于糖尿病患者的监测管理。葡萄糖在血红蛋白β链N-末端缬氨酸残基特异性地修饰血红蛋白形成糖化血红蛋白，其浓度与红细胞生命周期的血糖平均水平有关。因此，糖化血红蛋白是反映患者2～3个月的血糖平均水平的一个很好的指标
β-羟丁酸	β-HB	参考值：0.02～0.27 mmol/L。 升高：见于酮症酸中毒、糖尿病。 血清β-羟丁酸浓度在糖尿病患者中明显升高，升高程度与病情相关，酮症酸中毒患者高于无酮症酸中毒患者，在无酮症酸中毒患者中β-羟丁酸阳性率高于酮体阳性率，β-羟丁酸测定对于糖尿病患者病情监测、酮症酸中毒的早期诊断及预防病情恶化等方面具有重要临床意义
乳酸	LAC	参考值：12～16 mg/dL。 升高：与激烈活动相关的组织缺氧、呼吸衰竭或低灌注状态、严重脱水、败血症和恶性肿瘤及糖尿病酮症酸中毒伴发乳酸中毒等。 在肌肉细胞中，乳酸浓度升高表明代谢性酸中毒可能是乳酸中毒。与剧烈活动有关的组织缺氧会提高血清乳酸浓度。由呼吸衰竭或低灌注状态引起的组织缺氧，则可见到危及生命的乳酸中毒。严重的脱水也会导致肌肉细胞氧传送的减少。乳酸中毒可能经常伴随糖尿病酮症酸中毒。组织氧耗量的加大，如在败血症和恶性肿瘤中所见，也会导致乳酸中毒。乳酸血症的严重程度可以帮助揭示潜在疾病的严重性

胰腺类检查项目临床意义(2项)

项目名称	缩写	临床意义
α-淀粉酶	α-AMY	参考值：血清(血浆)25～104 U/L；尿液＜450 U/L。 增高见于急性胰腺炎，流行性腮腺炎等；降低见于某些肝硬化，肝炎等肝病。 α-AMY浓度增高：急性胰腺炎时，血清浓度高于500 IU/L有诊断意义，达到350 IU/L应怀疑此病。流行性腮腺炎、急性阑尾炎、肠梗阻、胰腺癌、胆石症、溃疡性穿孔、注射吗啡后血清α-淀粉酶浓度可升高，但低于500 IU/L。尿淀粉酶浓度下降较血清慢，因此，在急性胰腺炎后期测尿淀粉酶更有价值。α-淀粉酶浓度降低：胰腺组织加速坏死、肝炎、肝硬化、肝癌、急性胆囊炎、甲状腺功能亢进、重度烧伤、妊娠毒血症、急性酒精中毒
脂肪酶	LPS	参考值：5.6～51.3 U/L。 升高：见于急性胰腺炎、胰腺癌、胆管炎、脂肪组织破坏、慢性胰腺炎、肝癌、乳腺癌等。 脂肪酶(lipase，LPS)是一组特异性较低的脂肪水解酶类，主要来源于胰腺，其次为胃及小肠，能水解多种含长链脂肪酸的甘油酯。通常胰腺等量分泌脂肪酶及共脂肪酶进入循环，但因共脂肪酶相对分子质量较小，可以从肾小球滤出，急性胰腺炎时，共脂肪酶/脂肪酶值下降。血清脂肪酶活性在急性胰腺炎时可持续升高10～15天，在胰腺癌和胆管炎时也常常增高，在脂肪组织破坏时，如骨折、软组织损伤手术后可轻度增高，个别慢性胰腺炎、肝癌、乳腺癌的患者也增高

胃蛋白酶原Ⅰ/Ⅱ检查项目临床意义(2项)

项目名称	缩写	临床意义
胃蛋白酶原Ⅰ	PGⅠ	参考值：PGⅠ大于70 ng/mL，PGⅠ/PGⅡ的值小于3.0。 升高：见于胃癌、十二指肠溃疡、胃溃疡。 降低：萎缩性胃炎、胃癌

续表

项目名称	缩　写	临床意义
胃蛋白酶原Ⅱ	PGⅡ	升高:见于胃底腺管萎缩、肠上皮化生或假幽门腺化生、异型增生等。PGⅠ与PGⅡ的比值进行性降低与胃黏膜萎缩进展相关。 胃蛋白酶原(PG)是胃液中胃蛋白酶的无活性前体,分为PGⅠ和PGⅡ两种亚群。PGⅠ来源于胃底腺的主细胞和颈黏液细胞,PGⅡ则来源于全胃腺(胃贲门腺、胃底腺、胃窦幽门腺)和远端十二指肠Brunner腺,前列腺和胰腺也产生少量PGⅡ,胃黏膜合成的PGⅡ约为总量的25%。合成后的PG大部分进入胃腔,在酸性胃液作用下活化成胃蛋白酶,只有少量(约1%)PG透过胃黏膜毛细血管进入血液循环。血清PG水平反映了不同部位胃黏膜的形态和功能:PGⅠ是检测胃泌酸腺细胞功能的指针,胃酸分泌增多则PGⅠ水平升高,分泌减少或胃黏膜腺体萎缩则PGⅠ水平降低;PGⅡ与胃底黏膜病变的相关性较大(相对于胃窦黏膜),其升高与胃底腺管萎缩、肠上皮化生或假幽门腺化生、异型增生有关;PGⅠ与PGⅡ的比值进行性降低与胃黏膜萎缩进展相关。因此,联合测定PGⅠ和PGⅠ与PGⅡ的比值可起到胃底腺黏膜“血清学活检”的作用

血气电解质检查项目临床意义(10项)

项目名称	缩　写	临床意义
氯离子	Cl^-	参考值:95～105 mmol/L。 氯离子浓度降低在临床上较为多见,如失盐性肾炎、代谢性酸中毒等,血清氯离子浓度增高见于脱水、囊性纤维化(又称先天性黏液稠厚症)。 氯离子浓度增高常见于脱水,持续腹泻及碳酸氢盐丢失引起的代谢性酸中毒、肾功能不全、肾上腺功能下降或升高导致的内分泌失调等。氯离子浓度降低常见于代谢性酸中毒、失盐性肾炎和过度出汗等
钙	Ca	参考值:血清(血浆) 2.05～2.54 mmol/L。尿液,女性<6.24 mmol/24 h;男性<7.49 mmol/24 h。 钙浓度升高见于甲状旁腺功能亢进,阿狄森病。低血钙症:佝偻病,慢性肾炎等。 钙浓度增高常见于甲状旁腺功能亢进、代谢性酸中毒、肿瘤、维生素A过多症等。钙浓度降低常见于原发性和继发性甲状旁腺功能减退、慢性肾衰竭、维生素A缺乏症、代谢性碱中毒等
磷	P	参考值:血清(血浆) 0.87～1.45 mmol/L;24 h尿液 12.9～42.0 mmol/24 h。 增高见于肾功能不全,肾衰竭等磷酸盐排泄障碍;降低见于肾近曲小管变性等。 无机磷浓度增高常见于慢性肾炎、甲状腺功能减退、多发性骨髓瘤、骨折愈合期等。无机磷浓度降低常见于甲状腺功能亢进、佝偻病等

续表

项目名称	缩　写	临床意义
镁	Mg	参考值：血清（血浆）0.7～1.1 mmol/L；尿液 3～5 mmol/L。 镁浓度降低主要与消化道失镁、尿路失镁及摄取不足有关，常见于肝硬化、胰腺炎等；低镁则出现抽搐、强直、反射亢进等症状。脑脊液镁浓度降低见于病毒性脑炎及局部缺铁性脑病。 镁浓度增高常见于急性或慢性肾功能衰竭、甲状腺功能减退、多发性骨髓瘤等。镁浓度降低常见于慢性腹泻、慢性肾炎、甲状腺功能亢进、酸中毒等
二氧化碳	CO_2	参考值：22～29 mmol/L。 可刺激呼吸中枢，当分压较大时，有抑制呼吸中枢形成呼吸衰竭的危险。 二氧化碳浓度增高：代谢性碱中毒、呼吸性酸中毒，如肺心病、呼吸中枢抑制、呼吸肌麻痹、肺气肿、支气管扩张和气胸等。二氧化碳浓度降低：代谢性酸中毒，如严重腹泻、肾衰竭、糖尿病酮症酸中毒、感染性休克、酸性药物服用过多等。慢性呼吸性碱中毒，由于长时间呼吸增速，肺泡中 p_{CO_2} 降低，肾小管代偿性 HCO_3^- 排出增多
钠	Na	参考值：136～146 mmol/L。 升高：见于脑外伤、脑血管意外、垂体瘤、严重脱水，肾上腺皮质功能亢进等。 降低：见于呕吐、腹泻等胃肠道失钠，肾炎、肾病综合征、肾上腺皮质功能不全、尿崩症、糖尿病等尿路失钠，烧伤、大汗时皮肤失钠
钾	K	参考值：3.5～5.1 mmol/L（13.7～19.9 mg/dL）。 （1）血钾浓度增高，见于：①急性肾衰竭、尿毒症时钾排出障碍；②肾上腺皮质功能减退；③各种原因引起的呼吸性酸中毒和代谢性酸中毒；④重度溶血、大量输入库存血、挤压综合征、灼伤等；⑤大量使用含钾药物；⑥高渗性脱水。 （2）血钾降低，见于：①严重感染、慢性消耗性疾病等长期食欲不振以及手术后禁食时间过长而又未注意补钾者；②肾上腺皮质功能亢进或长期大量使用肾上腺皮质激素；③利尿剂的长期使用；④急性肾衰竭由尿闭期转入多尿期；⑤碱中毒；⑥糖尿病患者使用胰岛素治疗时或以胰岛素加葡萄糖作为能量合剂使用；⑦大量输入无钾液体致血浆稀释，使血钾浓度降低

续表

项目名称	缩写	临床意义
血清铁	Fe	参考值：成年男性 59～158 μg/dL(10.6～28.3 μmol/L)；成年女性37～145 μg/dL(66～26.0 μmol/L)。 升高：见于红细胞破坏增多、红细胞再生或成熟障碍性疾病、铁的利用率降低、储存铁释放增加、铁的吸收率增高。 降低：见于机体摄取不足、机体失铁增加、泌尿生殖道和胃肠道的出血、体内铁的需要增加又未及时补充、体内储存铁释放减少、某些药物治疗等。 在临床上，血清铁浓度降低见于缺铁性饮食、吸收不良、慢性失血、妊娠，或婴幼儿生长发育需铁量增高所致缺铁性贫血；慢性感染、肝硬化、尿毒症、肾病综合征、恶性肿瘤。血清铁浓度升高见于铁剂治疗过量、溶血性贫血、再生障碍性贫血、巨幼细胞贫血、血红蛋白生成障碍性贫血（地中海贫血）；急性肝炎、肝细胞坏死等
锌	Zn	参考值：血清 70～115 μg/dL(10.7～17.7 μmol/L)；尿液 100～1000 μg/24 h。 锌是重要的营养素，青少年、婴儿、孕妇、癌症及烧伤患者是缺锌的高发人群。血清锌浓度降低见于急性心肌梗死、急性组织烧伤、肝脏疾病、肾脏疾病、恶性肿瘤、糖尿病等。血清锌浓度升高见于甲状腺功能亢进、垂体及肾上腺皮质功能减退、真性红细胞增多症、嗜酸粒细胞增多症，高血压患者
铜	Cu	参考值：10.0～24.4 μmol/L(63.5～155 μg/dL)。 升高： (1) 胆汁淤积，不论肝内或肝外胆汁淤积都可有血清铜和血浆铜蓝蛋白含量增高，因为肝内铜随胆汁排入肠道，当胆汁淤积反流必有血清铜含量的升高。利用铁与铜的比值可鉴别黄疸，血清$\frac{c_{Fe^{2+}}}{c_{Ca^{2+}}}>1$多见于病毒性肝炎，$\frac{c_{Fe^{2+}}}{c_{Ca^{2+}}}<1$，应考虑为阻塞性黄疸。 (2) 恶性肿瘤，如肝癌、恶性淋巴瘤等血清铜含量亦可增高；铜蓝蛋白含量亦增高。 (3) 某些血液病，如再生障碍性贫血、缺铁性贫血、白血病等亦有血清铜含量增高。 (4) 其他，如风湿病、感染、心肌梗死、糖尿病、充血性心力衰竭等亦可有血清铜含量增高。 降低： (1) 肝豆状核变性，因大量铜沉着在脑及肝组织内，血清铜含量降低，铜蓝蛋白含量明显降低。 (2) 营养不良、低蛋白血症、肾病综合征，可出现血清铜含量降低。 铜是广泛分布于体内的微量元素。血清中的铜主要以铜蓝蛋白-铜及清蛋白-Cu^{2+}的形式存在。铜是含铜酶的重要成分，对细胞、呼吸、神经和内分泌的功能有重要作用

风湿类检查项目临床意义(1项)

项目名称	缩　写	临床意义
类风湿因子	RF	参考值:<20 IU/mL。 对类风湿关节炎的诊断很有意义。 类风湿因子是一种自身抗体,包括所有类型的免疫球蛋白,它们是抗变性或聚合 IgG 分子 FC 片段的抗体,检测 RF 为鉴别诊断风湿病提供了重要的信息

特种蛋白类检查项目临床意义(16项)

项目名称	缩　写	临床意义
抗链球菌 O	ASO	参考值:<166 IU/mL。 升高:见于风湿热病、溶血性链球菌感染、急性肾小球肾炎等疾病,也见于少数肝炎、肾病综合征、结核病、结缔组织疾病、亚急性感染性心内膜炎以及有些过敏性紫癜、高胆固醇血症、巨球蛋白血症、多发性骨髓瘤等疾病。 机体被链球菌感染后可产生抗链球菌溶血素 O 抗体,此抗体是链球菌的外毒素。检测 ASO 有助于诊断由溶血性链球菌引起的疾病如类风湿关节炎、急性肾小球疾病、猩红热和扁桃体炎等。A 组链球菌感染后 1 周,ASO 活性即开始升高,4～6 周可达高峰,并能持续数月,当感染减退时,ASO 活性下降并在 6 个月内回到正常值,如果 ASO 滴度不下降,提示可能存在复发性感染或慢性感染。多次测定,抗体效价逐渐升高对诊断有重要意义,抗体效价逐渐下降说明病情缓解。风湿热、急性肾小球肾炎、结节性红斑、猩红热、急性扁桃体炎等 ASO 活性明显升高。少数肝炎、结缔组织病、结核病及多发性骨髓瘤患者亦可使 ASO 活性增高。除了急性阶段外,类风湿关节炎患者的血清中通常检测不到 ASO 活性升高。在肾病综合征和抗体缺乏综合征患者的血清中仅有极低含量的 ASO
C 反应蛋白	CRP	参考值:≤0.6 mg/dL。 升高:见于机体炎症,尤其以肺炎链球菌感染、组织感染等疾病升高明显。 CRP 是一种急性时相反应蛋白。在机体发生炎症时,患者血清中的 CRP 水平升高,尤其以肺炎链球菌感染、组织感染等疾病升高明显。在 1930 年,CRP 由 Tillet 在急性感染患者血清中发现,现在 CRP 已成为检测感染和炎症的敏感指标,并对手术后患者的监视和对婴儿感染的早期诊断有一定的帮助。研究还发现,正常值范围内的高水平 CRP 与心肌疾病的死亡率有关,是心血管疾病的一个独立危险因素

续表

项目名称	缩写	临床意义
前白蛋白	PAlb	参考值：20～40 mg/dL。 前白蛋白(甲状腺转运蛋白)是一类富含色氨酸的蛋白质，由肝细胞合成，主要作用是结合与转运。前白蛋白是反映体内蛋白质状态的优良指标。前白蛋白水平降低见于蛋白质营养不良(PCM)、肝功能损伤、肝硬化、外伤及感染。皮质醇增多、帕金森病、饮酒和口服避孕药可导致前白蛋白水平升高
转铁蛋白	TRF	参考值：170～340 mg/dL。 TRF水平在急性时相反应中往往降低。因此在炎症、恶性病变时常随着白蛋白、前白蛋白水平同时下降。在慢性肝病及营养不良时亦下降，因此可以作为营养状态的一项指标。TRF连接上铁离子之后可以防止铁中毒以及其通过肾的流失。其水平的升高常见于铁缺乏症、妊娠、雌激素的控制以及类脂肪的肾病。其水平的降低常见于遗传性的缺陷、睾丸激素的控制、感染、急性炎症、某些类型的肾炎、肿瘤、血色素缺失、急性疟疾以及营养不良
葡萄糖-6-磷酸脱氢酶	G-6-PD	参考值：>1300 U/L(采用EDTA抗凝血)。 降低：见于药物性溶血、蚕豆病、新生儿病理性黄疸等。 G-6-PD是一种存在于人体红细胞内，协助葡萄糖进行新陈代谢的酵素，代谢过程中的NADPH能保护红细胞免受氧化物质的威胁。G-6-PD缺乏时，若身体接触到具氧化性的特定物质或服用了这类药物，红细胞就容易被破坏而发生急性溶血反应。G-6-PD缺乏症是由基因突变引起的遗传性疾病，由于该基因为X连锁不完全显性遗传，男性发病率高于女性，常见于我国长江流域及其以南各省。G-6-PD缺乏是诱发伯氨喹类药物性溶血、蚕豆病、新生儿病理性黄疸、某些感染性贫血的主要原因。对高发病区人群进行该项指标的筛查，可以有效预防溶血症的发生。进行婚前体检和产前检查对优生优育和有效预防新生儿黄疸有重要意义

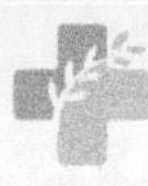

续表

项目名称	缩写	临床意义
D-二聚体	DD	参考值：<1.0 μg/mL。 升高：见于体内各种原因引起的血栓性疾病。 D-二聚体（D-dimer，DD）是交联纤维蛋白的降解产物，纤维蛋白（原）降解产物和D-二聚体最大的区别之一是，纤维蛋白（原）降解产物可以以纤维蛋白原为底物，而D-二聚体是以纤维蛋白为作用底物，因此，在原发性纤溶时D-二聚体水平并不增高，而FDP水平增高。DD反映了凝血和纤溶系统的激活。D-二聚体的检测对于血栓性疾病快速及时诊断以及溶栓治疗的疗效监测具有重要意义。D-二聚体水平的升高与体内各种原因引起的血栓性疾病相关
补体C3	C3	参考值：82～180 mg/dL。 升高：见于急性炎症、传染病早期、肝癌、组织损伤等。 降低：见于免疫复合物引起的肾炎、系统性红斑狼疮、反复性感染、皮疹、肝炎、肝硬化、关节疼痛等；还可见于自身免疫性疾病、新生儿呼吸窘迫综合征、菌血症、组织损害和慢性肝炎等。 C3是一种急性时相反应蛋白，炎症时其值升高。低值见于肾小球肾炎和免疫复合物疾病。补体主要是在肝脏中合成的，其中补体C3和C4是经常被检测的。C3是补体系统中含量最多、最重要的一个组分，它是补体两条主要激活系统的中心环节。C3含量降低主要见于免疫复合物引起的肾炎、系统性红斑狼疮、反复性感染、皮疹、肝炎、肝硬化、关节疼痛等。狼疮性肾炎患者血清C3含量降低，病情缓解后可恢复正常，故C3的测定不仅有助于诊断，还可以观察疗效和监测预后
补体C4	C4	参考值：10～40 mg/dL。 升高：见于各种传染病、急性炎症、组织损伤、多发性骨髓瘤等。 降低：见于免疫复合物引起的肾炎、系统性红斑狼疮（SLE）、病毒性感染、狼疮性肾炎、肝硬化、肝炎等。 C4比C3敏感，炎症时C4含量增高，低值表明补体激活发生抗原-抗体反应。C4是补体经典激活途径的一个重要组分，它的测定有助于SLE等自身免疫性疾病诊断、治疗。C4含量降低见于自身免疫性慢性活动性肝炎、SLE、多发性硬化症、类风湿关节炎、IgA肾病。在SLE，C4含量的降低常早于其他的补体成分，且缓解时较其他成分回升迟。狼疮性肾炎较非狼疮性肾炎C4值显著低下。C4含量增高常见于风湿热的急性期、结节性动脉周围炎、皮肌炎、心肌梗死、Rditer's综合征和各种类型的多关节炎

续表

项目名称	缩　写	临床意义
免疫球蛋白 A	IgA	参考值:70～400 mg/dL。 升高:见于严重感染和自身免疫性疾病,特别是肝的炎症过程会使血清 IgA 水平升高。多种骨髓瘤能产生大量单克隆或多克隆的 IgA。 下降:见于原发性及继发性免疫缺陷综合征,蛋白质从肠内流失及通过被烫伤的皮肤流失也可引起 IgA 浓度降低。 IgA 在可溶性免疫球蛋白中占 15%。约有 90%的血清 IgA 以单体形式存在,其余以二聚体和多聚体形式存在。大多数 IgA 不在血清中,而是以另一种重要形式(分泌性 IgA)存在于泪液、唾液、消化液和呼吸道分泌液中。IgA 浓度的下降发生在原发性及继发性免疫缺陷综合征中,蛋白质从肠内流失及通过被烫伤的皮肤流失也可引起 IgA 浓度降低。IgA 水平的升高与严重感染和自身免疫性疾病有关,特别是肝的炎症过程会使血清 IgA 水平升高。多种骨髓瘤能产生大量单克隆或多克隆的 IgA
免疫球蛋白 G	IgG	参考值:700～1600 mg/dL。 升高:见于严重感染和自身免疫性疾病,如系统性红斑狼疮、慢性肝癌、传染病和胆囊纤维症等。 降低:见于原发性及继发性免疫缺陷综合征。 IgG 是由血浆细胞产生的数量最多的免疫球蛋白,占总免疫球蛋白的 75%。它的主要功能是与抗原结合,进一步触发抗原的分解。IgG 浓度的下降发生在原发性及继发性免疫缺陷综合征。降低也可能由于蛋白质从肠内流失或通过被烫伤的皮肤流失所引起。严重感染和自身免疫性疾病可引起 IgG 浓度上升,如系统性红斑狼疮、慢性肝癌、传染病和胆囊纤维症等疾病
免疫球蛋白 M	IgM	参考值:40～230 mg/dL。 升高:见于严重感染和自身免疫性疾病、多种骨髓瘤、巨球蛋白血症、细菌和寄生虫传染病、肝脏疾病、类风湿关节炎及胆囊纤维症。 降低:见于原发性及继发性免疫缺陷综合征,蛋白质流失性肠道疾病及烧伤。 IgM 是一种最早期的免疫球蛋白,是初次接触抗原后首先合成的免疫球蛋白。在成人的血清中,占总免疫球蛋白的 5%。IgM 浓度下降发生在原发性及继发性免疫缺陷综合征中,也常见于蛋白质流失性肠道疾病及烧伤。严重感染和自身免疫性疾病可导致 IgM 浓度上升。多种骨髓瘤、巨球蛋白血症、细菌和寄生虫传染病、肝脏疾病、类风湿关节炎及胆囊纤维症可使 IgM 浓度增高

续表

项目名称	缩写	临床意义
B因子	BF	参考值：10～40 mg/dL。 用于检测人体血清中B因子(BF)的活性。 B因子是仅有一条多肽链的富含甘氨酸且对热不稳定的一种β2球蛋白，又称C3激活剂前体，是补体旁路活化途径中的一个重要成分。B因子以及其他补体成分的代谢率很高。正常人血浆内的补体每天约有1/2更新。合成率与血浆中补体水平明显相关，血浆补体值反映了合成和分解之间的平衡。系统性红斑狼疮、肾病综合征、急性或慢性肾炎、混合结缔组织病、急性或慢性肝炎、肝硬化、荨麻疹、风湿性心脏病等会导致B因子被消耗而水平降低。各种肿瘤疾病、反复呼吸道感染的急性阶段，B因子水平明显升高
铜蓝蛋白	CP	参考值：23～44 mg/dL。 用于检测人体血清铜蓝蛋白(CP)的含量。 CP是具有酶活性的含铜的α2-糖蛋白。分子为单一多肽链，含许多糖侧链，每分子含6个铜原子，其因能催化亚铁离子氧化成高铁离子，又称为亚铁氧化酶。它是生物源胺类氧化酶及铜的载体。从食物中摄入的铜大部分在肝内与CP结合，30%～80%经由胆汁排出。血清中的铜95%与CP结合，仅5%与白蛋白呈疏松结合，后者可与铜试剂反应。每日摄入铜自尿中排出不到1%。常染色体隐性遗传的肝豆状核变性患者，由于体内铜代谢障碍，血清CP含量降低。CP是一种急性时相反应蛋白，感染炎症时含量增高。在炎症或感染受控制后，此种增高可导致一过性的低水平。血清中CP含量降低见于肾病综合征，严重肝病；增高亦见于半数以上的肝癌、胆石症、肿瘤引起的胆道阻塞、妊娠后3个月及口服避孕药者
铁蛋白	Fet	参考值：男性20～300 ng/mL；女性10～120 ng/mL。 用于检测血清中的铁蛋白的含量。 在临床上，血液铁蛋白含量测定是检查人体内储铁量的一个很好的指标，可以指示人体内铁离子的缺乏状态和使用铁治疗的状况。碱性铁蛋白与储铁量有关，存在于肝脏、脾脏、骨髓中；酸性的铁蛋白主要存在于心肌和胎盘中，与恶性肿瘤和心肌疾病相关。铁蛋白测定以300 ng/mL为正常上限，某些肿瘤铁蛋白含量常常升高且大于此值，常见于急性白血病、霍奇金病、肺癌、结肠癌、肝癌和前列腺癌等。检测铁蛋白对肝脏转移性肿瘤有诊断价值，76%的肝转移患者的铁蛋白含量高于300 ng/mL，与AFP联合检测，尤其是AFP正常的肝癌患者，可提高诊断率。铁蛋白含量升高的原因可能是细胞坏死、红细胞生成受阻或肿瘤组织中合成增多

续表

项目名称	缩　写	临床意义
免疫球蛋白 E	IgE	参考值≤358 IU/mL。 用于检测人体血清中免疫球蛋白 E(IgE)的含量。 IgE 是由两条轻链和两条重链组成的对热极不稳定的一种分泌型免疫球蛋白，它是由鼻咽、扁桃体、支气管、胃肠黏膜等处固有层的浆细胞产生的，是介导Ⅰ型变态反应的主要抗体。在 5 种免疫球蛋白中，IgE 半衰期最短，并且具有最高的分解率和最低的合成率，因此血清中含量最低，通常男性略高于女性，过敏体质或超敏患者，血清中 IgE 含量明显高于正常人，外源性哮喘患者较正常人高数倍，故 IgE 在血清中含量过高，常提示遗传过敏体质，或Ⅰ型变态反应的存在。血清中 IgE 含量的升高分为单纯性升高和多种型升高。单纯性升高，一般是由于 IgE 型多发性骨髓瘤所致。多种型升高是由于特异反应性疾病(特异反应性支气管哮喘、过敏性鼻炎、特异反应性皮炎、过敏性支气管肺曲霉菌病)、寄生虫感染、T 细胞功能不全症(高 IgE 综合征、湿疹、血小板减少、多次感染综合征、胸腺发育不全综合征、选择性 IgA 缺乏症、重症复合免疫功能缺陷)、软组织嗜酸性肉芽肿(木村病)、霍奇金病、急性肝炎、肝硬化、原发性肝癌、风湿关节炎、川崎病、小儿腹泻等疾病所致。血清中 IgE 含量降低一般由多发性骨髓瘤(IgE 型除外)、低或无 γ-球蛋白症(原发性或继发性)、共济失调-毛细血管扩张症、重症复合性免疫功能缺陷、慢性副鼻窦肿瘤、类肉瘤样病、慢性淋巴细胞性白血病、石棉肺等引起的
不饱和铁结合力	UIBC	参考值:31～51 μmol/L。 用于检测人体血清中不饱和铁结合力(UIBC)。 UIBC 是血清中没有与铁结合的转铁蛋白结合铁的能力，与血清铁之和称为总铁结合力。血清总铁结合力增高:转铁蛋白合成增加，如缺铁性贫血;转铁蛋白释放增加，如肝细胞坏死。血清总铁结合力降低:转铁蛋白丢失，如肾病、尿毒症等;转铁蛋白合成不足，如遗传性运铁蛋白缺乏症

血凝类检查项目临床意义(4项)

项目名称	缩　写	临床意义
抗凝血酶Ⅲ	ATⅢ	参考值:260～320 mg/L。 用于检测人体血清中抗凝血酶Ⅲ(ATⅢ)的含量。 ATⅢ是由肝脏合成的含糖15%且具有一定的耐热性的α2-微球蛋白。它具有分解脂蛋白的作用,对凝血系统中几乎所有的活性丝氨酸蛋白酶都有抑制作用,在肝素的协同作用下,可以和凝血因子中的Ⅱa、Ⅻa、Ⅺa、Ⅸa、Ⅹa等结合,抑制这些因子,特别是抑制凝血酶的活性。动脉疾病(动脉粥样硬化、冠心病、心肌梗死和其他血栓性疾病)、血液疾病(急性早幼粒细胞白血病、原发性血小板减少性紫癜)、急性胰腺炎、败血症导致的休克、含雌激素的避孕药等都会导致ATⅢ活性下降。先天性ATⅢ缺陷患者中ATⅢ活性为正常人的30%～60%。往往幼年易出现血栓,发病常在儿童期。肝脏是ATⅢ合成的重要器官,因此,肝病对ATⅢ影响很大,测定ATⅢ的活性有诊断价值
纤维蛋白原	FB	参考值:2.0～4.0 g/L。 用于检测人体血浆中纤维蛋白原(FB)的含量。 纤维蛋白原是一种多功能血浆球蛋白,在肝脏合成,其主要生理功能是作为凝血因子Ⅰ直接参与体内凝血过程。研究发现纤维蛋白原含量升高有促进心血管疾病发生的作用。随着纤维蛋白原检测技术的发展,对其研究逐渐深入,近年研究表明纤维蛋白原与许多疾病有关,测定纤维蛋白原在临床上有重要意义。 增高常见于糖尿病、急性心肌梗死、急性传染病、结缔组织病、急性肾炎、多发性骨髓瘤、休克、大手术后、妊娠期高血压、急性感染、恶性肿瘤和应急状态等;降低常见于先天性低或无FIB血症、遗传性FIB异常、DIC、原发性纤溶症、重症肝炎和肝硬化等
纤维蛋白溶酶原	Pg	参考值:230～340 mg/L。 用于检测人体血清或血浆中纤维蛋白溶酶原(Pg)的含量。 纤维蛋白溶酶原是纤溶酶的前体形式,由激活物激活,进而水解纤维蛋白(原)和其他的凝血因子,起到抗凝的作用。纤溶酶的作用是保持血管内的凝血、纤溶的平衡,使血流畅通。纤维蛋白溶酶原主要生理功能是参与纤溶系统。纤维蛋白溶酶原在血清中处于非活性状态,可被尿激酶、链激酶、胰蛋白酶、凝血酶等物质激活。激活后的纤维蛋白溶酶原转变为纤溶酶,它可以水解凝固的纤维蛋白,从而使得沉淀附着于血管壁的纤维蛋白逐渐溶解,起到抗凝的作用。严重创伤、灼伤、外科手术、产科意外、输血反应等病理情况时,纤溶系统被过度激活,致使大量的纤维蛋白溶酶原转变为纤溶酶,其活性过强,超过了抗纤溶酶的抑制能力,这时就会导致纤溶过度而出血。纤溶过度也是弥散性血管内凝血的重要特征